公共卫生课程思政精品教案集

主编　付晓丽

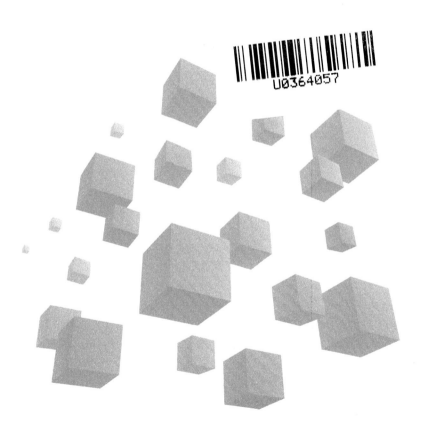

U0364057

郑州大学出版社

图书在版编目(CIP)数据

公共卫生课程思政精品教案集/付晓丽主编. — 郑州：郑州
大学出版社，2021.8
ISBN 978-7-5645-7610-3

Ⅰ.①公… Ⅱ.①付… Ⅲ.①公共卫生－教案(教育)－
高等学校 Ⅳ.①R126.4

中国版本图书馆 CIP 数据核字(2020)第 242495 号

公共卫生课程思政精品教案集
GONGGONG WEISHENG KECHENG SIZHENG JINGPIN JIAOANJI

策划编辑	孙保营		封面设计	苏永生
责任编辑	张 帆		版式设计	凌 青
责任校对	吴 静		责任监制	凌 青 李瑞卿

出版发行	郑州大学出版社有限公司		地 址	郑州市大学路 40 号(450052)
出版人	孙保营		网 址	http://www.zzup.cn
经 销	全国新华书店		发行电话	0371-66966070
印 刷	郑州宁昌印务有限公司			
开 本	710 mm×1 010 mm 1 / 16			
印 张	24.5		字 数	461 千字
版 次	2021 年 8 月第 1 版		印 次	2021 年 8 月第 1 次印刷

书 号	ISBN 978-7-5645-7610-3		定 价	48.00 元

作者名单

主　编　付晓丽

副主编　巴　月　程明欣

编　委　（按姓氏拼音排序）

巴　月　　陈帅印　　程明欣　　崔玲玲

邓启红　　樊剑明　　冯斐斐　　付晓丽

郝长付　　何磊良　　黄　辉　　霍文倩

晋乐飞　　李春阳　　李琳琳　　刘晓田

刘欣欣　　毛振兴　　平智广　　尚艳娜

宋春花　　宋雅琳　　孙　亮　　田庆丰

田咏梅　　王重建　　王　佳　　王　玲

王　鹏　　王　威　　王　鲜　　王艺琳

吴翠平　　吴　建　　吴拥军　　辛永娟

杨海燕　　于　斐　　余方方　　余增丽

玉崧成　　袁金涛　　曾　鑫　　张慧珍

张　巧　　张荣光　　张晓峰　　赵　阳

周　舫　　周郭育

秘　书　吴翠平　曾　鑫

讲好公卫课程思政，培养时代新人

党的十八大以来，以习近平同志为核心的党中央高度重视高校人才培养和思想政治工作。习近平总书记在全国高校思想政治工作会议上指出，要用好课堂教学这个主渠道，思想政治理论课要坚持在改进中加强，提升思想政治教育亲和力和针对性，满足学生成长发展需求和期待，其他各门课都要守好一段渠、种好责任田，使各类课程与思想政治理论课同向同行，形成协同效应。总书记的讲话精神对高校发挥课堂教学主渠道作用，办好课程思政指明了方向。打破专业教育与思政教育长期隔绝的"孤岛效应"，形成课程思政与专业教育协同推进的育人格局，各学科、各门课程都有着义不容辞的责任。

公共卫生是一个古老而又年轻的学科，它伴随着人类文明的进程而不断发展壮大，在保护人类健康和生命安全中发挥着重要的作用，学科中蕴含着丰富的思想政治教育资源。人们在公共卫生治理中所体现的科学精神和战略思维；在预防疾病和保障健康中所体现的生命至上和人文关怀理念；在重大疫情防控中所体现的公民素养和奉献精神等，都体现着学科的育人力量。

特别是随着现代政治文明的生成和发展，主权国家在公共卫生治理中的作用日趋凸显，政党、国家和社会制度对公共卫生治理效能的影响日益彰显。以抗击新冠肺炎疫情为例，中国在几个月的时间之内迅速控制疫情，疫情防控取得重大战略成果，我们交出的战疫答卷令全世界瞩目。在这份答卷的生成过程中，我们坚持人民战争的总定位，形成最快速的、最大规模的全社会动员；我们在人民领袖的总指挥下，实现了最大规模的医疗支援，完成了最快速的应急工程建设，实现了疫情防控、复工复产和全面建成小康社会的统筹推进；我们践行人民至上的战疫总逻辑，我们紧紧把握人民力量这个总依靠，在战疫大考中充分彰显了中国特色社会主义的制度优势。这些都是公共卫生学科课程思政建设的鲜活教材。

用好这些教材,讲好课程思政,是公共卫生学科应有的责任和担当。站在新时代的高度,高等教育如何践行立德树人的根本任务,学科在办学过程中如何真正实现为党育人、为国育才的初心使命,需要我们紧密结合学科特色,发挥学科优势,统筹专业资源和思政资源,按照总书记"守好一段渠、种好责任田"的要求全面深化课程思政建设。

本书的编写正是在这样的背景下着手的,目的就是要通过组织课程思政典型教案的编写,形成公共卫生学科各专业方向、各门课程都重视课程思政的良好氛围,深入挖掘各门课程中的优质思政资源,充分展示专业课任课教师在思想政治教育和专业教育协同推进过程中的作用和风采,实现公共卫生学科课堂教学中科学性和价值性的统一,引领青年大学生在夯实专业基础的同时,更加坚定中国特色社会主义制度自信,更加坚定为实现中华民族伟大复兴的中国梦努力奋斗的人生理想。

段广才

2020 年 12 月

目录

卫生化学

社会医学与卫生事业管理

流行病学

流行病学在新时代健康中国建设中的作用

流行病学　绪论

任课教师　王重建

第一部分　教学简况

教学目的

1. 了解：流行病学简史及其与其他学科的关系。
2. 熟悉：流行病学特征、应用。
3. 掌握：流行病学定义、研究方法。
4. 思政元素：文化自信、家国情怀、科学无国界等。

教学重点

流行病学定义、研究方法。

教学难点

流行病学特征。

教学方法

问题引导,案例导入,理论联系实际。以案例导入课程,教师讲授为主,提出问题讨论,理论联系实际并引入思政元素。

参考文献

[1]李立明.流行病学研究实例[M].北京:人民卫生出版社,2006.

[2]谭红专.现代流行病[M].北京:人民卫生出版社,2018.

[3]方积乾.卫生统计学[M].5版.北京:人民卫生出版社,2013.

[4]ROTHMAN K J. Modern Epidemiology:Introduction[M].Oxford:Oxford University Press,2016.

第二部分　教学过程设计

环节一:案例导入课程内容

流行病学(epidemiology)是人类与疾病斗争过程中逐渐发展起来的既古老又年轻的学科,它的思想萌发于2000多年前,但学科的形成不过百余年。任何一门学科的出现,都会有其历史发展的需要与必然,流行病学学科也不例外。作为一门科学,流行病学是从观察开始,经过实践,上升为理论,进而找出规律性并采取相应办法(实验)予以改变。这也是流行病学学科发展的必然轨迹。在这条历史长河中,许多流行病学先驱功不可没,正是他们的创造性贡献,推动了流行病学学科的形成和发展。

[案例　伦敦霍乱事件调查]　十九世纪英国共有四次大的霍乱暴发,时间分别在1831—1832、1848—1849、1853—1854和1866年。当时医学理论认为霍乱经被污染的空气传播,就是瘴气说,霍乱的防控效果很差。

1854年秋季,伦敦宽街暴发霍乱,在暴发后的6天内发病严重的街道有3/4以上的居民逃离,10天内500多人死亡。据1853年统计,在过去几次霍乱流行中,该地区虽然也受到影响,但远比其他各区轻微。

英国医师约翰·斯诺(John Snow)对当时的瘴气说理论提出了质疑:一是自己作为医生,曾经探访过许多患者而未患病;二是霍乱的临床症状主要是腹泻等消化道问题,按照瘴气说应该是以呼吸道症状为主。随后斯诺运用了流行病学调查,分析了霍乱的流行情况。斯诺医生对每一例患者的居住地都进行入户调查,集中精力调查发生疫情的地点和死亡病例,共分析了83例死亡病例。斯诺医生把每个患者的居住地都标记在地图上,发现几乎所有的死亡病例都居住于离宽街水井不远的地方,且他们都饮用宽街供水站的水,而饮用其他水源的人不发病。根据疾病分布进行分析,斯诺医生推论此次伦敦霍乱疫情与宽街供水站的水井有密切关系。斯诺医生建议通过关闭此水井来阻止此次霍乱疫情的蔓延。在关闭水井之后,该区域内的霍乱新发患者病例数急剧下降,疫情得到控制。

斯诺医生关于霍乱的调查,正是运用了流行病学描述性研究的方法,分析霍乱病例在人群、地区等方面分布的差异。根据霍乱病例的分布特点,斯诺医生认为霍乱暴发与宽街供水站有关,首次提出了"霍乱经水传播"的科学论断,并通过相应的干预措施成功控制疫情的进一步流行,这也成为流行病学现场调查、分析与控制的经典案例。

环节二：提出问题

1. 如果遇到类似的疫情，作为公共卫生专业人员应如何应对？
2. 斯诺医生关于霍乱的调查采用的是什么研究方法？
3. 霍乱的传播途径是什么？
4. 病原体的发现与传染病防控的关系如何？
5. 流行病学调查在传染病防控中起到了什么样的作用？

环节三：讲授内容与思考

一、流行病学学科的发展简史

流行病学学科的发展历程，主要可分为以下三个阶段。

（一）学科形成前（18 世纪以前）

流行病学学科形成前的时期，是指人类自有文明史以来至 18 世纪的一个漫长的历史时期。这个时期的特点是，科学的流行病学学科尚未形成，但与其密切相关的一些概念、观察的现象、采取的措施已构成了流行病学学科的"雏形"。比如：古希腊著名的医师希波克拉底（Hippocrates）在其名著《空气、水和地点》中指出，环境在疾病的发生中起重要作用，环境对疾病的作用可通过对空气、水和地域的观察而获得，流行（epidemic）一词也是这个时期在他的著作中出现的。而几乎在同一时期，在我国也出现了"疫""时疫""疫疠"作为疾病流行的文字记载。在 15 世纪中叶，意大利威尼斯开始出现原始的海港检疫法规，要求外来船只必须先在港外停留检疫 40 天，这一做法成为最早的检疫（quarantine）方法。在中国历史上，隋朝时期就开设了"疠人坊"，以隔离麻风病人，这是传染病隔离的最早实践。

思政映射点——坚定文化自信

文化自信是一个民族最基本、最深沉、最持久的力量。公元前 4 世纪，在我国就出现了"疫""时疫""疫疠"作为疾病流行的文字记载，如《说文解字》中的"疫者，民皆病也"和《素问·刺法论》中的"五疫之至，皆相染易，无问大小，症状相似"。同时在 2000 多年前的隋朝就开设了"疠人坊"，以隔离麻风病人，是传染病隔离的最早实践。我们的文化自信来源于对五千年中华文明悠久历史的自信，以及中华文明所蕴含的核心价值的自信及其创造性发展的自信。每一个中国人应该有这个信心，我们没有理由不自信！

（二）学科形成期（18 世纪末至 20 世纪 40 年代）

流行病学学科形成期，是指 18 世纪末至 20 世纪 40 年代，大约 200 年的时间。这一时期，西方开始了工业革命，城市化发展迅速，为传染病的大面积流行提供了可能，而传染病的肆虐使流行病学科的诞生成为必然。

1747 年，英国海军外科医生詹姆斯·林德（James Lind）将 12 名患坏血病的海员分为 6 组进行对比治疗试验，结果发现，坏血病是由于缺乏新鲜蔬菜水果的摄入引起的，这一实践开创了流行病学临床试验的先河，也标志着人类历史上临床流行病学的起源。1796 年，英国医生爱德华·詹纳（Edward Jenner）发明了接种牛痘以预防天花，从而使天花这一烈性传染病得到了有效控制，为传染病的预防和控制开创了主动免疫的先河。1850 年，伦敦流行病学学会成立，标志着流行病学学科的形成。1854 年，英国著名内科医生斯诺针对伦敦霍乱的流行，创造性地使用病例分布的标点地图法，对伦敦宽街的霍乱流行及不同供水区居民感染霍乱的死亡率进行调查分析，首次提出了"霍乱经水传播"的观点，并通过干预，成功控制了霍乱进一步流行，成为流行病学现场调查、分析与控制的经典案例。值得指出的是，当时针对疾病病因有两大理论，即瘴气学说和细菌学说。斯诺医生的霍乱研究彻底否定了瘴气说，而霍乱弧菌的发现则是在 29 年后的 1883 年。这说明流行病学现场调查分析完全可以在病原不明的情况下开展，并实施有效干预。

（三）学科发展期（20 世纪 40 年代至今）

流行病学学科的发展期大约从 20 世纪 40 年代至今，也可以称之为现代流行病学时期。这一时期的主要特点是：①流行病学从研究传染病扩大为研究所有疾病和健康问题；②研究方法由传统的调查分析扩展为定量与定性相结合、宏观与微观相结合，分析方法不断完善，分析手段更加先进；③研究从"流行"发展为"分布"，动、静态结合，由三环节两因素扩展到社会行为因素；④流行病学的分支学科不断涌现，使其应用范围越来越广，按目前国际流行病学界比较公认的分类方法，现代流行病学可分为三个阶段：

第一阶段从 20 世纪 40 年代到 20 世纪 50 年代，该阶段创造了对慢性非传染性疾病的研究方法，包括危险度的估计方法。具有代表性的经典实例当属英国道尔和希尔（Richard Doll，Austin B. Hill）关于吸烟与肺癌关系的研究。此项研究具有里程碑式的意义，不仅证实了吸烟是肺癌的主要危险因素，同时也通过队列研究开启了慢性病病因学研究的新局面。在传染病方面，1954 年，由索尔克（Jonas E. Salk）组织在欧美国家开展的涉及 150 多万学龄儿童的脊髓灰质炎疫苗现场试验，不仅证实了疫苗的保护效果，而且也为人类实现消灭脊髓灰质炎目标的实现奠定了基础。

第二阶段从 20 世纪 60 年代到 20 世纪 80 年代，该阶段是流行病学病因研究和分析方法快速发展的时期。相关成果包括混杂和偏倚的区分、交互作用及病例对照研究设计的实用性发展。

如 1979 年,萨克特(Sackett)总结了分析性研究中可能生的 35 种偏倚。米耶蒂宁(Miettinen)于 1985 年提出了偏倚的分类方法,即比较(comparison)、选择(selection)、信息(information)偏倚三大类。与此同时,流行病学方法也被逐步应用到临床医学研究中,一些流行病学家与临床医生合作,在临床医学研究中提出了随机对照试验(randomized control trials,RCTs)。从此,临床流行病学作为一个独立的学科开始步入现代医学的殿堂。

第三个阶段从 20 世纪 90 年代至今,是流行病学与其他学科交叉融合、应用领域不断扩大的时期。

微观上,流行病学与分子生物学的交叉融合形成了分子流行病学。宏观上,强调从分子、个体和社会多个水平,以及历史、现在与未来多个维度研究疾病与健康的问题。随着信息化时代的到来,如何整合、挖掘和利用现有的大数据资源,为未来医疗卫生决策提供理论和方法支持,将成为今后流行病学领域的一个新热点,也为临床流行病的发展带来了新的历史机遇。

(四)我国流行病学的成就

新中国成立以前,我国的流行病学比较落后,工作不具规模也不够系统,但个别工作是很卓越的。如伍连德博士(1879—1960)参与了 1910 年和 1920 年开始的东北和华北两次鼠疫的较大流行的调查防治工作,他带领防疫队查清了鼠疫首发地点和疫情蔓延情况,两次流行分别死亡 6 万人和 1 万人。他通过积极的防治实践发现了肺鼠疫及其通过空气飞沫传播而在东北流行。他还在中国首次发现旱獭是鼠疫的主要贮存宿主。他不仅对鼠疫流行病学有巨大贡献,还是 20 世纪初期我国霍乱防治工作的卓越领导者和组织者,对海港检疫工作贡献尤大。他对我国流行病学有着多方面的贡献,堪称我国流行病学的先驱者和奠基人。1911 年 4 月在沈阳召开的由 11 国代表参加的国际鼠疫会议上,伍连德博士荣任主席。他还是 1937 年成立的中华医学会公共卫生学会的第一任会长。

新中国成立后,国家制定了预防为主的卫生工作方针,先后成立了各级卫生防疫、寄生虫病防治、地方病防治等机构;整顿发展了生物制品研究机构,大面积使用多种疫苗;颁布了"传染病管理办法";并相应地在医学院校设立了卫生系,还在全国范围内建立了流行病学性质的研究机构,大力培养各级流行病学专业人才。这里值得一提的是作为我国流行病学先驱者和奠基人之一的苏德隆教授(1906—1985),他毕生从事传染病与非传染病的流行病学防治研究,积极参与了国家对血吸虫病和霍乱的防治研究,在血吸虫病等方面贡献卓著。1972 年春,他亲自率队调查,查明上海一起不明原因的皮炎大流行是由桑毛虫引起。晚年他将研究方向转向肝癌,提出肝癌很可能与饮用水水质有关,学术观点上"独树一帜",引起人们的重视。在生命的最后时刻,他仍十分关心多发病、常见病的防治技术和方法的改进。另一位流行病学先驱者和奠基人何观清教授(1911—1995),早年通过调查发现中华白蛉是我国黑热病的传播媒介,之后在否定痢疾噬菌体对痢疾的预防作用,证明鼠脑制成的乙脑疫苗有严重不良反应,以及 20 世纪 70 年代率先在卫生部领导下建立以急性传染病为主的全国疾病监测网等工作中,做出了很大的贡献,足以为后继者之师。

20 世纪 70 年代以后,我国实行改革开放,加强了国际合作与学术交流,吸收了先进的流行病学知识和方法,使我国流行病学研究呈现了前所未有的发展。此后,我国对慢性病如肿瘤、高血压、冠心病、结核病、糖尿病及精神和神经系统疾病开展了大规模的调查,取得了可观的基线数据资料,引起了国际上的重视。在此基础上,又开展了胃癌、食管癌、肝癌、宫颈癌和高血压等病的病因和防治研究,也取得了一定成绩,得到了国际上的广泛好评。

1989 年 2 月,全国人大常委会通过并颁布了《中华人民共和国传染病防治法》,防疫工作在以往巨大成绩的基础上纳入法制轨道。

20 世纪 80 年代初,卫生部与联合国儿童基金会(UNICEF)合作,实行了儿童免疫扩大规划(EPI),城市和农村分两期达到85%的接种率。这一工作的效率空前,收效很大,使我国的免疫预防工作提高到一个崭新阶段,进一步完成了消灭和控制传染病的任务。

2003 年 5 月 9 日我国公布施行《突发公共卫生事件应急条例》,明确指出突发公共卫生事件是指突然发生,造成或者可能造成社会公共健康严重损害的重大传染病疫情、群体性不明原因疾病、重大食物和职业中毒以及其他严重影响公众健康的事件。该条例的施行标志着我国突发公共卫生事件应急处理工作纳入法制轨道。2009 年甲型流感和 2020 年新冠肺炎疫情的防控等,被世界卫生组织(WHO)评价为人类传染病防控的"典范",我国疾控体系受到国际社会的广泛好评。

目前我们面临的是既要完成以控制传染病为主的第一次卫生革命任务,又正开始进行以防治慢性病和促进健康为主要任务的第二次卫生革命,所以,流行病学工作者任重道远。

思政元素——科学无国界与家国情怀

科学无国界,但是科学家有祖国。旧中国积贫积弱,备受列强侵略和欺凌。在动荡艰苦的岁月中,我国科学家力学笃行,不计个人得失,用自己的聪明才智实践着科学救国、实业救国的理想。老一辈流行病学家正是这一时期涌现出的一大批爱国科学家的缩影,他们身上无不闪耀着报国心切、以身许国的民族精神。例如,马来西亚华人伍连德先生先后参与了1910年和1920年开始的东北和华北两次鼠疫的流行调查防治工作,带领防疫队查清了鼠疫首发地点和疫情蔓延情况;还在中国首次发现旱獭是鼠疫的主要储存宿主。伍连德先生对我国流行病学有着多方面的贡献,堪称我国流行病学的先驱者和奠基人。回顾老一辈流行病学家的生平,他们往往既是治学严谨的科学家,又是诲人不倦的教育家,他们将科学报国的理想,落实到平凡的工作中,通过点滴小事感染学生。

二、流行病学概念

流行病学的英文单词 epidemiology 来源于希腊文 epi(在……之中、之上)和 demo(人群),直译即为"研究在人群中发生(事情)的学问(学科 ology)"。

流行病学是研究人群中疾病与健康状况的分布及其影响因素,并研究防治疾病及促进健康的策略和措施的科学。

流行病学第一阶段的任务是"揭示现象",即揭示流行(主要是传染病)或分布(其他疾病、伤害与健康)的现象。第二阶段为"找出原因",即从分析现象入手找出流行与分布的规律与原因。第三阶段为"提供措施",即合理利用前两阶段的结果,导出预防或处置的策略与措施。依序完成上述三个阶段的任务,才算完整的流行病学工作。

三、流行病学的特征与应用

流行病学作为一门医学科学的基础学科和方法学,在其学术体系中体现着如下一些特征。

(一)群体特征

流行病学是研究人群中的疾病现象与健康状态,即从人群的各种分布现象入手,将分布作为研究一切流行病学的起点,而不仅是考虑个人的患病与治疗问题,更不是考虑它们如何反映在器官和分子水平上。我们的目光始终着眼于人群中的问题。

（二）对比的特征

在流行病学研究中自始至终贯穿着对比的思想,对比是流行病学研究方法的核心。只有通过对比调查、对比分析,才能从中发现疾病发生的原因或线索。如对比高血压组和非高血压组的冠心病发病率,对比肝炎疫苗接种组和非接种组肝炎发病率的高低,比较素食者与非素食者寿命之长短等等。流行病学工作常是疾病人群与正常人群或亚临床人群的某种概率的对比,这可能是流行病学工作中比较独特之处。

（三）概率论和数理统计学的特征

流行病学极少用绝对数表示各种分布情况,多使用频率指标,因为绝对数不能显示人群中发病的强度或死亡的危险度。频率实际上就是一种概率,流行病学强调的是概率。概率必须有正确的分母数据才能求得,所以有人称流行病学是分母的学科,不算言之过甚。此外,流行病学工作要求有数量,而且是足够的大数量,分布本身就要求群体和数量。所谓大数量,不是越大越好,而是要足够的合理的大数量,过多则增加无谓的经济负担和工作上的难度,过少则难以正确地说明问题,合理的数量依靠统计学原则来决定,同时参照具体情况而有所变通。

（四）社会医学的特征

人群健康同环境有着密切的关系。疾病的发生不仅仅同人体的内环境有关,还必然受到自然环境和社会环境的影响和制约。在研究疾病的病因和流行因素时,我们应该全面考察研究对象的生物、心理和社会生活状况。

（五）预防为主的特征

作为公共卫生和预防医学的一门分支学科,流行病学始终坚持预防为主的方针并以此作为学科的研究内容之一。与临床医学不同的是,它面向整个人群,着眼于疾病的预防,特别是一级预防,保护人群健康。

（六）发展的特征

纵观流行病学的历史,可以看出,针对不同时期的主要卫生问题,流行病学的定义、任务是不断发展的,研究方法在近年内也不断完善,尤其是流行病学科不断从其他学科的发展中汲取养分,产生了许多新分支,这些都昭示着学科发展的特征。

四、流行病学研究方法

流行病学研究采用观察法、实验法和数理法,又以观察法和实验法为主。观察法按是否有事先设立的对照组又可进一步分为描述性研究和分析性研究。因此,流行病学研究按设计类型可分为描述流行病学、分析流行病学、实验流行病学和理论流行病学四类(图1),每种类型又包括多种研究设计。描述流行病学主要是描述疾病或健康状态的分布,起到揭示现象、为病因研究提供线索的作用,即提出假设。而分析流行病学主要是检验或验证科研的假设。实验流行病学则用于证实或确证假设。每种方法各有其适用性和优缺点,我们将在后续课程中予以详细介绍。

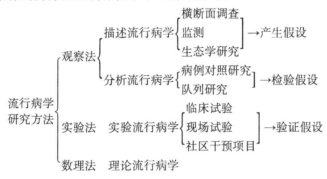

图1 流行病学研究方法(按设计类型分类)

五、流行病学与其他学科的关系

流行病学应用广泛,涉及面宽,几乎涵盖社会科学、自然科学和医学科学的各主要学科。历史发展中,它是伴随着卫生统计学、微生物学和免疫学以及传染病学的发展而走过来的。现在除基础医学和临床医学外,流行病学与社会医学、心理学及一系列预防医学,也包括卫生管理学建立了紧密联系。如在非传染病研究上,它与病理学、生化学、遗传学、分子生物学、临床医学相应各科及预防医学有关学科(例如环境卫生、营养等)关系密切。研究健康流行病学时,与生理学、生化学、医学心理学、社会医学等尤为相关。当然,流行病学与卫生统计学形同姐妹,更是密不可分。

现代流行病学出现了流行病学与相关学科相互定义渗透的现象,有几十种这样的名称出现,如分子流行病学、遗传流行病学、临床流行病学、肿瘤流行病学、心血管病流行病学、围产流行病学、环境流行病学、职业流行病学、营养流行病学、灾害流行病学、老年流行病学、健康流行病学、药物流行病学、(卫生事业)管理流行病学等。由此可以看出流行病学与诸多学科的广泛关系,也可以看出当今学科之间交互影响和相依存在的趋势。对以上名称,有人称其为流行病学的"分支学科",我们认为把其中一部分称为交叉学科(如临床、药物流行病学)为宜,另一些则仅仅是流行病学在某方面(如老年、健康、灾害流行病学)或某些病种(如肿瘤流行病学)上的应用,目前都谈不上是流行病学的分支。

环节四:课堂讨论

在讲授完理论内容之后,让学生围绕以下三个问题展开讨论,检测学生对知识点的掌握情况,以及对"文化自信""科学无国界""家国情怀"的核心价值观的认识和对作为"公卫人"的社会责任感的理解。

1. 流行病学的发展历程。
2. 流行病学定义的内涵。
3. 流行病学的研究方法。
4. 流行病学的特征与应用。

环节五:课堂总结与展望

过去的一个世纪,流行病学对防治疾病、促进健康做出了重大贡献,流行病学研究方法本身也有了长足的发展。但进入不断全球化、信息化、老龄化和贫富两极化的 21 世纪,流行病学面临着许多新的挑战,自然也充满了发展的机遇。作为新时代公共卫生人,也希望同学们以健康中国目标为己任,以"以人为本"为宗旨,以"学则恒心,医则仁心"为准则,把专业知识与社会责任相结合,成为有理想信念、有责任担当、有知识能力的新时代公卫人。

"疫"见真性情:抗疫斗争中党员先锋模范作用

实验流行病学 概述

任课教师 晋乐飞

第一部分 教学简况

教学目标

1.知识目标:掌握实验流行病学基本特征、用途及主要类型;试验现场确定应考虑的问题和研究对象选取的主要原则;评价治疗措施效果和预防措施效果的主要指标;常见偏倚及控制。熟悉临床试验的特点;实验流行病学的优缺点;类试验;开放性实验;伦理问题;资料整理和分析的基本方法。了解临床试验的分期;样本量的计算。

2.能力目标:通过学习实验流行病学使学生掌握实验流行病学研究的基本用途;培养学生运用流行病学基本原理和方法;培养学生能够自主设计一个临床试验、现场试验或社区试验。培养学生进行科学研究的思维力和鉴别力;发展学生发现问题、解决问题和实际运用的能力;培养学生科学的思维方式和严谨求学态度。

3.价值观和社会责任感目标:通过课堂引入我国新型冠状病毒肺炎疫苗取得的巨大成就和"人民英雄"陈薇院士团队感人事迹,使学生了解临床试验过程中的每个环节及意义,深刻体会我国抗击新冠疫情过程中所呈现的伟大抗疫精神;使学生认识共产党员在疫情期间保卫人民健康、为人民服务的基本宗旨,坚定社会主义信念,为中华民族的伟大复兴而努力奋斗。

教学重点

1.实验流行病学基本特征和用途。

2.实验流行病学的类型。

教学难点

1.实验流行病学的评价指标。

2.类试验与开放性实验。

3.四期临床试验。

教学方法

历史回顾,引入人群实验流行病学研究,问题引导,理论联系实际。结合国内外相关案例导入课程,教师讲授为主,启发式教学:讲授法和提问法结合。提出问题讨论,引入思政元素。

第二部分　教学过程设计

环节一:复习《病例对照研究》章节所学内容

1.首先和同学们一起回顾上一章节的重要知识点,让同学们理解两个章节之间的联系。病例对照研究(case-control study)的基本原理是:以当前已经确诊的患有某特定疾病的一组病人作为病例组,以不患有该病但具有可比性的一组个体作为对照组,通过询问、实验室检查或复查病史,搜集研究对象既往对各种可能的危险因素的暴露史,测量并采用统计学检验,比较病例组与对照组各因素暴露比例的差异是否具有统计学意义。如果病例组的暴露比例高于对照组,说明该暴露可能会增加疾病发生的危险;反之,病例组的暴露比例低于对照组,则该暴露可能会降低疾病发生的危险,然后评估各种偏倚对研究结果的影响,并借助病因推断技术,推断某个或某些暴露因素是否为疾病的危险因素,从而达到探索和检验病因假说的目的。该方法是一种由果及因的分析性研究方法,是在疾病发生之后去追溯假定的病因的方法,可在一定程度上检验病因假说。

2.病例对照研究的基本特点:观察性研究;研究对象分为病例组和对照组;由"果"及"因";因果联系的论证强度相对较弱。

3.病例对照研究的用途:用于疾病病因或危险因素的研究;用于健康相关事件影响因素的研究;用于疾病预后因素的研究;用于临床疗效影响因素的研究。

4.常见的偏倚及控制。

5.与队列研究优缺点的比较。

环节二:提出问题

1.流行病学研究方法有哪些?

2.每种研究方法的作用是什么?

环节三:讲授内容与思考

一、实验流行病学的概念

首先,我们来看一下课本:什么是实验流行病学? 实验流行病学是指研究者根据研究目的,按照预先确定的研究方案将研究对象随机分配到实验组和对照组,人为地施加或减少某种处理因素,然后追踪观察处理因素的作用结果,比较和分析两组人群的结局,从而判断处理因素的效果。为了确保研究结果的真实性和可靠性,研究者必须预先做好实验设计,以保证研究过程和研究结果的科学性。

二、实验流行病学的基本特征

我们知道实验流行病学研究是直接跟踪研究对象,所以它是一种前瞻性的研究;另外必须施加或者减少一种或多种干预,干预可以是疫苗、药物等;研究对象分为实验组和对照组,对照需要均衡可比,研究对象要签署知情同意书。

三、实验流行病学的用途

在疾病预防或保健研究中可以评价单一预防措施,如疫苗预防传染病的效果;或综合干预措施,如饮食调节、适当运动、戒烟限酒等措施预防性非传染病的效果;以及评价保健策略和政策实施的效果。在疾病治疗研究中可以评价单独一种药物、联合用药、手术或治疗方案的效果。

四、实验流行病学的主要类型

根据研究目的和研究对象的不同,我们将实验流行病学分为以下三种类型。

1. 临床试验(clinical trial):临床试验是随机对照试验或随机临床试验(randomized controlled trial,randomized clinical trial,RCT)的简称,强调以病人个体为单位进行试验分组和施加干预措施,病人可以是住院的也可以是未住院的病人。通常用来对某种药物或治疗方法的效果进行检验和评价。临床试验通常具有如下特点:①以病人作为研究对象。②研究多在医院进行。③多为治疗性试验。④研究对象应尽可能在基线特征方面一致。⑤随机分配治疗措施,并尽可能做到分配方案的隐藏。对分配的治疗不依从,应当测量其程度与原因。⑥尽可能采用盲法。⑦如果对于所研究的疾病没有接受的疗法,可以应用安慰剂作为比较。

新药/疫苗研发的临床试验分为Ⅳ期,分别为:

Ⅰ期临床试验:初步的临床药理学及人体安全性评价试验。观察人体对于新药的耐受程度和药代动力学,为制定给药方案提供依据。

Ⅱ期临床试验:治疗作用初步评价阶段。其目的是初步评价药物对目标适应证患者的治疗作用和安全性,也包括为Ⅲ期临床试验研究设计和给药剂量方案的确定提供依据。此阶段的研究设计可以根据具体的研究目的,采用多种形式,包括随机盲法对照临床试验。

Ⅲ期临床试验:治疗作用确证阶段。其目的是进一步验证药物对目标适应证患者的治疗作用和安全性,评价利益与风险关系,最终为药物注册申请的审查提供充分的依据。试验一般应为具有足够样本量的随机盲法对照试验。

Ⅳ期临床试验:新药上市后应用研究阶段。其目的是考察在广泛使用条件下的药物的疗效和不良反应,评价在普通或者特殊人群中使用的利益与风险关系以及改进给药剂量等。

同学们知道新冠疫苗目前处在哪一期临床试验阶段?

目前,全世界新冠肺炎疫苗研发已经到了第三期临床试验阶段,我们一起回顾一下。

2019年年底,一场突如其来的新型冠状病毒肺炎疫情发生后,党中央高度重视,习近平总书记指示,"要把人民生命安全和身体健康放在第一位",党中央迅速做出部署,提出"内防扩散、外防输出"的总体要求,把控制传染源、切断传播途径作为关键着力点;实施全国一盘棋,在党中央的统一部署下,全党全军全国人民众志成城、团结奋战,在湖北花10天时间建成火神山医院、12天时间建成雷神山医院,短时间内建立了20座方舱医院;同时迅速组织全军及29个省区市共330多支医疗队紧急驰援湖北,共41 600多名医护人员投入到这场没有硝烟的抗疫战争。各级基层党组织按照党中央"全面动员、全面部署、全面防控"的要求,从城市到乡村、从医院到社区、从工厂到学校,全面落实联防联控措施,确保党中央的决策部署落实到位。危急时刻,广大党员干部率先垂范,冲锋在前。老党员钟南山,以84岁高龄再次出征;火神山工地,270名党员组成的党员突击队昼夜奋战;广大党员医务工作者身先士卒,奔赴救治一线;广大党员以生命守护生命,用担当践行誓言。我们相信,在党中央的坚强领导下,全国人民团结一心,众志成城,一定能打赢这场疫情防控阻击战!

2019年12月份,我国发现不明原因肺炎;2019年12月27日,华大基因测序获得全基因组序列,提示与SARS冠状病毒相似;2020年1月24日,中国疾病预防控制中心分离到首株新型冠状病毒毒种;1月26日,中国疾病预防控制中心启动疫苗研发;2月24日,灵长类动物模型构建成功,用于临床试验前疫苗安全性和有效性评价;3月16日,中美科学家同时宣布新冠肺炎疫苗进入临床试验。

这样的速度在人类与传染病斗争的历史上是绝无仅有的,充分体现了"中国速度"。我们知道走在我国研究开发新冠肺炎疫苗前面的是陈薇院士团队,其重组腺病毒新冠疫苗,目前已经进入Ⅲ期临床试验,离上市越来越近了!

3月16日,疫苗进入Ⅰ期临床试验。

4月12日,开展Ⅱ期临床试验。(世界卫生组织官网公布,这是全球目前唯一进入Ⅱ期临床试验的新冠病毒疫苗)

7月20日晚,《柳叶刀》在线发表陈薇院士领衔团队研发的新冠疫苗Ⅱ期临床试验结果的论文。(证实该疫苗是安全的,并且可以诱发免疫反应)

陈薇院士因此获得"人民英雄"的国家荣誉。与她一起领奖的还有钟南山、张定宇、张伯礼。他们在抗击新冠疫情中,做出突出贡献。

陈薇院士长期从事生物防御新型疫苗和生物新药研究,研制出中国军队首个SARS预防生物新药"重组人干扰素ω"、全球首个获批新药证书的埃博拉疫苗。

陈薇院士接受采访时说,新冠疫情暴发时,她还是满头乌黑的头发,短短半年,头发白了很多很多。

陈薇的母亲也在电视上看到了女儿的变化:"她变老了,都有白头发了。以前在抗击非典和埃博拉病毒的时候,头发都黑的,没一根白的,这次她是真操心了。"

说完老人家又颇为骄傲地说:"没事的,为人民服务嘛。"

目前,全球进入Ⅲ期临床试验阶段的新冠疫苗有8种,中国占了其中4种。9月份,在中国国际服务贸易交易会上,中国企业展出了3个新冠肺炎灭活疫苗。

采访过程中,陈薇院士数次流泪,她说:"(新冠疫苗)专利是我们的,原创是我们的,所以我们在任何场合,不用看任何人的脸色来做我们的疫苗研发……""既然把你放在这个位置了,然后也带出这个团队来了,你这个旗帜不能倒,你这个精神不能退!"

毕业进入军事医学科学研究所时,她默默工作很多年,工资不如外面同学多,机会也不如外面同学多。但她仍旧坚守住了自己的内心,拯救无数生命,事了拂衣去,深藏功与名。

为了研发疫苗,陈薇院士勇于担当,积极攻关,充分体现了一名共产党员应有的责任和使命,为保卫人民健康做出了巨大贡献!

2.现场试验(field trial):也叫人群预防试验,是以尚未患病的人作为研究对象。与临床试验一样,现场试验中接受处理或某种预防措施的基本单位是个体,而不是亚人群。

3.社区试验(community trial):也叫社区干预项目,是以人群作为整体进行试验观察,常用于对某种预防措施或方法进行考核或评价。整体可以是一个社区,或某一人群的各个亚人群,如某学校的班级、某工厂的车间或某城市的街道等。如食盐中统一加碘,请整个研究地区的人食用加碘盐来预防地方性甲状腺肿,就属于此类研究。

社区试验的特点如下:①研究场所为社区。②以社区人群或某类人群组/亚组为单位分配干预措施。③常用于对某种预防措施或方法进行考核或评价。④一般采用整群随机分配措施的方法保证比较组之间应尽可能具有可比性。⑤如果研究只包含两个社区则要求,干预社区与对照社区间基线特征有类似的分布。

社区干预项目近年来日益受到重视,主要是伴随疾病模式的转变,人们越来越意识到疾病预防的全人群策略更为经济有效,改善社区的自然或人文社会环境比志愿者的行为改变更加有效,社区干预也更接近人们的自然生活状况,因此也更易推广实施。

环节四:课堂讨论

讲授完第六章第一节内容之后,学生围绕以下三个问题展开讨论,检测学生对本次及以往知识点的掌握情况,对树立"人民至上"的核心价值观的认识以及对作为医学生应具备的社会责任感的理解。

1.根据本次课程内容,讨论实验流行病学的优点和缺点。

2.以新药和疫苗的四期临床试验为例,思考预防医学的发展前景及在抗击疫情和保卫人民健康中的作用。

3.结合前期所讲的流行病学研究方法,思考流行病学在新发传染病防控中的作用。

环节五:课堂总结与展望

通过对实验流行病学的定义、基本特征和用途、主要类型的学习,我们可以看到实验流行病学对于疾病防控的意义。面对当前新冠肺炎疫情,我们预防医学的学生应当有责任和担当,运用我们的知识和学问去保卫人民健康。那么,实验流行病学如何设计和实施呢?我们下节课继续讨论学习。

社区的健康促进

流行病学　筛检

任课教师　王　鹏

第一部分　教学简况

教学目标

1.知识目标:全面掌握筛检的概念、筛检的目的;筛检试验的定义、筛检试验的评价指标及其计算方法。熟悉筛检试验各项评价指标的相互关系和筛检的策略;熟悉筛检试验的阳性结果截断值的选定原则。了解筛检的实施原则;了解筛检效果评价和筛检中的偏倚。

2.价值观和社会责任感目标:通过课程内容引导学生树立"小善大爱"的社区人文理念,树立健康生活理念,深刻理解从事疾病预防控制工作的社会责任感。

教学重点

1.筛检的概念。

2.筛检试验的定义。

3.筛检试验的评价指标及其意义。

教学难点

1.筛检试验各项评价指标的相互关系。

2.筛检试验的阳性结果截断值的选定原则。

3.筛检效果评价。

4.筛检中的偏倚。

教学方法

以思政案例导入课程,教师讲授为主。

主要英语词汇

screening 筛检;sensitivity 灵敏度;specificity 特异度;likelihood ratio 似然

比;reliability 可靠性;predictive value 预测值。

辅助教学情况(多媒体课件、板书、绘图、标本、示教等)

多媒体和板书相结合。

复习思考题

简述筛检试验的评价过程及真实性评价指标。

参考文献

[1]连之浩.流行病学[M].北京:人民卫生出版社,1984.

[2]王天根.流行病学研究方法[M].北京:人民卫生出版社,1993.

[3]曾光.现代流行病学方法与应用[M].北京:北京医科大学中国协和医科大学联合出版社,1994.

[4]郑锡文.流行病学研究进展[M].北京:中国科学技术出版社,1995.

第二部分　教学过程设计

环节一:案例导入课程内容

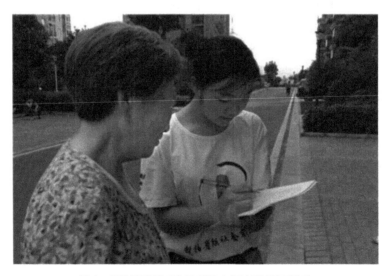

图1　"暑期送健康"医学院志愿者进社区活动

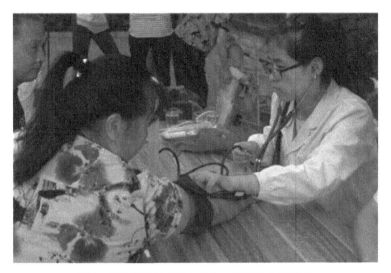

图2 "暑期送健康"医学院志愿者进社区活动

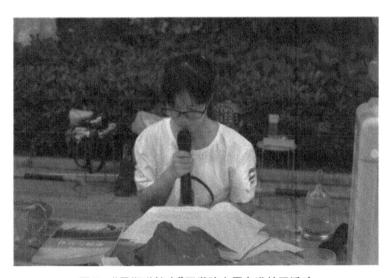

图3 "暑期送健康"医学院志愿者进社区活动

"暑期送健康"医学院志愿者进社区活动,包括问诊、测血压、测血糖,为社区居民提供健康咨询和健康知识手册,以及进行健康问卷调查、常见疾病筛查等项目。活动有效倡导了社区志愿活动中"小善大爱"的社区人文理念,帮助市民增长健康知识,树立健康生活理念;也有助于发现人群中早期病人,识别可能发生疾病的高危个体。

筛检:如果疾病在临床前期出现一些可以识别的异常特征,如肿瘤的早期标识物(biomarkers)、血压升高、血脂升高等,则可使用一种或多种方法将其查出,并对其做进一步的诊断和治疗,则可延缓疾病的发展,改善预后。详见图示1。

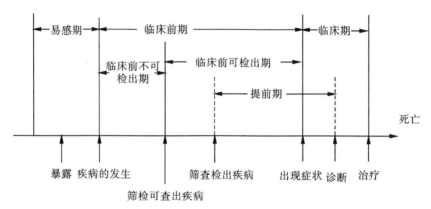

图示1　筛检

环节二:提出问题

1. 如何在人群中早期发现可能的病人?
2. 对早期发现病人的方法如何有效地评价?
3. 评价的指标有什么意义?
4. 评价过程中需要注意哪些偏倚?

通过本次课程的学习,我们回答上述问题。

环节三:讲授内容与思考

一、筛检的概念

筛检是针对临床前期或早期的疾病阶段,运用快速、简便的试验、检查或其他方法,将表面健康人群中那些可能患病或有缺陷的个体,同那些可能无病者鉴别开来的一系列卫生服务措施,又称为"三早"预防。筛检可达到降低死亡率、改善患者预后的目的,是疾病的二级预防措施。

二、筛检的目的

1. 发现隐匿的病例。
2. 发现高危人群,可达到一级预防的目的。

3. 了解疾病的自然史,提示疾病的"冰山现象"。

4. 指导合理分配有限的卫生资源。

三、筛检的类型

1. 按对象的范围:整群筛检;选择性筛检。

2. 按项目的多少:单项筛检;多项筛检;多病种筛查。

3. 按筛检目的:治疗性筛检和预防性筛检。

4. 按组织方式:主动性筛检和机会性筛检。

四、筛检试验的定义

筛检试验(screening test):是用于识别外表健康的人群中那些可能患病的个体或具有患病风险个体的方法。

方法:问卷调查、体格检查、内镜检查、X 射线等物理学检查,也可是细胞学或生物大分子标志物检测技术。

五、筛检试验与诊断试验的区别

表 1 筛检试验与诊断试验的区别

要素	筛检试验	诊断试验
目的	区分可能患病的个体与可能未患病者	区分病人与可疑有病但实际无病的人
对象	表面健康的人或无症状的病人	病人或筛检阳性者
要求	快速、简便、无创易于接受,有高灵敏度,尽可能地发现所有可能的病人	复杂、灵敏度和特异度高,结果具有更高的准能性和权威性
结果	阳性(疑似病例)/阴性(可能无病)	病例/非病例
费用	经济、廉价	一般花费较高
处理	阳性者须进一步作诊断试验以确诊	阳性者要严密观察和及时治疗

六、筛检试验的评价

(一)真实性

真实性,也称效度,是指测量值与实际值相符合的程度,又称为准确性(accuracy)。

资料整理:见表2。

表2 评价指标资料

筛检实验	金标准	
	患者	非患者
阳性	真阳性(TP)	假阳性(FP)
阴性	假阴性(FN)	真阴性(TN)
合计	C_1	C_2

评价指标:灵敏度与假阴性率、特异度与假阳性率、正确指数和似然比。

灵敏度与假阴性率:①灵敏度(sensitivity),又称真阳性率,即实际有病且被筛检试验标准判断为阳性的百分比,它反映了筛查试验发现病人的能力。②假阴性率(false negative rate),又称漏诊率,指实际有病,根据筛检试验被确定为阴性的百分比,它反映的是筛检试验漏诊病人的情况。

(二)特异度与假阳性率

特异度(specificity):又称真阴性率,即实际无病且被筛检试验判断为阴性的百分比。它反映了筛检试验确定非病人的能力。

假阳性率(false positive rate):又称误诊率,即实际无病,但被筛检试验判断为阳性的百分比。它反映的是筛检试验误诊病人的情况。

(三)正确指数

正确指数也称约登指数(Youden's index),表示筛检方法发现真正病人与非病人的总能力。范围在0~1,指数越大,其真实性越高。

$$正确指数=(灵敏度+特异度)-1$$

(四)似然比

似然比(likelihood ratio,LR)是同时反映灵敏度和特异度的综合指标,可计算阳性似然比(positive likelihood ratio,+LR)和阴性似然比(negative likelihood ratio,−LR)

(五)可靠性

可靠性(reliability),也称信度、精确度或可重复性,是指在相同条件下用某测量工具(如筛检试验)重复测量同一受试者时获得相同结果的一致程度。

$$符合率=\frac{A+D}{A+B+C+D}×100\%$$

$$Kappa\ 值=[P(observed)-P(chance)]/[1-P(chance)]$$

其中：$P(observed)$ = 评价者一致同意的分类比率，$P(chance)$ = 评价者偶然一致的分类比率。

（六）预测值

预测值（predictive value）：是应用筛检结果的阳性和阴性来估计受检者为患者和非患者可能性的指标。

阳性预测值（$Pr+$）：筛检发现的阳性者中患目标疾病的人所占的比例。

阴性预测值（$Pr-$）：筛检发现的阴性者不患目标疾病的人所占的比例。

七、筛检效果评价中存在的偏倚

领先时间偏倚（lead time bias）：领先时间，指临床前筛查诊断的年龄至常规诊断年龄间的时间间隔。

病程偏倚（length bias）：疾病被检出的可能性和疾病的进展速度有关。若筛查组中疾病进展缓慢的患者占较大比例，则可观察到筛查组较未筛查组生存概率更高或生存时间较长，筛查效果被高估，即病程长短偏倚。

志愿者偏倚（volunteer bias）：健康行为可能决定筛查意愿，与未参加筛查者相比，参与筛查者可能接受更高的教育程度、个人经济状况更好、不良行为习惯发生率更低。因此参加筛查人群的疾病发病或死亡总风险可能低于不参加筛查者；主动参与筛查者对后续治疗的顺应性更高；以上因素均可使筛查人群的死亡风险低于未参与人群，筛查效果被高估，即健康志愿者偏倚。

环节四：课堂讨论

在教师讲授完第七章内容之后，让学生围绕以下两个问题展开讨论，检测学生对本次及以往知识点的掌握情况，对树立"小善大爱"的社区人文理念、健康生活理念的认识以及对从事疾病预防控制工作的社会责任感的理解。

1.根据本次课程内容，讨论早期诊断在疾病预防中发挥的积极作用。

2.以慢性非传染性疾病为例，思考如何将所学理论知识和技能应用到疾病预防控制的实际工作中。

环节五：课堂总结与展望

通过对筛检的概念、筛检试验的评价等的学习和了解，我们可以看到，对于慢性非传染性疾病的防控，不仅需要深厚的理论知识和扎实的专业技能，还需要有为社会无私奉献的责任感。作为新时代公共卫生人，也希望同学们以健康中国目标为己任，把专业知识与社会责任相结合，成为有理想信念、有责任担当、有知识能力的新时代"公卫人"。

共建共享　全民健康

疾病预防策略　概述

任课教师　杨海燕

第一部分　教学简况

教学目标

1.知识目标:掌握疾病预防的策略和措施,健康促进和健康保护为本章的重点和难点。了解健康影响因素及医学模式的改变、国内外疾病预防策略与实践。熟悉全球卫生策略和初级卫生保健。

2.知识拓展:为制订我国疾病预防策略时应考虑的因素及我国新时期的卫生工作方针做准备。

3.能力目标:在授课内容基础上,帮助学生全面认识影响健康的因素,重视生物—心理—社会医学模式在疾病预防控制中的作用。提高学生运用传染病及慢性非传染病知识技能制订疾病预防控制措施的能力,为全民健康服务。

4.人生观和价值观目标:通过课程内容引导学生建立专业自信、学科自信。党和国家一直将人民的健康放在首位,在"大卫生""大健康"理念指导下,需要每一位公共卫生工作者的参与和实践,通过渐进式案例剖析,启发学生树立远大的理想,树立正确的人生观和价值观。

教学重点

1.健康影响因素及医学模式。

2.疾病自然史和疾病的三级预防。

3.全人群策略与高危人群策略。

4.初级卫生保健和健康中国战略。

教学难点

1.预防策略与措施的关系,全人群策略与高危人群策略。

2.健康促进、健康教育、健康保护和健康管理。

3.我国公共卫生面临的形势及当代全球主要健康策略。

教学方法

渐进式案例剖析由我国在疾病防治方面取得的成就引导学生思考,提出问题,由问题导入讲授内容,理论联系实际并根据理论内容引入思政元素。

第二部分　教学过程设计

环节一:案例导入课程内容

中国疾病预防控制中心高福院士2019年在《中华全科医学》发表题为《新中国成立70年来在传染病防治领域取得的成就与展望》的文章,摘要内容如下:在新中国成立前,由于多种原因,传染病是中国人民生命与健康的主要威胁之一。新中国成立以后,党和政府高度重视传染病的防治工作,把传染病的防治作为一项政治任务,确定防治原则,开展群众运动,建立医疗体系,推广免疫规划,搭建传染病预警系统,对艾滋病患者实行"四免一关怀",加大科研投入力度,培养人才梯队。通过70年的不懈努力,我国在传染病防治领域取得了举世瞩目的巨大成就,大幅提高了我国人均期望寿命。70年来,中国消灭了烈性传染病天花,实现了本土无脊髓灰质炎新发患者,大幅抑制了乙型肝炎的流行。中国艾滋病(HIV)抗病毒治疗的病毒抑制率达到91%,丙肝的治愈也已成为现实。在新发传染病防治领域,中国从"跟随者"成为"领跑者"。因发现青蒿素对疟疾的治疗作用,中国著名药学家屠呦呦获得2015年诺贝尔生理学或医学奖。同时,中国传染病防治工作者也走出国门,积极参与全球传染病的防治工作,成为"构建人类命运共同体"的践行者。然而,中国传染病防治工作也面临着新的挑战和任务,需要树立大健康观念,改革和建立适应新时期的传染病防治体系,加大政府在传染病防治方面的投入力度,以专业性的科研政策引导传染病研究的发展。

环节二:提出问题

1.什么是健康? 影响健康的主要因素有哪些?
2.现阶段与新中国成立初期的人群疾病谱有何差异?
3.我国在传染病防治方面都采取了哪些措施?
4.什么是"大健康""大卫生"观念?
5.列举新中国成立70年来在传染病方面取得的成绩。
6.你认为现阶段在疾病防治方面面临哪些挑战?

上述问题有些从材料中可获取信息,但全面回答上述问题,须结合下述内容讲授。

环节三:讲授内容与思考

一、健康、影响健康的因素及医学模式

(一)什么是健康

1948 年世界卫生组织(WHO)提出:"健康不仅仅是没有疾病或不体弱,还包括躯体(或称生理)的健康、心理(或称精神)健康和社会适应的完满状态。"具体来说它包括三个层次:①躯体健康,又称生理健康,指躯体结构完好、功能正常,躯体与环境之间保持相对平衡。②心理健康,又称精神健康,指人的心理处于完好状态,包括正确认识自我、正确认识环境、及时适应环境。③社会适应能力良好,指个人的能力在社会系统内得到充分的发挥,个体能够有效地扮演与其身份相适应的角色,个人的行为与社会规范一致,和谐融合。

(二)影响健康的因素

1. 个体因素:①遗传和生物学因素,如遗传基因、性别、年龄、生长发育等。遗传还与高血压、糖尿病、肿瘤等疾病的发生有关。②行为因素,行为是影响健康的重要因素,几乎所有影响健康因素的作用都与行为有关。例如吸烟与肺癌、慢性阻塞性肺病、缺血性心脏病及其他心血管疾病密切相关。酗酒、吸毒、婚外性行为等不良行为也严重危害人类健康。③生活方式。不良的生活方式和行为导致了慢性非传染性疾病的迅速增加,近年来我国恶性肿瘤、脑血管病和心血管病已占总死亡原因的61%。

2. 环境因素:强调人与自然环境和社会环境的统一,强调健康、环境与人类发展问题不可分割。①自然环境:保持自然环境与人类的和谐,对维护、促进健康有着十分重要的意义。②社会环境包括社会制度、法律、经济、文化、教育、人口、民族、职业等,社会制度确定了与健康相关的政策、法律、法规等。③建成环境:人为建设或改造场所及设施等。

3. 卫生医疗服务:社会卫生医疗设施和制度的完善状况。影响健康的因素中,环境因素起重要作用,其次为生活方式、卫生服务。遗传因素虽影响较小,但一旦出现遗传病,则不可逆转。这些因素彼此又有相互依存关系。

(三)医学模式

1. 生物医学模式:19 世纪初自然科学和医学高度发展,生物学家、医学家提出了进化论、细胞学说,发现了微生物等致病因子。这些科学事实使人们对健康与疾病有了较为正确的理解,对传染病的认识及病原微生物的发现,从生物学角度明确了疾病原因,形成了生物医学模式。该模式也是疫苗预防传染病的重要理论基础。

2.生物—心理—社会医学模式:从生物、心理和社会等方面观察、分析和思考,并且处理疾病和健康问题的科学观和方法论。生物—心理—社会医学模式能指导人们更全面客观地观察和解决现代人的健康和疾病问题。特别是对极其复杂的肿瘤之类疾病的病因、致病机制及防范等的认识和应对,将更突显其重要意义。

二、预防策略与措施

(一)策略与措施

策略是为了实现某一特定目标而制定的引领全局的指导思想、行动方针,属于战略性和全局性的。措施是为了实现预期目标所采取的具体方法、步骤,是具体防治手段,是战术性和局部的。社会、经济和文化背景既影响着个体对疾病的易感性,也决定着疾病流行的特点和发展趋势。疾病的预防与控制没有一个适合于所有国家、所有地区的通用的简单模式。有些疾病的流行具有迅速变化的特性。制定战略规划必须客观地考虑现有可利用的资源,寻求如何合理有效地利用现有资源。

(二)疾病三级预防

1.一级预防:又称病因预防,是在疾病(或伤害)尚未发生时针对病因或危险因素采取措施,降低有害暴露的水平,增强个体对抗有害暴露的能力,预防疾病(或伤害)的发生,或至少推迟疾病的发生。

高危策略是以临床医学思维为导向的实现第一级预防的策略。对未来发病风险高的一小部分个体,针对致病危险因素采取有针对性的措施,降低危险暴露水平及其未来发病的风险。

全人群策略是以公共卫生思维为导向的实现第一级预防的策略。通过消除有害暴露,尤其是那些个体难以觉察或控制的环境暴露,或针对人群中有害暴露的决定因素,即疾病的原因采取措施,降低整个人群有害暴露的水平,进而降低人群总的疾病负担。

2.二级预防:又称"三早"预防,即早发现、早诊断、早治疗,是指在疾病早期,症状体征尚未表现出来或难以觉察,通过及早发现并诊断疾病,及时给予适当的治疗,提高治愈率;或者如果疾病无法治愈,可以通过治疗阻止疾病发展到更严重的阶段或减缓发展进程,减少对更复杂的治疗措施的需要。

做好二级预防需要向群众宣传防治知识;提高医务人员的诊断水平;开发适宜的筛检方法和检测技术。

3. 三级预防:又称临床预防或疾病管理,发生在疾病的症状体征明显表现出来之后。早期,通过适当的治疗缓解症状,防止疾病进一步恶化,预防急性事件的发生和复发以及并发症的发生,降低残疾的发生率。到了疾病晚期,通过早期发现和管理并发症,对已经发生的残疾进行康复治疗,最大限度地恢复个体的机体功能和社会功能,提高生活质量,延长寿命。

(三)健康保护和健康促进

1. 健康保护又称健康防护:即采取有针对性的措施保护个体或人群免受来自外界环境的有害物质(如生物、物理、化学类有害物质)对健康的威胁。

2. 健康教育:健康教育是通过信息传播和行为干预,帮助个体和群体掌握卫生保健知识,树立健康观念,在获得信息、提升认识的前提下,自觉养成健康生活方式的教育活动与过程教育活动与过程。

3. 健康管理:对个人或人群的健康危险因素进行全面监管的过程,其目的是以最小的投入获取最大的健康。基于健康体检结果,建立专属健康档案,给出健康状况评估,并有针对性地提出个性化健康管理方案(处方),从社会、心理、环境、营养、运动等多个角度得到全面的健康维护和保障服务。健康管理以控制健康危险因素为核心,包括可变危险因素和不可变危险因素;体现一、二、三级预防并举;服务过程为环形运转循环。

4. 健康促进:一般来讲,健康促进是指增强人们控制影响健康的因素,改善自身健康的能力的过程。《渥太华宪章》将健康促进定义为运用行政的或组织的手段,广泛协调社会各相关部门以及社区、家庭和个人,使其履行各自对健康的责任,共同维护和促进健康的一种社会行为和社会战略。《美国健康促进杂志》认为:"健康促进是一门帮助人们改变其生活方式以实现最佳健康状况的科学和艺术。最佳健康被界定为身体、情绪、社会适应性、精神和智力健康的水平。生活方式的改变会得到提高认知、改变行为和创造支持性环境等三方面联合作用的促进。三者当中,支持性环境是保持健康持续改善最大的影响因素。"

三、国内外疾病预防策略与实践

(一)中国预防为主卫生工作方针的发展

卫生工作方针是国家指导卫生事业发展的重要指导原则和基本思想,是卫生基本政策的总概括,是指导国家各项卫生工作和制定具体卫生政策的依据。

我国的卫生工作方针是在总结我国卫生工作实践经验并吸收了国际先进科学成就的基础上形成的,并随着政治、经济、文化和医学科学的发展而充实新的内容,使之不断地完善和提高。70余载风云变迁,我国卫生工作方针经历了几次重大变革。

1950年:面向工农兵,预防为主,团结中西医;

1952年:面向工农兵,预防为主,团结中西医,卫生工作与群众运动相结合;

1991年:预防为主,依靠科技进步,动员全社会参与,中西医并重,为人民健康服务;

1997年:以农村为重点,预防为主,中西医并重,依靠科技与教育,动员全社会参与,为人民健康服务、为社会主义现代化建设服务;

2016年:以基层为重点,以改革创新为动力,预防为主,中西医并重,将健康融入所有政策,人民共建共享。

2016年8月19日至20日,全国卫生健康大会上,习近平总书记指出,要把人民健康放在优先发展的战略地位,以普及健康生活、优化健康服务、完善健康保障、建设健康环境、发展健康产业为重点,加快推进健康中国建设,努力全方位、全周期保障人民健康。在习近平总书记的指示中,首次出现了"以基层为重点,以改革创新为动力,预防为主,中西医并重,将健康融入所有政策,人民共建共享"这38个字。总书记强调,"没有全民健康,就没有全面小康。要把人民健康放在优先发展的战略地位"。

至此,我国的医疗卫生工作重点从过去的"预防为主"转向"防治结合",新的卫生工作方针将人民健康保障工作从过去的医疗卫生领域拓展为"大卫生""大健康"理念,医疗卫生、环境保护、食品安全、旅游、养老、体育等多行业相互融合、统筹发展……

（二）当代全球主要健康策略

1977年世界卫生组织(WHO)通过一项全球性战略目标:2000年人人享有健康(health for all by the year 2000),内容包括:人们在其生活和工作的家庭、学校和单位中都能保持健康;人们将运用更有效的方法预防疾病,减轻不可避免的疾病和伤残所带来的痛苦,并且更好地成长、变老,最后安乐地死去;所有卫生资源在全体社会成员中均等分配;所有个体和家庭,通过自身积极地参与,以可接受和可负担的方式享受基本的卫生保健;人们将意识到自己有能力摆脱可以避免的疾病负担,提升自己和家人的生活水平,赢得健康,并且明白疾病不是不可避免的。

1978年国际初级卫生保健会议通过《阿拉木图宣言》,正式提出了"初级卫生保健"这个概念,明确指出初级卫生保健是实现"2000年人人享有健康"这个战略目标的基本策略和关键途径。初级卫生保健指的是国家和地区能够负担得起的基本的卫生保健服务,这些服务采用的方法和技术是可行、合理,且能为社会所接受的。针对不同国家和地区的主要卫生问题,初级卫生保健系统应能提供相应的健康促进、疾病预防、诊断、治疗和康复服务;积极开展多部门协作。

（三）健康中国战略

2016 年 10 月,中共中央、国务院印发《健康中国"2030"规划纲要》,提出"普及健康生活、优化健康服务、完善健康保障、建设健康环境、发展健康产业"五方面的战略任务。党的十九大报告更是将实施健康中国战略纳入国家发展的基本方略,把人民健康置于"民族昌盛和国家富强的重要标志"地位,并要求"为人民群众提供全方位全周期健康服务",这表明健康中国建设进入了全面实施阶段。"共建共享、全民健康",是建设健康中国的战略主题。核心是以人民健康为中心,坚持以基层为重点,以改革创新为动力,预防为主,中西医并重,把健康融入所有政策,人民共建共享的卫生与健康工作方针,针对生活行为方式、生产生活环境以及医疗卫生服务等健康影响因素,坚持政府主导与调动社会、个人的积极性相结合,推动人人参与、人人尽力、人人享有,落实预防为主,倡导健康生活方式,减少疾病发生,强化早诊断、早治疗、早康复的健康理念,实现全民健康。

中国特色社会主义进入新时代,随着健康中国战略号角的吹响,我国卫生工作站在新的起点上,踏上新的征程。

环节四:课堂讨论

理论内容讲授完之后,在老师引导下,学生围绕以下几个问题展开讨论,结合我国在疾病防控方面取得的成就及党和政府对人民健康的关注,激发学生树立"学科自信、专业自信",并树立全心全意投入公共卫生事业的决心。

（一）根据疾病预防策略和措施理论,讨论我国新型冠状病毒
　　　肺炎预防主要策略

据中国疾病预防控制中心副主任冯子健主任医师的观点:目前,境内基本处于新冠肺炎疫情传播阻断的状态。主要靠的是三大策略。一方面严防境外输入。管控入境人员数量,同时入境时要求近期的核酸检测阴性证明,并要在第一入境点实行 14 天的集中隔离医学观察(或"7+7"的方式),大大减少入境人员引起的进一步传播。另一方面,就是防反弹,阻断传播,及时发现疫情。整个医疗服务体系有效运行,可以对可疑病人快速进行核酸检测和诊断,通过传播链的调查,发现新的感染者,发现之后立即采取行动,开

展快速调查,发现潜在的感染者,立即将病人和密切接触者进行隔离或进行集中医学观察,阻断传播链。除此之外,还有一个非常重要的措施就是扩大核酸检测,特别是对高风险地区的人群快速启动核酸检测,在某些构成传播的核心地区,可能要做多次核酸检测,提早发现病人,及早阻断传播。

（二）结合健康中国战略内容,讨论该战略的重要性

1. 政治意义:健康中国战略体现以人民为中心的发展取向和治国理念。把人民健康作为"民族昌盛和国家富强的重要标志"并置于优先发展的战略地位。健康中国建设体现着国家以人民为中心的发展理念和增进民生福祉的发展取向,指明了未来政策和资源的倾斜方向,是国家治理理念与国家发展目标的升华。

2. 社会意义:健康中国的建设关乎社会和谐安定。从本质上说,健康中国建设也是保障民生福祉之策,关乎社会和谐安定。例如,若突发公共卫生事件得不到及时处置,则会人心惶惶,危及社会和谐稳定;若食品药品安全、环境污染等危害健康的主要因素未能得到有效控制,则易引发公众的担忧、不满和社会氛围的趋紧。

环节五:总结与展望

通过党和国家在疾病防控方面采取的措施及取得的成就,激发学生的"学科自信、专业自信",厚植家国情怀。新时代青年要听党话、跟党走,胸怀忧国忧民之心、爱国爱民之情,不断奉献祖国、奉献人民,以一生的真情投入、一辈子的顽强奋斗来体现爱国主义情怀,让爱国主义的伟大旗帜始终在心中高高飘扬。

此次新型冠状病毒肺炎疫情防控的阶段性胜利,彰显了中国政府的中国力量和中国速度,体现了我国制度优势。同时需要学生们增强科学探索精神和奋斗精神。新时代大学生应把人民对美好生活的向往作为自身的奋斗目标,接力传承奋斗精神,在"两个一百年"奋斗目标和中华民族伟大复兴的中国梦的时代坐标下设定自己的奋斗目标。

公共卫生助力健康中国行动

疾病预防策略与措施

任课教师　赵　阳

第一部分　教学简况

教学目标

1. 知识目标：系统介绍疾病的预防策略与措施；结合心血管疾病预防实践介绍我国医疗卫生政策针对心血管病的预防控制策略。

2. 能力目标：培养学生在预防策略制定的实践过程中理论联系实际的能力，辩证地分析当前疾病预防策略中的问题与不足。

3. 价值观和社会责任感目标：增强学生的理论自信以及文化自信，引导学生树立社会主义核心价值观，在今后的社会实践中思考如何完善疾病预防策略及措施涉及的各个环节。

教学重点

1. 疾病的三级预防的概念及内容。

2. 国内外慢性病疾病预防的研究现状有何不同。

3. 了解我国慢性病疾病防控模式及防控取得的成就。

4. 思考如何完善我国慢性病疾病预防的策略与措施。

教学难点

如何结合疾病的三级预防模式探索完善现有的疾病防控策略。

教学方法

问题链教学法。以教师讲授为主，通过案例介绍、讨论分析等形式引入思政内容并引导学生思考如何解决问题。

第二部分　教学过程设计

环节一:问题导入与互动

同学们好,今天我们来一起学习流行病学课程中的疾病预防策略与措施的内容。首先我们来看一组数据:全球疾病负担数据显示,2015 年,全球总死亡人数为 5579 万人,其中 1792 万人(约 32.1%)死于心血管疾病,心血管疾病已成为全球首要死亡原因;与 2005 年相比,全球心血管疾病死亡人数增长 12.5%。世界卫生组织(WHO)报告:2000 年和 2016 年,缺血性心脏病和中风是导致全球首要和次要的死亡原因,严重影响人类健康。可见,心血管疾病已经成为全球重要的公共卫生问题。

我国的慢性病流行情况又是怎样的呢? 2016 年,心脑血管疾病导致我国将近一半人数的死亡。2015 年,我国心脑血管疾病患者出院人次达 1887.72 万,占同期出院总人次的 12.86%。我国心血管病患病率处于持续上升阶段,据推算,我国目前心血管病现患人数 3.3 亿,其中脑卒中 1300 万,冠心病 1100 万,肺源性心脏病 500 万,心力衰竭 890 万,风湿性心脏病 250 万,先天性心脏病 200 万,下肢动脉疾病 4530 万,高血压 2.45 亿。2017 年心血管病死亡率仍居首位,农村和城市心血管病分别占死因的 45.91% 和 43.56%。农村心血管病死亡率从 2009 年起超过并持续高于城市水平。2017 年数据显示,不论心脏病、脑血管病,死亡率均是农村高于城市。

随着社会经济的发展与进步,人们对健康和生命质量的追求要求预防医学工作者对于疾病做好积极的预防。那么,如何对于疾病进行预防? 疾病预防遵循的原理是什么? 疾病预防的策略与措施有哪些? 这些内容是我们本节课将要给大家介绍的。

环节二:内容讲授与思考

我们先来了解一下疾病预防的概念。疾病预防是指预防疾病和残疾的发生,阻止或延缓其发展的一系列活动。那么现在大家可以思考一下,如果让你去预防某种疾病,你需要了解哪些信息? 我们想到的可能是:

首先:这个疾病是如何产生的,它的病因是什么?

其次:这个疾病是不是普遍易感,还是存在高危群体?

再次:发病初期,是否会有一些指标变化来帮助我们早期识别?

最后:确诊后,我们如何积极应对?

这个从探索病因、明确诊断和积极治疗的过程其实就是对疾病自然史的认识过程。从预防医学的角度出发，针对疾病自然史的各个时期、各个环节，都可以采取相应的预防控制措施。今天，我们就重点学习一下疾病预防的策略，了解一些目前常用的疾病防控措施。

根据疾病发展的不同阶段，预防策略可以分为三级，也就是我们常说的疾病的三级预防。

第一级预防，又称病因预防，在疾病（或伤害）尚未发生时针对病因或危险因素采取的预防措施，降低有害暴露的水平，预防（至少推迟）疾病的发生。第二级预防，又称"三早"预防，即早发现、早诊断、早治疗。第三级预防，又称临床预防或疾病管理，发生在疾病的症状体征明显表现出来之后，通过积极的治疗防止疾病进一步恶化。对已发生的残疾进行康复治疗，最大限度提高个体的机体功能，提高生活质量，延长寿命。接下来，我们以心血管疾病预防为例，向大家介绍一下不同阶段，疾病预防的内容及形式。

首先看一下 1999—2003 年开展的"INTERHEART 病例对照研究"的结果。该研究对全球 52 个国家、252 个合作研究中心的急性心肌梗死病例进行研究，90% 的急性心肌梗死的发生可归因于 9 种易于检测的危险因素。这项研究结果提示我们，心血管疾病通过危险因素干预，就可能取得明显的防控效果。心血管疾病的第一级预防需要广泛识别危险因素，基于研究结果制定第一级预防的干预策略。除了这项病例对照研究，近期发表在《柳叶刀》杂志的研究同样强调，高血压、血脂异常、空气污染、吸烟、饮酒等，这些可预防的危险因素均可影响心血管疾病的发生，那么，针对这些危险因素，全球心血管疾病第一级预防策略是一致的，主要提倡大众合理膳食、禁烟限酒、参加体育锻炼、控制体重、维持良好的心情，针对血压或血脂等危险因素，如果有必要，就要进行药物干预。

第二级预防，我们前面也提到了，"三早"预防，通过筛查、病例发现、定期体检等及早发现并诊断疾病，及时给予适当的治疗。通过筛查，可以有效在群体中识别一般人群、高危人群以及病人群体，并提出全人群和高危人群疾病的预防策略。那么我们在进行高危人群筛查时重要的工具和方法就是建立灵敏度好、特异度高的疾病预测模型。西方发达国家在早期心血管疾病防控策略探索过程中建立了不同的预测模型，有 FHS、SCORE、QRISK 等。但由于人种、社会经济因素等存在差异，基于西方人的预测模型并不能很好地预测我国居民的心血管发病风险。2016 年，由国家心血管病中心、中国医学科学院阜外医院开发了适合我国人群的心脑血管风险评估工具，我们可以通过手机下载这个应用程序，输入我们的基本信息就可以预测未来心血管疾病发病的风险，同时给出我们一个预防心血管疾病的建议。

第三级预防，主要包括三个方面：首先，加强对社区居民的卫生宣传教育,增强群众自我检查、早期发现疾病和就诊的意识;其次,提高社区医务人员诊治水平,正确指导社区群众自我防护;最后,使用科学规范化的诊治技术,严格掌握和控制并发症,防止或延缓疾病进展。

我们知道,社会、经济和文化背景既影响着个体对疾病的易感性,也决定着疾病流行的特点和发展趋势,疾病的预防与控制没有一个适合所有国家、所有地区的通用的简单模式。我们国家在探索心血管疾病预防工作中,也是一个不断摸索、学习的过程,并逐渐找到了适宜我国心血管疾病防控的模式。

一、综合防治多种代谢危险因素

目前预防心血管疾病最重要的措施之一是降压达标。控制血压至正常范围可以明显降低脑卒中、心肌梗死、心力衰竭等心血管疾病的发生。我国的研究显示,无论北方或南方,城市或农村,成人血压控制率均低于10%,坚持长期治疗是影响血压控制是否达标的一个重要因素。其次,血脂异常是我国居民的一个重要公共卫生问题。血浆胆固醇或低密度脂蛋白胆固醇升高是冠心病最重要的独立危险因素之一。为了能够更好地管理我国人群的血脂,2007年,由多学科专家组成的联合委员会共同制定了《中国成人血脂异常防治指南》,该指南的发表是我国心血管疾病防治历程中的一个重要里程碑,是体现我国血脂异常特点的第一个"本土化"指南。

二、改变不健康生活方式

我国冠心病发病年龄在提前,吸烟、代谢综合征和冠心病家族史,即不健康生活方式是冠心病发病的主要原因。代谢综合征主要表现为腹型肥胖,糖脂代谢异常,其源头是不健康的饮食习惯和缺乏运动。1984至1999年北京市心肌梗死患者死亡率迅猛增加,尤其是35~44岁北京男性心肌梗死的死亡率增加了154%。为什么北京市居民心肌梗死患病和死亡的风险激增,而且迅速年轻化? 其77%归因于血胆固醇水平的增高。因此,从青少年时期培养坚持运动、合理饮食、保持理想体重的生活习惯,对预防冠心病非常重要。

三、双心医学

有研究指出,心理压力水平和6个月内负性生活事件对急性心肌梗死的人群归因危险度分别为36.03%和14.83%,仅次于吸烟,排在第二位。此结论与之前我们讲到的INTERHEART研究结果一致,即社会心理因素可预测28.8%的急性心肌梗死。患有心肌梗死,接受过支架、冠状动脉旁路移植、起搏器或除颤器治疗的患者,除了躯体创伤,精神心理的创伤也是巨大的,伴有抑郁焦虑症的比例占30%~45%。研究显示,5~10年中重度抑郁患者心源性死亡率比无抑郁者增加82%,10年以上增加72%。医生应重视心血管疾病患者的机体和心理康复,进行以运动为主的综合心脏康复计划,可以降低死亡率,提高生存质量,改善冠心病患者预后。

四、重视我国女性心血管健康

全世界每年约有1750万人死于心血管疾病,其中约一半为女性,世界上平均每1分钟就有16个女性死于心脑血管疾病。因为对女性冠心病的认识不足,以及女性胸痛症状的不典型,导致女性冠心病的漏诊漏治和女性心血管病死亡率高于男性。为了维护女性心血管健康,世界心脏联盟和美国心脏协会倡导"GO RED FOR WOMAN"运动,目的是提醒女性关注自己的心脏,提醒医生重视女性的心血管疾病。我国急性心肌梗死患者住院预后存在性别差异,女性病死率显著高于男性,造成这一差异的原因在于女性患者年龄较大,伴随危险因素较多,但其关键原因还是对女性冠心病的认识不足,一定程度上造成治疗延误。我国医生已经开始重视女性心血管疾病。

五、组建心血管疾病预防的广泛联盟

做好心血管疾病的预防迫切需要破除"围墙文化",需要实现疾病预防的广泛联盟:

一是组建不同学科之间的横向联盟。从单一学科分别干预不同危险因素(如血糖、血脂、血压),走向多学科联合,综合控制、统一治理多重危险因素。

二是组建各级医院和社区、农村医疗卫生保健网络的纵向联盟。大医院要承担起指导和帮扶社区、农村医疗卫生保健系统发展的义务,同时在互动过程中找到自身可持续发展的机制和前景。建立健全社区和农村医疗卫生保健体系,以大医院为中心诊断复杂病例、救治危重患者,把疾病前预防和疾病后管理沉淀在社区和农村。只有完备的社区和农村医疗体系才能把病前预防和病后管理工作做好。

环节三:学生讨论

1.目前疾病预防策略制定的原理是什么?

2.国外针对心血管疾病的预防有哪些可以学习的地方?

3.我国心血管疾病防控模式是怎样的?是否需要进一步提升?

环节四:课堂总结与展望

除了心血管疾病,其他慢性病(如糖尿病、癌症、慢性阻塞性肺疾病等)终末期疾病的救治一直消耗着我国大部分医疗资源,重治疗、轻预防现象非常突出。那么,近年来,我们都能感受到,我们的党和国家对于人民的健康、安全都是高度重视的,并制定了《"健康中国2030"规划纲要》,纲要指出:推进健康中国建设,要坚持预防为主,推行健康文明的生活方式,营造绿色安全的健康环境,减少疾病发生。要调整优化健康服务体系,强化早诊断、早治疗、早康复,坚持保基本、强基层、建机制,更好满足人民群众健康需求。要坚持共建共享、全民健康,坚持政府主导,动员全社会参与,突出解决好妇女儿童、老年人、残疾人、流动人口、低收入人群等重点人群的健康问题。

我们国家通过不断探索也建立了符合我国基本国情的疾病预防控制策略及体系,并取得了较大成果。

一、人民健康水平不断提高

新中国成立初期,我国人均期望寿命为35岁,2000年提高到71.4岁;婴儿死亡率,新中国成立初为200‰,2004年下降到21.5‰;孕产妇死亡率,新中国成立初为15‰,目前下降到0.483/‰。这三大指标的变化,标志着我国国民的健康水平已经达到了发展中国家的较高水平。

二、基本建立起遍及城乡的医疗卫生服务体系

经过几十年的努力,目前全国现有医疗、预防、保健、监督等各级各类医疗卫生机构近30万个。2005年,各类医疗机构床位数达到336.7万张,平均每千人3.1张,卫生人员总数542.7万人,平均每千人有执业医生1.52人。此外,还有乡村医生和卫生员88万人。一个遍及城乡的卫生医疗服务网络基本建立起来,药品的生产能力基本能够满足国内民众的医疗卫生重要。

三、建立了城镇职工医疗保险制度,推广开展了新型农村合作医疗制度

我国基本建立了适应社会主义市场经济要求的基本医疗保险、补充医疗保险、公费医疗和商业医疗保险等多种形式的城镇职工医疗保障体系。2004年城镇职工参加基本医疗保险的约有1.3亿人,享受公费医疗的职工约有5000万人。从2003年开始,在全国31个省、自治区、直辖市的部分县,开展了以大病补助为主的新型农村合作医疗试点,2005年参加试点的农民

达 1.56 亿人。人民的健康水平明显提高。

四、重大传染病防治取得了明显进展

20 世纪 50 年代,因传染病和寄生虫病死亡居于全国人口死因中的第一位,目前下降到第 9 位。我国在发展中国家中率先消灭了天花和脊髓灰质炎等重大传染病。我国虽然是一个自然灾害频繁的国家,但多年来成功地实现了大灾之后无大疫,2003 年战胜了来势凶猛的"非典"疫情,近两年又成功地控制了禽流感向人类的传播,并建立健全了艾滋病、结核病、血吸虫病、乙型肝炎等严重传染病的预防控制和医疗救治体系。

五、妇女儿童卫生保健水平进一步提高

我国历来重视和关心妇女儿童健康问题,中国历史上形成的高生育率、高死亡率的传统生育模式已经改变,实现了低生育率和低死亡率的良性循环。2005 年全国孕产妇产前检查率达 89.8%,住院分娩率达 85.9%,新法接生率达 97.8%。5 岁以下儿童死亡率,由新中国成立初的 250‰～300‰下降到 2004 年的 25‰。

综上所述,同学们在今后关于疾病预防策略的研究中应该提升文化自信和理论自信,结合社会主义核心价值观,不断探索更加科学的疾病预防策略,践行《"健康中国 2030"规划纲要》。

环节五:作业布置

思考题:

1. 除了心血管疾病,我国针对其他慢性疾病(如癌症)的预防策略及具体措施有哪些?

2. 如何实现未来疾病预防模式的转变?

3. 结合我国的基本国情,思考我国下一阶段疾病预防的主要任务,并结合社会主义核心价值观思考如何践行《"健康中国 2030"规划纲要》。

疫情下的传染病预防控制是当代医学生义不容辞的责任

传染病流行病学　传染病流行过程

任课教师　宋春花

第一部分　教学简况

教学目标

1.知识目标:通过案例教学法初步掌握传染病的流行病学特点以及影响传染病流行的因素,对传染病的整个流行过程有一个整体、概括的认识。掌握基本的概念及理论。熟悉传染源、传播途径的各种类型及特点。了解传染病的流行病学意义。

2.能力目标:让学生了解目前国内外传染病流行趋势,掌握传染病流行病学中的基本概念;通过案例教学提高学生掌握传染病流行病学流行过程的三环节两因素等知识技能,培养学生发现和解决传染病流行过程中的实际问题。

3.价值观和社会责任感目标:通过课程内容引导学生树立"生命第一"的核心价值观的认识,加深学生对一名合格优秀的预防医学工作者所应具备的社会责任感的理解。

教学重点

1.传染病全球的简要发展史及目前流行趋势。

2.传染病的传染过程及感染谱系。

3.传染病的流行过程及疫源地。

4.传染病流行过程的影响因素。

教学难点

1.传染病的传播机制及如何探索传染病的流行过程。

2.消灭疫源地的策略和措施。

3.经济和社会因素如何影响传染病流行。

教学方法

案例导入,问题引导,理论联系实际。以案例导入课程,教师讲授为主,提出问题讨论,理论联系实际并引入思政内容。

参考文献

[1]段广才,栾荣生,胡东生,等.流行病学实习教程[M].北京:人民卫生出版社,2007.

[2]沈洪兵,齐秀英.流行病学[M].9版.北京:人民卫生出版社,2019.

[3]谭红专,詹思延,栾荣生.现代流行病学[M].3版.北京:人民卫生出版社,2019.

第二部分　教学过程设计

环节一:案例导入课程内容

一、传染病国内外流行趋势介绍

传染病流行病学(infectious disease epidemiology)是现代流行病学发展的起源,是研究传染病在人群中发生、发展和分布的规律,以及影响分布的因素,并制定预防、控制和消灭传染病的对策和措施的科学。在人类历史上,传染病肆虐人类历时数千年,严重威胁着人类的生命与健康。第二次世界大战后,随着生物学理论和技术的发展,以及人类的生产和生活条件的改善,许多急性传染病在一定程度上得到了有效的控制,甚至被消灭。然而,近年来,由于病原体的变异、社会环境的变化以及人类生活方式的改变,许多新的传染病不断出现,某些已控制的传染病在全球范围内的复活,使得传染病再度成为极大的公共卫生问题。近年在世界上出现的一些新传染病如军团菌病、埃博拉出血热、艾滋病、非典(SARS)、人感染高致病性禽流感等也成为很多国家国民发病与死亡的主要病因。旧传染病死灰复燃,新传染病不断发现,人类受到新、旧传染病的双重威胁,已成为预防医学界专家、学者的基本共识。"全球警惕,采取行动,防范新出现的传染病",这个1996年世界卫生日的主题至今让人们记忆犹新。面对传染病流行的现状,人们对传染病有了新的认识,复杂的传染病局面向传染病流行病学家提出了新的挑战。

二、案例介绍

（一）疫情报告

2004 年 10 月 4 日上午，G 乡向 L 县县委报告，该乡 M 村 10 月 3 日有 5 名群众不明原因急性死亡。县委立即将此事转给当地疾控中心（CDC），要求立即派防疫专业人员到现场进行核实。县政府同时向州政府报告了疫情。该村现有牧户 37 户，牧民 232 人。由于该地尚未通电及电话，无法从现场直接与外界联系。

（二）调查核实

县疾控中心（CDC）派出的 3 名防疫人员，于 10 月 6 日凌晨 2 点赶到了 M 村，在 1 名乡镇医院医生的配合下，对死亡情况进行了核实。该村从 9 月 10 日到 10 月 6 日，陆续死亡了 7 人，全部是发病 3 天后死亡。7 名死者分布于 4 户人家，其中有 2 户分别死亡 1 人，有 1 户死亡 2 人，有 1 户死亡 3 人。第 1 例死亡者是村医，其他为普通牧民。死者均未到医院就诊，相互之间有家族或亲族的关系。村主任和当地百姓怀疑是一种"家族性的传染病"。

调查组通过询问死亡者家属获取了每例死亡病例的临床信息，7 例死亡病例的主要临床表现基本一致：急起发热、全身酸痛、剧烈头痛、咳嗽、咳痰、痰中带血，呼吸困难。

调查组同时发现部分死者家中已经出现了类似症状的病人。由于 7 例死亡病例均未到医院就诊，无任何实验室资料，因此，此次病例定义只能全部依靠临床表现。调查组确定的搜索病例定义是在 M 村及其附近，2004 年 9 月 1 日以来，有发热的病人。

调查组将搜索到的病例划分为 3 个层次。①可疑病例：在 M 村及其附近，2004 年 9 月 1 日以来，自述出现过发热的病人。②可能病例：在 M 村及其附近，2004 年 9 月 1 日以来，急起发热、头痛、咳嗽、咳痰、痰中带血的病人。③确定病例：在 M 村及其附近，2004 年 9 月 1 日以来，急起发热、头痛、咳嗽、咳痰、痰中带血的病人，加特异性的实验室检测依据。

通过调查发现，当地从 9 月份以来，与此事件有关的可能病例有 15 例。

表 1　2004 年 M 村不明原因疾病可能病例个案资料一览表

户号	户主名字	病例	性别	年龄	发病时间	死亡时间
1	老丁（兼村医）	老丁（兼村医）	男	52	9 月 10 日	9 月 13 日

续表1

户号	户主名字	病例	性别	年龄	发病时间	死亡时间
2	小娟	小娟	女	25	9月13日	9月16日
		小娟父亲	男	63	9月18日	9月21日
		小娟母亲	女	56	9月22日	
		小娟大哥	男	32	9月21日	
3	老西 （小娟家邻居）	老西	男	67	9月30日	
		老西外孙	男	15	9月28日	9月30日
		老西女儿	女	36	9月29日	10月1日
		老西儿子	男	25	9月29日	10月1日
4	老西妹夫	老西妹夫	男	55	10月5日	
5	小红 （老西邻居）	小红	女	37	10月3日	10月6日
		小红小妹	女	20	10月5日	
		小红大姐	女	38	10月6日	
		小红丈夫	男	25	10月6日	
		小红父亲(村医)	男	62	10月7日	

注:病人全部是藏族,牧民

（三）描述性研究

1. 病例分布:15 例可能病例分布于 5 户村民中,男性 9 例,女性 6 例;发病年龄最小 15 岁,最大 67 岁,分布于 5 个年龄组,其中 10~19 岁组 1 例,20~29 岁组 4 例,30~49 岁组 4 例,50~59 岁组 3 例,60 岁以上组 3 例。以成年人为主。详见表 2。

表2 2004 年 M 村不明原因疾病(可能病例)发病时间分布

发病时间	9月								10月				合计
	10日	14日	18日	21日	22日	28日	29日	30日	3日	5日	6日	7日	
病例数	1	1	1	1	1	1	2	1	1	2	2	1	15

2. 病例临床症状和暴露史:该村在夏季牧场和冬季牧场之间有 1 条河流,全村人畜均饮用该水源,村里未发现有牲畜死亡。当地气候、环境条件与往年一致。15 例病人均无食用共同的食物史,病人发病前均未发现接触

过有毒的化学物质,当地也无化学工厂。

该事件中病例均急起发热、头痛、咳嗽、咳痰、痰中带血的临床表现。具有高热、全身中毒症状(剧烈头痛、全身酸痛)、呼吸道症状(咳嗽、咳血痰)的传染病的特殊表现。具有病情发展迅速、病死率高的病情特征和家族亲戚聚集特征。病人全部是在草原、牧区的藏族牧民,集中在9至10月发病。

3. 病因假设与防治措施:调查组初步考虑为急性传染病:①疑似肺鼠疫暴发;②疑似肺炭疽暴发;③其他不常见的急性传染病。

在《中华人民共和国传染病防治法》中,肺炭疽是按照甲类管理的传染病,肺鼠疫为甲类传染病,因此,调查组做出了两个决定:①建议村委会立即发出通知,要求现症病人和病人的直接接触者必须就地隔离、不能外出,不能参加人群聚集的活动,也不能与其他人接触,直到得到解除隔离的通知,方能自由活动;②立即向县政府汇报疫情,建议立即采取强制措施进行控制,防止疫情扩散。

4. 发病背景资料:县疾控中心(CDC)的疫情资料显示,到2004年为止,该县发生过10起人间鼠疫,其中因剥食旱獭占3起,蚤叮咬占5起,剥食藏系绵羊占2起。该地每年均有皮肤炭疽疫情发生,发病季节是1~6月,主要在牧民中发生,主要是由于剥病死牛羊的皮引起的。

(四)实验室证据

为了寻找实验室证据,调查组分别于10月7日和10月20日,在严格防护的情况下,采集了临床诊断病例(小娟的哥哥和母亲、老西、老西的妹夫、小红的大妹、大姐和丈夫),以及可疑病例的痰和血液。将样本送当地的州疾控中心(CDC)进行鼠疫和炭疽的相关实验室检测。见表3。

表3 2004年某村不明原因疾病鼠疫杆菌血清抗体实验室检测结果

病例	性别	年龄/岁	第一次采血		第二次采血	
			时间	滴度	时间	滴度
小娟的哥哥	男	32	2004-10-07	1:160	2004-10-20	1:640
小娟母亲	女	56	2004-10-07	—	2004-10-20	1:1280
老西	男	67	2004-10-07	—	2004-10-20	1:5120
老西的妹夫	男	55	2004-10-07	—	2004-10-20	1:640
小红的大妹	女	20	2004-10-07	—	2004-10-20	1:5120
小红的大姐	女	38	2004-10-07	—	2004-10-20	1:5120
小红的丈夫	男	25	2004-10-07	—	2004-10-21	1:80
小红的父亲	男	62	未采血		2004-10-20	1:5120
1例可疑病例	男	32	2004-10-07		2004-10-20	—

调查组对现场的21只牧狗、17只羊,8头牛采血做鼠疫血清学监测,狗的阳性率为52.4%(11/21),羊和牛均是阴性。对首例病人老丁宰杀的山羊皮做反向血凝实验(RPHA),滴度1∶100(阳性标准为1∶100)。

(五)进行流行病学调查

肺鼠疫和肺炭疽病人,发病前一定有相应的流行病学史,即发病前去过疫区,或者接触过患鼠疫或炭疽的病死动物,或者接触过类似的病人。调查组必须尽快获取相关的证据,找到发病原因,以便采取有效、有针对性的措施,控制疫情。

1.进一步了解当地动物疫情和人群生活习惯:该事件发生在9至10月,是鼠疫的高发季节(炭疽的高发季节是夏季)。

动物间疫情情况:根据村民反映,近几年,M村某沟内有大批野生动物死亡,其中旱獭在2002至2003年有大批死亡,2004年许多牧民发现有旱獭及野兔死亡现象。周围群众受宗教影响,无剥食、捕猎习惯,但此地有大批的牧狗有猎捕和叼食旱獭并叼回居住地周围的习性。

病人与动物的接触关系:15例病人中,有1例发病前屠宰过家中的山羊,有1例病人在室内接触过自毙旱獭(详见下面的个案描述),另外13例病人未发现有病死动物的接触史。

2.深入调查病例间接触史:15例病例分布于5户牧民中,相互之间均有亲族或邻居关系。见表4。

表4 2004年M村不明原因病人传播来源与转归

户号	病例	性别	年龄	可能的传播来源	发病时间	死亡时间	恢复时间
1	老丁(兼村医)	男	52	宰杀羊,被羊感染	9月10日	9月13日	
2	小娟	女	25	獭体蚤叮咬?	9月13日	9月16日	
	小娟父亲	男	63	接触小娟	9月18日	9月21日	
	小娟母亲	女	56	接触小娟或小娟父亲?	9月22日		10月23日
	小娟大哥	男	32	接触小娟或小娟父亲?	9月21日		10月28日
3	老西	男	67	接触小娟的母亲或哥哥	9月30日		10月30日
	老西外孙	男	15	接触小娟的母亲或哥哥	9月28日	9月30日	
	老西女儿	女	36	接触小娟的母亲或哥哥	9月29日	10月1日	
	老西儿子	男	25	接触小娟的母亲或哥哥	9月29日	10月1日	
4	老西妹夫	男	55	接触老西	10月5日		10月29日

续表4

户号	病例	性别	年龄	可能的传播来源	发病时间	死亡时间	恢复时间
	小红	女	37	接触老西的儿子？	10月3日	10月6日	
	小红小妹	女	20	接触老西的儿子？接触小红？	10月5日		10月29日
5	小红大姐	女	38	接触老西的儿子？接触小红？	10月6日		10月29日
	小红丈夫	男	25	接触小红	10月6日		10月29日
	小红父亲（村医）	男	62	接触老西的儿子？接触小红？	10月7日		10月31日

注：病人全部是藏族，牧民，所有病例的暴露时间均不清楚

3. 追踪可能的传染源：小红死亡，其丈夫也出现了发热、剧烈头痛、咳嗽，咳血痰等症状，因此，十分恐惧，未征得现场调查组和村委会的同意，私自前往县城治疗。他先骑马到J乡，然后自己开车赶往县城，途中有3名熟人陪伴，先后居住在8户牧民家，直接接触者有111人，并将自身污染物品及衣服放在多位农牧民家中。

县卫生局得到疫情报告后，迅速向全县医疗机构发出了紧急通知：加强对所有发热病人的监测，一旦发现来自M村的病人，立即隔离并向县疾控中心（CDC）报告，防止疫情扩散。

当小红的丈夫到县医院就诊时，医生立即询问其来源地和临床表现，由于怀疑为M乡不明原因死亡事件的病例之一，立即隔离病人，同时报告了县疾控中心（CDC）。县疾控中心（CDC）立即赶到医院，进行流行病学调查，同时采取病人的血液和血痰迅速送州疾控中心（CDC）进行实验室检测。采集的小红丈夫的血痰样品中分离出鼠疫菌，未分离到炭疽杆菌。

（六）进一步寻找确诊的证据

8例病人，实验室检测结果：1例痰中分离出鼠疫杆菌，7例2次血清抗体滴度4倍以上升高，可确诊肺鼠疫病人；7例死亡病例由于缺乏实验室证据，尚不能确诊。在当地政府和调查组的努力下，负责解剖尸体的专业人员采取严格的防护措施，按照操作规范，对其中6具尸体分别采集了肝、脾、肺、心、血及有可疑病理改变的淋巴结样本置于试管内保存，指定专人送至州疾控中心（CDC）做实验室检测。同时，对土葬环境进行了严格消毒，对尸体进行了焚烧处理。

——本案例摘编自段广才主编《流行病学实习教程》

环节二:提出问题

1.对这样一次不明原因的急性死亡疫情,若由你组织调查,你计划如何进行调查?应做好哪些准备工作?

2.如何进行传染病流行病学调查?

3.本案例为建立病因假设开展了哪方面的工作?

4.本案例的资料对病因判断有什么启示?如何验证病因假设?

5.本案例中,根据实验室检测结果是否可以得出本次疫情发生的病种和传染源?

6.如何绘制病例之间的传播关系图?

7.本案例中未按要求隔离可能的危害是什么?如何防止类似事件发生?

环节三:讲授内容与思考

一、传染病流行病学的主要特征

1.病原体的特性传染病流行病学还具有一个活跃因素,即病原体(或传染因素)。任何一种传染病均有特异的病原体,病原体从一个宿主侵入到另一个宿主的传播是其生存的基础条件。病原体具有下列特性:①传染力(infectivity):指病原体可在宿主体内定居与繁殖,引起感染的能力,常用二代发病率(SAR)来衡量。②致病力(pathogenicity):为一种病原体侵入人体后能引起疾病的能力。用感染者中患临床疾病者的比重加以衡量。③毒力(virulence):指发生疾病的严重程度,可以用由疾病产生的严重后遗症或者死亡来判断。④病原体的抗原性(antigenicity)或免疫原性(immunogenicity):为病原体引起宿主机体产生特异性免疫的能力。不同病原体的免疫原性各异,如麻疹病毒较流感病毒产生的免疫强而持久。⑤病原体的变异:通常由周围环境改变而引起,可发生抗原变异、毒力变异、耐药性和适应新宿主等。

2.人群特征流行病学研究的最主要特征之一是人群。与非传染病不同的是,传染病在某些个体中的发生依赖于该种疾病在该人群中其他成员的发生数量,有人称这种传染病发生的相依性为"依赖性发生"。在传染病流行病学研究中,用于描述这种由疾病依赖性所致的状况常常要用到一些特有的概念,如:传染性、传播概率、接触方式、传染源、传播途径、易感人群和基本繁殖数量等。尽管多数传统流行病学方法适用于传染病的研究,但由于传染病在人群中的发生、发展不是静止不变的,因而除了需要引入一些特殊的概念外,尚需一些特殊的测量指标及研究方法。

3.传播机制复杂的特征:传染病传播机制的实现需要在同时具备传染源、传播途径和易感人群的状况下完成。不同的传染病有着相对特异的、主要的传播途径,在有传染源存在的情况下,只有当这些传播途径容易实现时才有可能造成传染病的传播。同样,易感者机体的免疫状况对传染病的传播也起着重要作用。因此,在传染病流行病学研究中,应综合分析传染病发生机制的三要素,对它们之间的相互关系、相互影响有一个清晰的认识。

二、传染过程与流行过程

传染过程(infectious process)是指病原体进入机体后,与机体相互作用的过程。其作用结果可产生各种不同的表现,传染病发病只是其中的一种形式。

传染过程产生的结果可以从隐性感染到严重的临床症状或死亡。宿主对病原体传染过程反应的轻重程度的频率称作感染谱(spectrum of infection)或感染梯度(gradient of infection)。

传染过程的发生是在个体中进行的,而流行过程则是传染病在人群中发生的群体现象。流行过程是指病原体从已受感染者体内排出,经过一定的传播途径,侵入到易感者机体而形成新的感染,并不断发生、发展的过程。因此,构成流行过程必须具备三个基本环节,即传染源,传播途径和易感人群。任何一个环节缺失,新的传染就不可能发生,也不能引起传染病在人群中的传播和流行。这三个环节是构成传染病流行过程的生物学基础,但流行过程始终受到自然因素和社会因素的影响,使这一过程表现出不同的强度和性质。所以研究流行过程时既要重视其生物学基础,也不可忽视影响流行过程的因素。

三、流行过程的基本环节

(一)传染源

传染源(source of infection disease)也称感染的储存宿主(reservoir of infection),是指体内有病原体生长、繁殖,并能排出病原体的人或动物。主要包括传染病的病人、病原携带者和受感染的动物。

1.病人:体内存在大量病原体,而且其某些症状有利于病原体的排出,因而,传染病病人是重要的传染源。如霍乱、痢疾等肠道传染病的腹泻,麻疹、白喉等呼吸系统传染病的咳嗽,均可排出大量病原体,增加易感者受感染的机会。某些传染病如麻疹、水痘无病原携带者,病人是唯一的传染源。

2.病原携带者(carrier):是指没有任何临床症状但能排出病原体的人。按携带病原体的不同可将病原携带者分为带菌者、带病毒者、带虫者等。一般依据病程时间的不同将病原携带者分为三类。病原携带者作为传染源意义的大小,不仅取决于携带者的类型、排出病原体的数量和持续时间,更重要的是取决于携带者的职业、卫生习惯、生活环境及社会活动范围等,其中以携带者的职业和卫生习惯最为重要。

3.受感染的动物:作为传染源,人类罹患以动物为传染源的疾病,统称为动物性传染病(zoonosis),又称人畜共患病。这类传染病大多数均能在家畜、家禽或野生动物中自然传播。受感染的动物作为传染源的流行病学意义,取决于人与动物接触的机会、受感染动物的数量,以及是否有适宜的传播条件和传播媒介存在等,此外,也与人们的卫生知识水平和生活习惯等因素有关。

(二)传播途径

病原体在长期演化过程中更换宿主的过程,称为传播机制(mechanism of transmission)。各种传染病的传播机制可概括为三个阶段:①病原体自宿主机体排出;②病原体停留在外界环境中;③病原体侵入新的易感宿主体内。

病原体更换宿主在外界环境中所经历的全过程,称为传播途径(route of transmission,mode of transmission,mode of spread)。具体说,是指病原体从传染源排出后,侵入新的易感宿主前,在外界环境中所经历的全部过程。

病原体在外界环境中必须依附于一定的媒介物,即传播因素或传播媒介。根据传播因素(媒介)的不同可将传播途径分为以下几种:

1.经空气传播(air-borne infection):是呼吸系统传染病的主要传播方式。传播媒介是空气,包括飞沫、飞沫核与尘埃三种方式。

经空气传播传染病的流行特征:①多有季节性升高的特点,常见于冬春季节;②在未经免疫预防的人群中,发病呈现周期性;③居住拥挤和人口密度大的地区高发;④传播途径易于实现。

影响空气传播的因素很多,主要与人口密度、居住条件及易感者在人群中所占的比例三者有关。

2.经水传播(water-borne infection):一般肠道传染病经此途径传播。包括经饮用水传播和疫水传播两种方式。

3.经食物传播(food-borne infection):主要为肠道传染病、某些寄生虫病、少数呼吸系统疾病的传播方式。作为传播媒介的食物大体可分为两类,即本身存在病原体的食物及被病原体污染的食物。

4.经接触传播(contact infection):通常分为直接接触传播和间接接触传

播两种。经接触传播传染病的流行特征:①病例多呈散发,可形成家庭或同室内成员间的传播;②无明显的季节性;③流行过程缓慢;④卫生条件差、卫生习惯不良的情况下病例较多。

5. 经节肢动物传播(arthropod-borne infection):又称虫媒传播,指经节肢动物叮咬吸血或机械携带而传播。传播媒介是节肢动物,如蚊、蝇、蜱、螨等。经此途径传播的疾病可呈现地区、季节、职业、年龄等分布差异,人与人之间一般无直接传染。

6. 经土壤传播(soil-borne infection):含有病原体的传染源的排泄物、分泌物等可直接或间接污染土壤,有时,因埋葬死于传染病的病人或动物的方法不当也可引起土壤的污染。某些肠道寄生虫如蛔虫、钩虫、鞭虫等的虫卵经宿主排出体外,在土壤中发育到一定阶段才具有感染力;一些病原体如炭疽、破伤风等可形成芽孢,在土壤中传染力可达数十年。经土壤传播的意义在于病原体的存活力、人与土壤的接触机会以及个人的卫生习惯。

7. 医源性传播(iatrogenic infection):是指在医疗、预防工作中,人为地造成某些传染病传播。可分为两类:①易感者在接受治疗、检查时由污染的器械而导致疾病的传播;②由于生物制品或药品受到污染而造成的传播。从广义上说,这两类传播方式均属于间接接触传播,是由于未能严格执行规章制度和操作规程,消毒不严、管理不善所造成。

8. 垂直传播(vertical transmission):前面所述的七种传播方式是病原体在人与人之间的相互传播,称为水平传播(horizontal transmission)。与水平传播相对应,垂直传播是指在分娩之前和分娩过程中,病原体通过母体传播给子代的方式,包括经胎盘传播,上行性传播和分娩引起的传播三种类型。

(三)人群易感性

人群易感性(herd susceptibility)是指一个群体对于传染病容易感受的程度。人群易感性的高低与人群中每个个体的特异性免疫状况有密切关系,通常以人群中非免疫人口占全部人口的百分比表示。人群中非免疫人口占的比例越大,人群易感性越高。与人群易感性相反,人群免疫性(herd immunity)以免疫人口占全部人口的比例衡量。

1. 影响人群易感性升高的主要因素:新生儿增加、易感人口迁入、免疫人口免疫力的自然消退、新型病原体的出现或病原体的变异、免疫人口死亡。

2. 影响人群易感性降低的主要因素:计划免疫、传染病流行、隐性感染。

四、疫源地与流行过程

（一）疫源地

1. 疫源地的概念：在一定条件下，由传染源向外排出的病原体所能波及的范围称为疫源地（epidemic focus）。疫源地是构成传染病流行过程的基本单位。每个传染源可单独构成一个疫源地，但在一个疫源地内也可同时存在着一个以上的传染源。

2. 疫源地的范围及存在时间：其范围的大小取决于三个因素，即传染源的存在时间和活动范围、传播途径的特点和周围人群的免疫状况。不同传染病的疫源地范围大小不同，同种传染病在不同条件下，疫源地范围也不相同。

3. 疫源地的消灭：疫源地消灭必须具备三个条件，一是传染源被移走（住院、死亡、移至他处）或不再携带病原体（痊愈）；二是通过各种措施消灭了传染源排于外环境的病原体；三是传染源周围所有的易感接触者经过了该病最长潜伏期没有发生新的传染（无新病例或新感染者）。具备了这三个条件时，针对疫源地的各种防疫措施即可结束。

（二）流行过程

根据《中华人民共和国传染病防治法》第 42 条：传染病暴发、流行时，县级以上地方人民政府应当立即组织力量，按照预防、控制预案进行防治，切断传染病的传播途径，必要时，报经上一级人民政府决定，可以采取下列紧急措施并予以公告：（1）限制或者停止集市、影剧院演出或者其他人群聚集的活动；（2）停工、停业、停课；（3）封闭或者封存被传染病病原体污染的公共饮用水源、食品以及相关物品；（4）控制或者扑杀染疫野生动物、家畜家禽；（5）封闭可能造成传染病扩散的场所。

根据《中华人民共和国传染病防治法》第 43 条：甲类、乙类传染病暴发、流行时，县级以上地方人民政府报经上一级人民政府决定，可以宣布本行政区域部分或者全部为疫区，并可以在疫区内采取本法第 42 条规定的紧急措施，并可以对出入疫区的人员、物资和交通工具实施卫生检疫。省、自治区、直辖市人民政府可以决定对本行政区域内的甲类传染病疫区实施封锁；但是，封锁大、中城市的疫区或者封锁跨省、自治区、直辖市的疫区，以及封锁疫区导致中断干线交通或者封锁国境的，由国务院决定。

1. 流行过程的概念：每个疫源地都是由前一个疫源地产生，它本身又是形成新的疫源地的基础。一系列相互联系，相继发生的疫源地构成了传染病的流行过程（epidmic process）。疫源地是构成流行过程的基本单位。它一旦被消灭，流行过程即告中断。只有传染源、传播途径及易感人群三个构成流行过程的基本环节相互联系、协同作用时,才会产生新的疫源地,从而延续流行过程。

2.影响传染病流行过程的因素:传染病的流行既是生物现象,也是社会现象。只有在一定的社会因素和自然因素的影响下,流行过程才能发生与发展。而传染病的控制、预防和消灭也离不开这两类因素的作用。这两类因素是通过作用于传染源、传播途径及易感人群而影响到流行过程。

(1)自然因素:自然因素包括地理、气候、土壤、动植物等,它们对传染病流行过程的影响作用较为复杂,其中以地理因素和气候因素的影响较显著。

(2)社会因素:社会因素包括生产、生活条件,医疗卫生状况,经济、文化、宗教信仰、风俗习惯、生活方式、人口密度、人口移动、职业、社会动荡和社会制度等。社会因素对传染病的影响作用较大,既可以扩大传染病的流行,也可以阻止传染病的发生、蔓延,甚至消灭传染病。

1)社会制度既是各种社会因素的集中体现,也制约着各种社会因素。我国由计划经济向市场经济体制的转变必然导致传染病防治体系和运作体制的改变,在新的体制和运作制度完善之前,可能导致传染病防治中某些问题的发生。

2)人口流动是目前引起传染病的发生和流行的主要因素之一。

3)旅游、交通等也是导致传染病发生和流行的重要因素。目前,世界上旅游业空前发展,旅游人数、速度和范围远远超出了旅游地区生态系统的承受能力。

4)医院感染率的上升是近年来导致传染病难以控制的因素之一。

5)人群免疫水平的改变,导致一些传染病又有抬头倾向。例如麻疹发病向小婴儿和成人的发展势头,提示我们目前的计划免疫程序需要改进。

6)不健康卫生行为是导致性接触传播性传染病流行的重要因素。吸毒、嫖娼、卖淫导致性病、艾滋病,结核病又因艾滋病的流行而卷土重来,造成传染病流行的恶性循环。因此,在改善物质生活条件的同时,也必须加强群众精神文明教育,注意改变不良生活习惯,讲究个人卫生及公共卫生,增强自我保健意识,以降低性病及其他一些与精神文明密切相关的疾病的发病率及死亡率。

2020年全球大流行的新冠肺炎疫情也暴露出我国公共卫生领域在治理体系和治理能力的现代化上存在"短板",科普宣传是其中一个"弱项"环节,需要反思和总结。科学普及和科学创新是国家创新驱动战略之两翼,科普宣传需要我们从事医疗卫生事业的人员去大力发起和推动,尤其是农村人群,我国是世界上结核高负担国家之一,结核基本负担居全球第二,在我国约70%的结核患者在农村,因此在实施乡村振兴战略的背景下,加大农村疾病和健康相关的科普宣传力度,关乎亿万农民的获得感、幸福感、安全感,关乎全面建成小康社会全局,具有重要的时代意义。

环节四:课堂讨论

在教师讲授完本节内容后,让学生围绕案例提出的问题展开讨论,检测学生对本次及以往传染病流行的知识点的掌握情况,总结本次疫情如下:

1. 根据本次疫情病人的临床症状和体征、实验室检测结果、流行病学等证据,本次疫情是由肺鼠疫这一甲类传染病导致的。

2. 传播途径:老丁宰杀染病山羊受感染。小娟被染病的旱獭蚤叮咬感染,其他感染者在护理病人过程中受感染,即以人传人的方式传播。

3. 如何防止类似事件发生:

(1)在疫区开展宣传教育,普及此类传染病常见的临床症状、体征;疾病传播途径;自我防护和疾病预防等相关知识。

(2)调动基层卫生防疫人员的主观能动性,提高医务人员业务水平。实现对传染源的早发现、早诊断、早报告、早隔离、早治疗的目的。

(3)要有足够或基本的临床医生、诊治设备等,以确保当疫情发生时能及时隔离病人。

(4)加强动物疫情监测,建立预警机制。

(5)要指导、督促、检查防疫措施的落实情况。

环节五:课堂总结与展望

在传染病流行病学的预防控制中确立坚持不懈、长期斗争的战略思想,继续实施以预防为主,积极防治,采取有主导环节的综合措施,坚决贯彻传染病防治法,充分发挥各级卫生防疫机构的联合作用,巩固现有的防治成效,严防已控制的传染病再死灰复燃,密切监视和防止新发现的传染病发生和传入;对某些新发现的传染病,如要防止艾滋病从高危人群传播到普通人群,就要建立应对各种突发公共卫生事件的快速反应机制和队伍及一支适合新形势的现代传染病流行病学工作队伍。通过本次案例以及本章学习,课程中始终引导学生树立"生命第一"的核心价值观的认识,加深学生对做一名优秀的预防医学工作者的社会责任感的理解。

弘扬伟大抗疫精神,坚定理想信念

传染病流行病学 传染病的防控策略和措施

任课教师 陈帅印

第一部分 教学简况

教学目标

1. 知识目标:初步掌握传染病流行病学特点以及影响传染病流行的因素,对传染病的整个流行过程有系统的认识;掌握基本的概念及理论;熟悉传染源、传播途径的各种类型及特点。掌握传染病的防治策略和措施;了解传染病的流行病学意义。

2. 能力目标:通过学习传染病流行病学,使得学生掌握传染病传播流行的规律;培养学生运用流行病学基本原理和方法理解传染病流行过程;培养学生能够制定常见传染病的预防控制策略和措施。培养学生进行科学研究的思维力和鉴别力;提升学生发现问题、解决问题和实际运用的能力;培养学生科学的思维方式和严谨求学态度。

3. 价值观和社会责任感目标:通过课堂引入我国传染病流行现状,使学生认识到,新中国成立后全国各族人民在党的正确领导下,在传染病防控中取得的辉煌成就;通过课堂引入 2020 年新型冠状病毒肺炎(新冠肺炎,COVID-19)疫情的防控过程和取得的阶段性胜利成果,使学生充分理解在传染病防控中正确的预防控制策略的重要性。

4. 思政元素:深刻诠释我国抗击新冠肺炎疫情中铸就的伟大抗疫精神。

教学重点

1. 掌握传染病的流行过程及影响因素。

2. 掌握传染病预防策略和措施。

教学难点

1. 传染病流行过程的 3 个基本条件。

2. 影响传染病流行过程的 2 个因素。

3.传染病防控策略和措施。

教学方法

案例导入,问题引导,理论联系实际。以案例导入课程,教师讲授为主,启发式教学:讲授法和提问法结合。提出问题讨论,理论联系实际并引入思政内容。

第二部分　教学过程设计

环节一:复习"传染病流行过程及疫源地"所学内容

上一节课程我们学习了传染病流行过程的三环节及其两个影响因素。我们对重点内容进行回顾。

1. 流行过程(epidemic process):病原体从已受感染者机体中排出,经过一定的传播途径,侵入易感者机体而形成新的感染,并不断发展的过程。这些过程是在外界环境因素影响下进行的。

2. 传染源(reservoir of infection):机体内有病原体生长、繁殖,并能排出病原体的人或动物。包括病人、病原携带者和受感染的动物。

3. 传播机制(mechanism of transmission):病原体从一个宿主转移到另一个宿主的过程,即病原体更换宿主的过程,包括病原体排出途径、传播途径和侵入途径。

4. 传播途径(route of transmission):病原体从传染源排出至侵入宿主前,在外界环境中停留和转移所经历的全过程。

5. 人群易感性(herd susceptibility):人群作为一个整体对传染病的易感程度,包括抗体阳性率、抗体平均滴度。

6. 疫源地(epidemic focus):传染源向周围传播病原体所波及的范围,即可能发生新病例或新感染的区域。

环节二:提出问题

1. 根据已学内容,谈谈新型冠状病毒肺炎流行过程的三个环节。
2. 如何理解病原携带者作为传染源的意义?
3. 如何制定不同传播途径的传染病的预防控制策略和措施?

环节三:授课内容

一、预防策略

首先,我们来学习什么是疾病的预防策略。什么是疾病的预防措施?

策略是为了实现某一特定目标而制定的引领全局的指导思想、行动方针,属于战略性和全局性的。措施是为了实现预期目标所采取的具体方法、步骤,是具体手段,是战术性和局部的。

[案例 1 **遵义会议和七届二中全会两次会议及会议制定的革命路线和方针**] 1935 年 1 月,党中央在贵州遵义召开政治局扩大会议,集中解决当时具有决定意义的军事和组织问题。遵义会议是党的历史上一个生死攸关的转折点。这次会议在红军第五次反"围剿"失败和长征初期严重受挫的历史关头召开,事实上确立了毛泽东在党中央和红军的领导地位,开始确立了以毛泽东为主要代表的马克思主义正确路线在党中央的领导地位,开始形成以毛泽东为核心的第一代中央领导集体,开启了党独立自主解决中国革命实际问题的新阶段,在最危急关头挽救了党、挽救了红军、挽救了中国革命。(摘自《中国共产党简史》,人民出版社,中共党史出版社,2021 年版)

1949 年 3 月在西柏坡召开的党的七届二中全会,规定党在全国胜利后在政治、经济、外交方面应当采取的基本政策,指出中国由农业国转变为工业国、由新民主主义社会转变为社会主义社会的发展方向。全会讨论了党的工作重心由乡村转移到城市的问题,指出用乡村包围城市的时期已经完结,从现在起开始了由城市到乡村并由城市领导乡村的时期。(摘自《中国共产党简史》,人民出版社,中共党史出版社,2021 年版)

通过领会这两次会议的重大意义,同学们要理解在完成任何事业时都必须有正确的策略和方针,中国共产党正是在这些正确的方针策略的指引下,取得了新民主主义革命的最终胜利,建立了新中国。

我们在制定传染病预防策略时,需要综合考虑疾病的特点、危害、影响因素、考虑用的资源等因素。如果不考虑措施可行性的策略,措施将会落空;如果缺乏策略指导的措施,措施的实施过程将会是低效的。

二、我国传染病总预防策略

我国对传染病防治一直实行预防为主的方针,坚持防治结合、分类管理、依靠科学、全社会参与。

1. 全人群策略(population strategy):以整个人群为对象,采取预防措施,旨在降低整个人群对疾病危险因素的暴露水平;

2. 高危人群策略(high-risk strategy):将有限的卫生资源再次分配,用于重点人群,更加符合成本-效益原理;

3. 双向策略(two pronged strategy):针对全人群的普遍预防和对高危人群的重点预防联合起来使用。

[案例 2 **全球消灭天花行动**] 1958 年,第 11 届世界卫生大会通过了

全球消灭天花计划,确定消灭天花的群体接种(mass vaccination)策略,即提高人群的疫苗接种率。1967年,对天花的监测资料提示,当大规模群体接种使天花病例明显减少之后,高的疫苗接种覆盖率对阻止天花传播的效果不甚明显。流行病学研究发现,只有当感染者与易感者密切接触时,才能传播天花。于是,世界卫生组织(WHO)采取了加强病例监测和围堵(或环形接种)的新策略,公共卫生监测系统及时发现和报告天花病例,卫生部门迅速对与天花病人接触者、与接触者接触过的人进行环形接种,有效地阻止了天花的传播,1980年世界卫生组织(WHO)正式宣布全球消灭了天花。

通过这个案例,我们可以看出在消灭天花的过程中,防控的策略是根据疾病的特点和流行趋势进行不断完善和调整的。正是在正确的防控策略指导下,制定了有效的防控措施,最终消灭了天花。

通过前面内容的介绍,请我们大家思考一下,对于新型冠状病毒肺炎(COVID-19)疫情,我们如何去制定防控措施?全球不同国家防控措施是否是统一的?

[案例3 **全球新型冠状病毒肺炎(COVID-19)的防控策略**] 2020年3月11日,世界卫生组织正式宣布新型冠状病毒肺炎疫情构成全球大流行。随着疫情在全球范围内的不断扩散,不同国家采取了不同的防控策略和措施。

一、防控策略和措施的分类

新型冠状病毒肺炎疫情初发时全球的防控策略和措施可以分为两大类:一是以中国、新加坡、韩国、泰国等为代表的国家所采取的策略和措施,可以称之为"类SARS防控策略和措施"(以下称类SARS策略),或可称为阻断策略。二是以美国、日本、意大利、法国、瑞士等为代表的国家所采取的策略和措施,可以称之为"类大流行流感防控策略和措施",或可称为缓解策略。

二、两类策略和措施的差异

1.防控目标不同:两类策略的防控目标不同,类SARS策略的防控目标是控制流行,彻底阻断传播,消除危害;类大流感策略的防控目标是控制传播,延缓流行速度,减轻总体危害。

2.立论依据不同:类SARS策略者认为,新冠病毒最主要传播途径是有症状者近距离飞沫传播,通过类似SARS防控进行积极调查控制,并针对潜伏期传染性和隐性感染者传染性采取一些额外措施,其传播完全可以被阻断,所以应采取预防为主的积极控制策略和措施;而类大流感策略者认为,新冠病毒存在潜伏期传染性和隐性感染者传播,要对其传染源进行完全管理几乎不可能,新冠病毒的传播就和流感大流行一样,只可能被减缓,不可能被完全阻断。既然阻断不了,不如采取减缓其传播的策略和措施,让其在有控制的状态下慢速流行,直到人群形成足够的免疫屏障,流行强度大为降低,使其成为类似流感的季节性传染病。

3.成本-效益观不同:类SARS策略者认为,不管新冠病毒感染者病死率高低,既然通过采取积极主动防控措施,能够有效控制直至完全阻断该病毒的传播,就可以通过积极努力,最大限度地控制发病、重症和死亡的发生,虽然短期付出较为重大的代价,但是可以避免在整体上造成更为重大的健康和社会经济等损失;而类大流感策略者认为,新冠病毒感染者80%为轻症,病死率远低于非典(SARS)和中东呼吸综合征(MERS),就比大流感病死率略高,同时新冠病毒感染者没有特效药,轻症病例不用住院治疗,在不可能完全阻断其传播的情况下,类似非典(SARS)的防控策略和措施投入过于巨大、对社会正常生产生活影响和损失也极为惨重,不符合成本-效益原则。

4.我国防控策略分析:我国采用了类SARS策略,狠抓病人的发现和隔离救治、密切接触者的调查和严格管理。为了控制传染源的扩散,在武汉出现广泛社区传播的情况下,对人口上千万的武汉进行了封城。通过增立定点救治医院、新建隔离救治医院、建设方舱医院等多种形式,有效解决了武汉巨量病人的收治问题,使病人这一最重要传染源得到有效控制。同时,通过全国总动员,各省市在做好本地防控工作的同时,以对口支援的形式,向武汉提供了充足的医务人员、流行病学调查人员、救治防护设备设施等,保证做到了应收尽收、应管尽管,有效控制了新发病例的发生,基本达到或初步实现了阻断病毒传播的目标,同时也使原先较高的病死率得到较为有效的控制。

我国防控策略体现了中国共产党"生命重于泰山""人民利益高于一切"的执政理念。"始终把人民群众生命安全和身体健康放在第一位",习近平总书记深情而坚定的话语,是指导当前疫情防控工作的根本遵循,也是上下同心合力抗疫的有力感召,这也体现了党中央对人民高度负责的使命担当。医务工作者在中国共产党的领导下,全力以赴救治患者,不遗漏一个感染者,不放弃每一位病患者,坚持中西医结合,最大程度提高了治愈率、降低了病死率。全国各个部门在党中央的坚强领导下,全国迅速形成统一指挥、全面部署、立体防控的战略布局,有效遏制了疫情大面积蔓延,有力改变了病毒传播的危险进程,最大限度保护了人民生命安全和身体健康!

正如习近平总书记在全国抗击新冠肺炎疫情表彰大会上讲的:"在这场同严重疫情的殊死较量中,中国人民和中华民族以敢于斗争、敢于胜利的大无畏气概,铸就了生命至上、举国同心、舍生忘死、尊重科学、命运与共的伟大抗疫精神。"

5.英美等国家的防控策略:美国及大多数欧洲国家均是坚定的大流感策略者,强调新冠肺炎不可能被完全阻断,注重对重症病例的救治,轻症病人要求居家观察,限制对轻症病人开展新冠病毒检测。个别国家甚至公开表示要通过让人群达到60%左右的感染率,使人群获得群体免疫,所以在采取增加社交距离措施方面也倾向保守,如并没有积极实施学校停课等措施。构建群体免疫的做法在伦理上广受争议。如果按照群体免疫要达到60%的民众感染条件的话,3.3亿人口则需要感染2亿人口才能达到群体免疫条件。如果按3%的死亡率来计算,死亡人数将会达到600万,这是一个巨大的代价,也是缺乏人道主义的做法。

环节四:思考题

1.请制定经呼吸道传播疾病的防控策略和措施。
2.我国新冠肺炎疫情的防控策略是什么?

环节五:下一节课程提示

预防措施:传染病的预防控制措施主要包括传染病监测、消除或减少传染源的传播作用、切断传播途径和保护易感人群。

1.传染病监测。
2.针对传染源的措施。
3.针对传播途径的措施。
4.针对易感人群的措施。
5.传染病暴发、流行时的紧急措施。

中国慢性病预防策略与措施

慢性病流行病学

任课教师　刘晓田

第一部分　教学简况

教学目标

1. 知识目标:掌握慢性非传染性疾病的定义、流行特征、危险因素、预防策略与措施。

2. 能力目标:帮助学生掌握慢性非传染性疾病的流行特征及其危险因素流行特征;提高学生通过运用流行病学原理与方法发现和解决慢性病防治工作中的实际问题。

3. 价值观和社会责任感目标:通过课程内容引导学生树立"人民至上""一切为了人民"的核心价值观,深刻理解从事疾病预防控制工作的社会责任感。

教学重点

1. 慢性非传染性疾病的定义。

2. 慢性非传染性疾病的流行特征。

3. 慢性非传染性疾病的影响因素。

4. 慢性非传染性疾病的主要预防策略与措施。

教学难点

慢性非传染性疾病的发病机制及预防控制。

教学方法

案例导入,问题引导,理论联系实际。以案例导入课程,教师讲授为主,提出问题讨论,理论联系实际并引入思政内容。

第二部分　教学过程设计

环节一:课程内容导入

前面的课程我们重点学习了传染病的流行特征及其预防策略与措施。但是,在全球范围内还存在着病因复杂、起病隐匿、病程长且病情迁延不愈的疾病,这就是慢性非传染性疾病,简称慢性病。下面将学习慢性非传染性疾病的影响、主要危险因素、流行状况,以及主要的预防策略与措施。

环节二:提出问题

1. 常见慢性病有哪些?
2. 慢性病可对人群健康造成哪些危害?
3. 什么原因造成慢性病?
4. 对于这类疾病我们应该如何防控?

通过本次课程的学习,我们将回答上述问题。

环节三:讲授内容与思考

一、慢性病的健康和社会经济影响

2012 年全球死亡 5600 万人,其中 68% 的死亡可归因于慢性病。在全球因慢性病引起死亡的人中,心血管疾病(cardiovascular diseases,CVDs,如缺血性心脏病、脑卒中等)占 46.2% ,恶性肿瘤占 21.7% ,呼吸系统疾病[如慢性阻塞性肺疾病(chronic obstructive pulmonary disease,COPD)和哮喘]占 10.7% ,糖尿病占 4% 。这四类最主要的慢性病合计导致约 82% 的慢性病死亡。慢性病也是中国人群的头号死因,约占总死亡的 80% 。2010 年中国人群死亡的前三位死因依次为脑卒中、缺血性心脏病和慢性阻塞性肺疾病(COPD)。

2013 年全球疾病负担研究(Global Burden of Disease Study 2013,GBD 2013)揭示,疾病负担的前 10 位病因中,慢性病包括缺血性心脏病(第 1)、脑血管疾病(第 2)、腰痛和颈痛(第 4)和慢性阻塞性肺疾病(COPD)(第 5),慢性病可引起 58% 的伤残调整寿命年(disability adjusted life year,DALY)。在中国人群中,2010 年慢性病导致了总 DALYs 的 77% ,其中,最主要慢性疾病依次为心血管疾病(脑卒中和缺血性心脏病)、恶性肿瘤(肺癌和肝癌)、腰痛和抑郁。慢性病的治疗、康复和残疾照料等问题对个人、家庭、社会和医疗卫生系统都形成了巨大的压力。

慢性病对社会经济的影响也是巨大的,既包括个人、家庭和社会为了医治慢性病的巨额医疗卫生支出费用,也包括因慢性疾病引起的残疾和过早死亡导致生产力的损失。慢性病对贫困人口及更大范围的社会弱势群体的影响更大,可加剧社会中的健康不平等。弱势群体有更多的机会暴露于慢性病的危险因素,如烟草、不健康的食物、职业危害暴露等,同样,相比高社会经济地位的群体,弱势群体患有慢性病后,对优质医疗服务和治疗措施(如药品)的可及性更差且难以负担。慢性病需要更长期的治疗,且涉及很多自付费的药品或其他治疗措施,快速地消耗着家庭财产。如果病人为家庭中的主要劳动力,则更是雪上加霜。慢性病已经成为因病致贫、因病返贫的重要原因之一,一项由世界经济论坛与哈佛大学公共卫生学院开展的研究显示,2010 年,由前述四类主要慢性病导致的经济损失约占低收入和中等收入国家 GDP 的 4%。然而,很多与慢性病相关的经济负担是可以避免的,如从 2010 年到 2040 年,如果中国人群的心血管病死亡率每年降低 1%,产生的经济收益等价于中国 2010 年实际 GDP 的 68%。

二、慢性病的危险因素

遗传、年龄、性别是很多慢性病危险因素,但是,它们均是不可改变的因素。公共卫生则更关注可实施干预、可改变的因素。目前公认导致四类主要慢性病的最重要的、共同的、可改变的四大行为危险因素是:吸烟(包括二手烟暴露)、过量饮酒、不健康的膳食习惯(如蔬菜、水果摄入不足,过多摄入食盐、加工肉类、含糖饮料等)、体力活动较少。这些行为危险因素可通过机体代谢性、生理性改变,进而增加如高血压、高血脂、高血糖等,增加慢性病患病风险。

除上述行为和生理因素外,某些有害的环境和职业暴露、感染性病体也可以增加慢性病风险,如户外空气污染、室内固体燃料(如煤、木材、禽畜粪便、农作物废料等)燃烧导致的空气污染可增加慢性呼吸系统疾病、肺癌等发病风险;空气污染、高温热浪、职业和失业相关的慢性压力等也会增加心血管疾病的风险;工作环境和居住环境中暴露致癌物(如石棉)、农业生产中滥用农药、化工企业排放有害污染物等可增加恶性肿瘤的风险。某些感染性病原体可增加患恶性肿瘤(如宫颈癌、肝癌、口腔癌、胃癌等)的风险或导致一些重要的残疾(如失明、失聪、心脏缺陷、智力残疾等)。此外,从更宏观的角度来看,人口老龄化,快速的城镇化进程但又缺乏合理的规划,不健康生活方式的全球化,都是加剧发展中国家慢性疾病负担的根本原因。

增加慢性病风险的因素有很多,如果按照它们在病因链上的位置可大致分为近端因素(proximal factor)、中间因素(intermediate factor)和远端因素(distal factor)。也有学者把远端因素称为病因的原因(cause of the cause)。理解病因链上不同环节影响因素对疾病预防的意义非常重要。医学领域传统上更关注靠近病因链近端的因素。这类因素在病因链上距离疾病结局近,因果关系和病因学机制相对明确,但是涉及的人群面越来越窄,生理性改变的可逆转性变差,预防的机会也越来越小。相反,距离疾病结局越远的因素,病因学机制可能不如近端因素明确,但是覆盖的人群面广,可进一步影响近端因素,预防的机会大。

三、预防策略与措施

(一)预防策略

课本第九章中讲解的疾病预防策略与措施适用于慢性病的预防。这里要特别强调三级预防中的初级预防(prordial prevention),即在一般人群水平上预防危险因素的流行,而对于个体来说是从一开始就不要出现促进慢性病发生的危险因素。另外,有研究显示,一些成年期慢性病的风险始于出生前孕母的不良暴露。另外,很多从小养成的不健康的生活方式,改变起来并非易事。因此,慢性病的预防应该从生命的早期开始,贯穿生命全过程,即生命全程策略(life-course approach)。

慢性病的预防应整合以个体为基础的高危人群策略和以人群为基础的全人群策略。当危险因素在整个人群中处于流行状态时,全人群策略就显得尤为重要。例如,减少食盐摄入可以预防脑卒中。因现代社会中相当一部分的食盐摄入来自于加工食品,故加强预包装食品营养标签管理,动员食品企业主动改良食品配方,提供低盐产品或减少添加的食盐量等措施要比教育个体减少食盐摄入更加有效。我国公共场所禁烟也是全人群策略的成功范例。

慢性病防控应该是政府主导、多部门协作、全社会参与的系统工程,围绕着导致人群疾病负担的主要慢性病的共同、可改变的危险因素。一方面,应建立支持性的环境,为个体创造健康生活的公平的机会,使个体有机会做出健康的选择。例如,在居民住宅小区、公园等设立的健身器材,就是为了给人民创造健身的环境与机会;在农村进行的改水、改厕,并发放垃圾桶,就是为了给人民创造良好的生活环境。另一方面,应提高个体的健康素养,促使个体基于专业知识做出健康选择并改善健康。例如,我国鼓励医院、社区保健部门人员对辖区居民进行健康教育,让人民了解慢性病的危害、产生的原因,发布《中国公民健康素养66条》,促使人民做出正确的健康选择。另外,通过初级卫生保健策略提供有效的临床预防服务和疾病管理,减少对高昂治疗费用的需求。例如,我国农村合作医疗、城镇医保、市医保、省医保的设立,为我国居民能看起病、看好病提供了坚实可靠的保障。如果患有极其严重慢性病并发症,可以去慢性病门诊进行登记,领取国家给予的医药补贴等。

为有效预防慢性病的发生与发展,依据世界卫生组织(WHO)制定的《全球非传染性疾病预防与控制行动计划 2013—2020》(*Global Action Plan for the Prevention and Control of Noncommunicable Disease 2013–2020*),2017 年 1 月,我国国务院批准公布了《中国防治慢性病中长期规划(2017—2025 年)》。规划目标为到 2020 年,慢性病防控环境显著改善,降低因慢性病导致的过早死亡率,力争 30 ~ 70 岁人群因心脑血管疾病、癌症、慢性呼吸系统疾病和糖尿病导致的过早死亡率较 2015 年降低 20%。到 2025 年,因慢性病危险因素得到有效控制,实现全人群全生命周期健康管理,力争 30 ~ 70 岁人群因心脑血管疾病癌症、慢性呼吸系统疾病和糖尿病导致的过早死亡率较 2015 年降低 10%。针对逐步提高居民健康期望寿命,有效控制慢性病疾病负担,提出的具体策略包括:①加强健康教育,提升全民健康素质。②实施早诊早治,降低高危人群发病风险。③强化规范诊疗,提高治疗效果。④促进医防协同,实现全流程健康管理。⑤完善保障政策,切实减轻群众就医负担。⑥控制危险因素,营造健康支持性环境。⑦统筹社会资源,创新驱动健康服务业发展。⑧增强科技支撑,促进监测评价和研发创新。

(二)预防措施

即使在高收入国家,卫生资源也是有限的,更不用说全球大多数低收入和中等收入国家。因慢性病预防措施有很多,故有必要确定各种预防措施的实施优先原则。世界卫生组织(*WHO*)通过循证的方法确定了一组"最划算"(*best buy*)的干预措施。一方面,这些措施非常经济有效(*highly cont-effective*),即用低于人均年收入或人均 *GDP* 投入可增加一个健康寿命年(即挽回一个伤残调整生命年 *DALY*);另一方面,这些措施可行性好,投入低,适合在低收入和中等收入国家中实施。除了这些推荐的干预措施外,各个国家、地区也可以根据当地的实际需要或优先度,增加或替换可能的干预措施(如减少室内空气污染的措施)。表 1 展示了 *WHO* 推荐的这组干预措施,前面三组针对人群危险因素采取的干预措施,后面两组基于疾病针对个体采取有效的干预措施。

我国根据 *WHO* 推荐的干预措施,提出了适合我国国情的具体措施,例如,对于吸烟,实行提高税率,工作场所和公共场所室内禁烟,烟草健康警示,禁止烟草广告、促销和赞助等;对于不健康的膳食习惯和少体力活动,我国政府通过媒体宣传提高公众对膳食和体力活动的认识、动员全人群合理膳食,提出了"日行一万步、吃动两平衡"的健康主题等。对于一些恶性肿瘤,我国也开展了很多免费的诊疗,例如免费接种乙肝疫苗,预防肝癌;筛查和治疗癌前病变,预防宫颈癌等。相关措施在慢性病防治方面发挥了重大作用,人们对慢性病从原来的不认识、到认识、熟悉它的病因,进而对其进行预防控制。我国针对慢性病的防治做出了巨大努力,为人民谋取健康和幸福生活。作为新时代公卫人,也希望同学们以"健康中国"目标为己任,以"以人为本"为宗旨,把专业知识与社会责任相结合,为人民谋幸福。

表1　世界卫生组织(WHO)推荐的一组"最划算"的干预措施

危险因素/疾病	干预措施
吸烟	提高税率 工作场所和公共场所室内禁烟 烟草健康警示 禁止烟草广告、促销和赞助
过量饮酒	提高税率 限制零售酒类可及性 禁止酒类广告
不健康的膳食习惯和少体力活动	减少食物中的食盐摄入(如加工食品) 用多不饱和脂肪替代反式脂肪 通过大众媒体提高公众对膳食和体力活动的认识
心血管疾病和糖尿病	对心脏病发作和脑卒中风险增加或已有心血管疾病的个体开展咨询和多药治疗(包括对糖尿病患者控制血糖) 心脏病发作(心肌梗死)时服用阿司匹林
恶性肿瘤	接种乙肝疫苗,预防肝癌 筛查和治疗癌前病变,预防宫颈癌

在战疫大考中读懂中国制度优势

突发公共卫生事件流行病学　传染病防控

任课教师　曾　鑫

第一部分　教学简况

教学目标

1. 知识目标:掌握传染病防控要点。

2. 能力目标:突发公共卫生事件中核实诊断、现场流行病学调查、标本采集与检测、疫情和突发公共卫生事件控制方法。

3. 价值观和社会责任感目标:从中国抗击新冠肺炎疫情的实践理解中国特色社会主义制度优势。

教学重点

1. 病人隔离与疫区划分。

2. 疫源地消毒。

3. 个人防护。

4. 医疗救治、群防群控。

教学方法

案例导入,问题引导,理论联系实际。以案例导入课程,教师讲授为主,提出问题讨论,理论联系实际并引入思政内容。

第二部分　教学过程设计

环节一:案例导入课程内容

2020年注定是人类历史上极不平凡的一年,在这一年里,一场席卷全球的新冠肺炎疫情,让我们每个人重新去思考人与自然之间的关系,人和人之间的关系,人和社会之间的关系,乃至国家和国家之间的关系。在这样的一场战役大考当中,我们深刻地感受到一个政党、一个国家在保障人民的生命健康和财产安全的过程当中所发挥的重要的作用。

环节二:提出问题

在全球疫情大考中,中国在几个月的时间之内迅速控制疫情,取得了抗击疫情的重大战略成果,我们交出的战疫答卷令全世界瞩目。

这样的答卷背后究竟隐藏着什么样的治理密码?究竟蕴含着什么样的治理之道?今天我就同大家一起,从全球战役总问题及中国战役的总基调、总指挥、总逻辑和总依靠 5 个方面一起来领略战役大考当中的中国制度优势。

环节三:讲授内容与思考

首先,全球战疫的总问题。从现代治理的角度来讲,新冠肺炎疫情的总问题是主权国家如何守护人民的健康。截至 2020 年 9 月 17 日,全世界感染新冠确诊病例已经超过了 3000 万。在这样的一种情况之下,我们中国率先用一个多月的时间,初步遏制了疫情蔓延的势头。我们用两个月左右的时间就将本土的每日新增病例控制在个位数以下,我们用三个月左右的时间取得了武汉保卫战、湖北保卫战的决定性成果。在全球疫情仍然持续扩散的情况下,中国在抗击疫情的大考中取得了重大战略成果。我们已经习惯将抗击疫情称作一场战疫大考。可以说在这场考试中,中国是较早拿到考卷的人,中国这位考生并不是资质最好的,也不是实力最强的,更没有现成的答案可抄,可即使在这样的情况下,我们的治理确是最有效的。

那么,我们不禁要问,战疫大考究竟考的是什么?

是认识之考吗?拿美国来说,截至 2020 年 8 月 17 日,累计死亡人数超过 17 万,占全球近 1/4,已经超过了在"一战"中美军阵亡人数,新冠肺炎成为美国建国以来第三大死因。在这样的数据面前,我们还能说美国政府和民众没有认识到新冠肺炎的严重性吗?所以,显然,不是认识之考。

那么,是科技之考吗?毫无疑问,美国是当今世界第一科技大国,第一医疗大国。如果疫情大考是科技之考,显然目前的局面与美国的第一科技强国地位是极不相称的。可见,科技是关键因素,但还不是根本所在。

因此,如果要为这场考试划重点,我们可以很明确地说,战疫大考不是考认识、考科技、考资源,而是制度之考、治理之考、理念之考。

下面,我们就一起来剖析中国的战疫逻辑。

一、中国战疫总基调

我们讲,这次抗击新冠肺炎疫情是习近平总书记亲自部署、亲自指挥的人民战争、总体战、阻击战。那么如何理解人民战争呢？

首先，这是对全体人民的共同考验。这次疫情，是新中国成立以来在我国发生的传播速度最快、感染范围最广、防控难度最大的一次重大公共卫生突发事件。这是一次危机，也是一次大考。大考的主体对象既是中国治理，也是中国人民。

其次，是全体人民的共同行动。全国动员，全民参与，联防联控，群防群治，14亿中国人众志成城构筑起最严密的防御体系，实现了最大规模的社会动员。

最后，是全体人民的共同记忆。在抗击疫情过程中，党有号召，人民有行动，党员有担当，全国人民同舟共济交出了抗击疫情的中国答卷，体现了中国力量、中国精神、中国效率，在实现中华民族伟大复兴的奋斗历程中镌刻了共同的人民记忆。

二、中国战疫总指挥——人民领袖

既然是一场人民战争，就必然要有坚强有力的人民领袖。所谓万山磅礴，必有主峰；船重千钧，掌舵一人。人民战争怎么打，总体战、阻击战如何招招制胜，每战必捷，离不开人民领袖这个主心骨。

关于这一点，马克思主义的经典著作有许多深刻论述。

马克思说："一个单独的提琴手是自己指挥自己，一个乐队就需要一个乐队指挥。"（《马克思恩格斯文集（第五卷）》，人民出版社2009年版，第372页）

恩格斯在论权威中进一步阐释道："没有权威，就不可能有任何的一致行动。"（《马克思恩格斯文集（第十卷）》，人民出版社2009年版，第372页）

毛泽东更是形象地说："一个桃子剖开来有几个核心吗？不，只有一个核心。"……（《十九大党章学习手册》，人民出版社2017年版，第175页）

邓小平同志一语道破现代治理的精髓："任何一个领导集体都要有一个核心，没有核心的领导是靠不住的。"（《邓小平文选（第三卷）》，人民出版社1993年版，第310页）

可以说，确立和维护无产阶级政党的领导核心，始终是马克思主义建党学说的一个基本观点。人民领袖始终是带领人民不断奋进的根本指引。

那么领袖从哪里来？人民群众不是历史的随波逐流者，不是时局和意识的盲目跟随者，人民是从伟大的斗争实践中确立并维护自己的人民领袖。

在新冠肺炎疫情大考中，14亿中国人民深刻感受到了习近平总书记作为党中央的核心、全党的核心在带领我们共同抗击疫情的斗争中所释放出的最硬核的制度优势。

首先，领袖亲自部署、亲自指挥，党中央集中统一领导，实现了最大社会的动员。

新冠肺炎疫情发生以来，习近平总书记先后主持召开中央政治局常委会会议、中共中央政治局会议以及中央全面依法治国委员会会议等一系列重要会议，因时因势调整防控策略，对加强疫情防控、开展国际合作、有序复工复产等进行全面部署。

在党中央领导下，我们实现了新中国成立以来规模最大的医疗支援行动，紧急调集 346 支国家医疗队、4.26 万名医务人员、960 多名公共卫生人员、驰援湖北。当我们看到除夕之夜，人民解放军驰援武汉的镜头时，不禁热泪盈眶，肃然起敬。

我们完成了全世界最大人口国在最重要的传统节日期间的全员居家隔离。全国闻令而动，隔离期间，水不停、电不停、通信不停、生活物资供应不停，社会秩序有条不紊，历史上绝无仅有。

我们完成了最快速度的应急工程建设。10 天建成火神山医院、12 天建成雷神山医院，在郑州，中建七局 10 天奋战，岐伯山医院拔地而起，14 亿人在线当监工，共同见证中国速度。

正是在这场人民战争中，人民领袖亲自指挥、党中央直接统一领导才实现了资源的最佳配置、社会最大限度的动员、让全民抗疫有了主心骨，有了定盘星。

因此，世卫组织总干事谭德塞称赞道：中方行动速度之快、规模之大，世所罕见，展现出中国速度、中国规模、中国效率，我们对此表示高度赞赏。这是中国制度的优势，有关经验值得其他国家借鉴。

三、中国战疫总逻辑：人民至上

其实在这场伟大的抗疫战争中，每一步战略，每个举措背后正是蕴含着中国共产党治国理政的一个根本逻辑——人民至上。这一点，首先，生动地展现在领袖的人民情怀中。

2020 年 1 月 25 日，在大年初一的中央政治局常委会上，习近平总书记开篇就说"大年三十，我夜不能寐"。是什么让您无法入睡？是人民的健康，是国家的安危，是民族的危难让人民领袖夜不能寐。

当全国人民还在享受春晚带来的片刻宁静和安详时，统帅一声令下，人民解放军已踏上驰援武汉的战疫征程。

当西方国家还在为戴不戴口罩争论不休时，党中央已经发出了"生命重于泰山，疫情就是命令，防控就是责任"最强号召。

当特朗普还在同州政府之间互相"甩锅"和"踢皮球"时，我们的人民领袖习近平已经来到了武汉抗疫最前线。

这就是领袖的为民情怀。习近平总书记不仅高瞻远瞩,运筹帷幄,更是想民之所想,应民之所需,在武汉考察时甚至非常细腻地指示工作人员说:武汉人喜欢吃活鱼,在条件允许的情况下应多组织供应。从夜不能寐的忧国忧民,到供应活鱼的细腻体察,习近平总书记的话语,可谓一枝一叶总关情,说到底,都是一心为民。

其次,中国战疫总逻辑体现在大国决策中——不惜一切代价守护人民健康。在大国领袖的引领下,我们大就有大的样子,在新冠肺炎疫情大考中,我们做出不惜一切代价守护人民健康的大国决策,我们在人民生命和经济利益之间果断选择生命之上,我们不惜一切代价抢救生命,关心关爱海外中国公民,我们以国之名悼念逝者,这一切都深刻的彰显着中国战疫的总逻辑,那就是——人民至上,生命至上。

这,就是中国战疫总逻辑,这就是中国共产党治国理政的根本逻辑。

这种人民至上的逻辑不仅体现在党中央的决策中,更体现在习近平总书记的足迹中。

习近平总书记心怀人民,步履不停。

2020年上半年,习近平总书记8次国内考察调研,足迹遍及云南、北京、湖北、浙江、陕西、山西、宁夏、吉林等地。

抗击疫情,他走访社区、医院、科研院所……提出"把人民的生命和健康放在第一位"。

脱贫攻坚,他深入田间、工厂、群众中间……指出"奔小康的路上一个也不少"。

跟随习近平总书记的脚步,"人民至上""生命至上"的铮铮誓言在祖国大地不断回响,总书记精忠报国、为人民办实事的人生理想在脚步中更加坚定有力,让我们深刻地感受到何为人民领袖:

——那就是在人民生命和经济利益之间果断选择生命至上的人民领袖。

——那就是不惜一切代价抢救生命,不放弃每一位患者,举全国之力保障人民生命安全的人民领袖。

——那就是带领全国人民铆足干劲战疫情,决战决胜奔小康的人民领袖。

四、中国战疫总依靠

疫情是一场大考,考验的是中国制度、中国治理,更是中国人民。在这场大考中,领袖有号召,人民有行动,党员有担当,14亿中国人民众志成城,守望相助,共同应对新冠肺炎疫情,谱写了一幅生动的战疫画卷,深刻诠释了人民力量,生动展示了中国精神。

这种中国精神:

——是医务工作者"苟利国家生死以,岂因福祸避趋之"的毅然决然。

——是人民战士"风雪驰援,不破疫情不收兵"的坚定信念。

——是"90 后""00 后"新生代青"年英雄出少年"的堪当大任。

——是公安干警、社区工作者"守土有责、守土尽责"的责任担当。

——是广大新闻记者"铁肩担道义,妙手著文章"的家国情怀。

一个个身影,一声声誓言,刻画了"众志成城,共战疫情"的生动画卷,正如习近平总书记所说"战胜这次疫情,给我们力量和信心的是中国人民","人民才是真正的英雄。只要紧紧依靠人民,我们就一定能够战胜一切艰难险阻,实现中华民族伟大复兴"。

同学们,习近平总书记说:"中华民族历史上经历过很多磨难,但从来没有被压垮过,而是愈挫愈勇,不断在磨难中成长、从磨难中奋起。"这次战疫中,大家都说我们中国是硬核抗疫。那么,这种硬核力量来自哪里?我们可以很自豪地说,中国战疫的真正硬核力量是用习近平新时代中国特色社会主义思想武装起来的力量,是中国特色社会主义制度释放出来的力量,是党的组织优势发挥出来的力量,是人民群众心往一处想凝聚起来的力量。

突发事件应急救援中的中国优势

传染病暴发应急救援

任课教师 王 威

第一部分 教学简况

教学目标

1.知识目标:全面掌握突发公卫生事件的定义、传染病的等级划分、预防措施,了解多种场所的突发公共卫生事件的预防控制措施。

2.能力目标:帮助学生掌握突发公共卫生事件的预防与控制措施,提高学生通过运用突发公共卫生事件预防与控制的专业知识发现和解决实际生活中问题的能力。

3.价值观和社会责任感目标:通过突发公共卫生事件预防与控制课程思政的实施,在传授系统科学的理论知识的同时,对学生进行政治理论教育,引导学生树立坚定的理想信念,树立正确世界观、人生观和价值观,认识和践行社会主义核心价值观。

教学重点

1.传染病等级划分。

2.传染病的防控原则。

3.甲类传染病的管控措施。

教学难点

1.船舶劳动者的预防和控制措施。

2.医疗机构的预防控制措施。

教学方法

1.典型案例分析法:反面教材——通过对钻石公主号邮轮事件的分析,探讨了日本在处理该事件中的错误理论、错误方法及其严重后果,总结经验教训。正面教材——分析中国在处理类似事件中的正确做法,宣讲习近平新时代中国特色社会主义思想、社会主义核心价值观、中国特色社会主义制度优势,将抗疫所体现出来的"一方有难、八方支援"的家国情怀、团结精神、奉献精神、科学精神等要素融入教学内容中。

2.对比法:将中国、日本、柬埔寨三个国家对国际邮轮事件的处理方法通过表格进行比较,探讨各种方法的问题和经验。从比较中能够看出不同国家的优势所在,体现了中国特色社会主义的优越性。

参考文献

世界卫生组织国际劳工组织.公共卫生突发事件中职业安全与健康:医护人员和应急救援人员防护指南[M].张敏,主译.北京:科学出版社,2020.

思政映射点

1.对中国、日本、柬埔寨三个国家对国际邮轮事件的处理方法及其后果进行比较,总结我国的优势所在,体会中国特色社会主义制度的优越性。

表1　海上邮轮应急救援处理方式对比

油轮	停靠	人数	处理方式	救援	防护	感染	死亡	评价
钻石公主号	日本	3700	船上隔离14天	3天	严格	634	2	恐惧
威士特丹号	柬埔寨	2300	立即检测下船	1天	无	1	0	"无知无畏"
歌诗达赛琳娜	中国	4800	立即检测下船	1天	严格	0	0	专业高效

2.通过传染病国际救援中的比较,展示中国负责任的大国形象和民族精神,增强同学们的自信心和凝聚力。体现的精神主要包括:①国际人道主义精神;②不畏风险的民族精神;③团结协作的应急救援队伍;④强大的应急救援力量体系。

第二部分　教学过程设计

环节一:通过案例导入课程内容

[**案例1　钻石公主号事故分析**]　钻石公主号(Diamond Princess),位列全球十五大最豪华邮轮之一。该邮轮是驰名世界的邮轮品牌"公主号"系列船队中体积最庞大、设施最完善的世界顶级豪华邮轮之一,犹如一座海上的五星级酒店。

事件起源:2020年2月1日,香港特区政府通报,一名此前下船的80岁香港男性乘客确诊感染新型冠状病毒。得此消息,邮轮提前返回横滨。2月3日晚到达横滨,开始接受日本厚生劳动省的检疫。船上人员逐步进行感染检测,船上人员隔离14天至2月19日。

事件结局:2020年2月19日,"钻石公主"号邮轮滞留乘客正式开始下船,当日约有500名乘客下船。2月20日,两名感染新型冠状病毒的"钻石公主"号邮轮乘客在医院死亡。截至2020年2月21日,"钻石公主"号邮轮上共有634(17.1%)人确诊。确诊患者来自25个国家和地区,其中日本247人,美国77人,中国47人(其中香港44人,台湾1人),其他来自加拿大、菲律宾、澳大利亚等国家。确诊者主要在50岁以上,占总感染人数的86.5%。

[案例2 威斯特丹号邮轮事件] 威斯特丹号是荷美航运公司旗下的豪华游轮,共有1455名乘客和802名船员,是2020年1月16日从新加坡出发,停靠东南亚多个港口后,2月1日到达香港,后又有1100多名乘客与工作人员上船,加入了威斯特丹号,这些乘客中,有30人来自中国,127人来自英国,91人来自荷兰,另有少量澳大利亚、德国等国家游客。按计划威斯特丹号于2月15日到达日本,但随着疫情扩散,各国加强了戒备,在茫茫大海上"流浪"了14天,途中五次申请靠岸都被拒,最终被柬埔寨西哈努克港收留,在无人感染的说法下,上千名乘客下了船。有些人去观光了,去餐馆享受美食,去做按摩放松,有些人继续自己的旅程,还有些人回家了。然而,一名美国乘客在经过两轮检测后,确诊感染。这时,上千名乘客已经去往至少三个大洲,多个国家。

[案例3 教科书式处理达赛琳娜号邮轮疫情] 歌诗达赛琳娜号是嘉环华集团歌诗达邮轮公司的一艘万吨邮轮。2020年1月20日,邮轮满载3706名游客和1100名船员,从天津国际邮轮母港出发,赴日本进行6天5晚往返航程。海上行程风云突变,回程途中先后15人出现发热症状,其中包括2名儿童和10位外籍船员,船上还有140多位湖北籍游客,全船4806人的安全健康告急。除夕夜(1月24号)接报,天津立即迎战。市委、市政府当机立断决策部署,全力以赴应急处置。25日凌晨1时,"天津战区"发出作战指令:按照有关管理规定,歌诗达赛琳娜号邮轮停驻锚地暂不进港;立即组织专家、医务工作者登船采样、开展流调,第一时间掌握现场情况,为进一步决策提供依据;天津国际邮轮母港全部邮轮航线即日起停航,开航时间依据疫情情况而定。同时,从渤海石油管理局协调部急调直升机支援。清晨5点30分,歌诗达赛琳娜号静静地停在锚地,工作人员搭乘拖轮,登上歌诗达赛琳娜号,分两组开始对全体游客和船员逐一测量体温。经排查,146名湖北籍游客均未出现发热症状。17名发热的游客和船员,在近14天内均没有武汉旅居史。1月25日20点30分,游客开始陆续下船。两个小时后3706名

游客全部下船。在港口等待的天津防疫指挥部安排的专车,迅速帮助乘客离开、返乡。其中,600余名游客由旅行社安排离开,1500余名游客乘坐新区提供的大巴车分别前往轻轨站和火车站,1600多名游客由家人、朋友接走。1月26日,零时15分,天津官方宣布:歌诗达赛琳娜号邮轮应急处置工作全部结束,此时距第一道命令发出刚好近24小时。一场关乎4806人的生死战"疫"圆满取胜,这场战"疫"不仅关乎邮轮上所有人的生命安全,还关乎着整个天津百姓的生命安全。回过头来看疫情暴发以来,中国政府所采取的一系列举措,谁不夸一句:中国优秀!

通过对比分析中国、日本、柬埔寨三个国家对国际邮轮事件的处理方法及其后果,探讨各种方法的问题和经验。从比较中能够体现中国特色社会主义制度的优越性。

环节二:提出问题

通过钻石公主号游轮事件,思考以下问题:

1.日本处置方法是否得当?

2.该处置可能的不良后果。

3.正确的处置方法是什么?

4.钻石公主号事件带来哪些警示?

环节三:讲授内容与思考

一、传染病等级划分

国家卫健委《新型冠状病毒感染的肺炎纳入法定传染病管理》(2020年第1号公告),将新型冠状病毒感染的肺炎纳入法定传染病乙类管理,采取甲类传染病的预防、控制措施。我国按照发病率、病死率与传播率等多个维度,将传染病划分为甲、乙、丙三个等级。

甲类传染病:鼠疫、霍乱。

乙类传染病:传染性非典型肺炎、艾滋病、病毒性肝炎、脊髓灰质炎、人感染高致病性禽流感等25项传染疾病。

丙类传染病是指:流行性感冒、流行性腮腺炎、风疹、急性出血性结膜炎、麻风病等12项传染疾病。

二、传染病的防控原则

控制和管理传染源:对传染病病人坚持"五早",即早发现、早诊断、早报告、早隔离、早治疗;对传染病疑似病人的管理,对传染病的疑似病人应在及时报告的基础上尽早明确诊断。对传染病接触者的管理:接触者是指曾接触传染源而有可能受到感染的人。传染病接触者接受检疫,检验期限从最后接触之日算起相当于该病的最长潜伏期。检疫内容主要包括留验、医学观察、应急预防接种和药物预防等。对动物传染源采取有效管理。

切断传播途径:作为社区护理人员,应根据传染病的不同传播途径采取不同的措施。如呼吸道传染病,应以切断空气传播途径为主;对肠道传染病,应以切断食物、水源或接触传播途径为主。

保护易感人群:对易感人群,可采取免疫预防、药物预防及个人防护等方法进行保护。

三、甲类传染病的管控措施

1. 发现甲类传染病应立即报告。
2. 医疗机构可以采取更严格的隔离措施。
3. 地方政府针对甲类传染病疫情可以采取多样管控手段。

四、世界卫生组织关于船舶上急性呼吸系统疾病的预防和控制指南

如果船上有过或仍有一些有流感样症状的乘客,船舶业主应努力将准备下船的患病乘客和疑似患病乘客与即将上船的人分开。可能需要使用单独的大厅来防止人与人之间的传播。如果两组乘客被迫使用同一区域,应在上一批乘客下船离开后及下一批乘客上船前,有效清洁该区域。

1. 如会员国有要求且可在船上实现,船舶业主可指定一名医疗干事或经过培训的船员负责实施基本的健康预防控制措施及应急医疗救治。
2. 在船员中开展积极监测(发现患者),一旦出现有经确认为流感样症状的人时能及时确认为新病例,并监测其活动。
3. 提高乘客和船员对 2009 年大流行性流感(H1N1)症状和体征、感染并发症,以及手部卫生和社交咳嗽礼仪等感染控制措施的意识。
4. 促进手部卫生及咳嗽礼仪。
5. 及时、适当收集监测情况数据,并在必要时,每天向船舶业主报告。
6. 每天检查乘客和船员的医疗记录日志,以评估疾病趋势,并提醒船长有必要调查和控制疫情暴发。

五、船舶劳动者的预防和控制措施

船舶劳动者的主要危险是接触乘客或船员的体液,或接触被体液污染的表面和衣物。关键控制措施如下:

与乘客或船员保持安全距离(1米);处理文件时佩戴手套。避免触摸和直接接触可能被体液污染的物品、表面和衣物,常洗水。确保船舶的业主、医生或指定的负责船上健康问题的船员全面知情,并接受过培训,内容包括病毒性出血热如埃博拉病毒的风险,船员应采取的预防病毒感染的防范性和保护性措施。船舶劳动者应遵循旅行和运输风险评估的建议:公共卫生主管部门和运输部门的临时指南。

六、医疗机构的预防控制措施

设置风险分区,绿色区域(污染最小区域)和红色区域(污染严重区域),并且只允许单向流动。风险分区面积足够大,保证患者之间安全距离,为患者、医护人员和来访者单独设置入口。在人员入口设置筛检口,并可直接通往更衣室。合理使用个人防护用品,遵守操作规程。对一线医护人员进行健康监护,用于后续接触追踪。确保医护人员及时接种新开发的疫苗。应制定必要的方法,为医护人员提供额外支持(如情感支持和家庭支持)。及时对患者救治场所周围环境及医疗设备进行清洁和消毒。严格管理洗衣房和废弃物。

七、社区工作中的预防控制措施

在社会动员活动和访谈期间,应避免握手及其他形式的社会交往接触。应提供可用的个人防护用品。应急救援者和被访谈者之间应该保持超过1米的距离。应避免任何与被问诊者和环境的身体接触。接触任何疑似病例和可能的污染的环境后,应及时洗手。

环节四:课堂讨论

通过学习以上知识,让学生围绕针对"钻石公主号游轮"事件该如何进行科学处置的问题展开讨论,检测学生对本次及以往知识点的掌握情况,引导学生树立坚定的理想信念,树立正确世界观、人生观和价值观,认知、认同和践行社会主义核心价值观。

环节五:课堂总结与展望

通过对传染病等级划分、传染病防控原则、世界卫生组织(WHO)关于船舶上急性呼吸系统疾病的预防和控制指南、船舶劳动者的预防和控制措施、医疗机构的预防控制措施以及社区预防控制措施等知识的学习,我们可以看到,对于突发公共卫生事件,科学的处置不仅需要深厚的理论知识和扎实的专业技能,还需要具备国际人道主义精神、不畏风险民族精神、团结协作的应急救援队伍以及强大的应急救援力量体系。作为新时代公共卫生人，希望同学们秉承优良传统，发扬人道主义精神，努力学习基础知识，为健康中国建设、维护世界公共卫生安全不断做出新的贡献。

生物安全战略的全面深化改革

生物安全学

任课教师　张荣光

第一部分　教学简况

教学目标

1.知识目标:掌握生物安全概念,包括病原体、生物剂与生物恐怖剂、生物战剂、生物武器、生物风险、生物威胁、生物犯罪、生物暴力、生物恐怖与生物战、生物事件、生物防御等;了解《禁止生物武器公约》《生物多样性公约》《生物安全议定书》,以及生物安全学学科任务;认识2013年中共中央十八届委员会第三次会议通过《关于全面深化改革若干重大问题的决定》的历史意义;我国国家生物安全战略管理目标和措施。

2.能力目标:培养学生正确应用生物技术为人类健康和社会发展服务的能力;培养学生识别生物技术滥用和误用行为的能力;提高学生抓住历史发展机遇为我国生物安全战略发展做贡献的能力。

3.价值观和社会责任感:通过课程内容培养学生树立正确的科学观和价值取向,站在人类健康和全球生态环境安全的高度运用生物学技术为人类的和平发展服务,为国家发展和人民幸福而奋斗。

教学重点

1.生物安全和生物安全战略的定义。

2.生物安全的核心目的是保证人的生命安全。

3.生物安全根据行业系统属性。

4.我国生物安全学发展机遇。

5.生物安全战略管理重点。

教学难点

1.生物安全能力建设特点。

2.完整的生物威胁防御体系。

3．制定我国生物安全总体发展战略。

4．深化生物安全军民融合机制。

教学方法

理论与案例相结合，注重课堂互动。结合案例，深入浅出，避免枯燥说教。教师提出问题，引导学生讨论，理论联系实际并引入思政内容。

第二部分　教学过程设计

环节一：结合案例讲授基本生物安全基本理论概念

生物安全是21世纪全球面临的重大挑战。分子生物学技术的发展在造福人类的同时也带来日益严峻的生物安全问题。分子生物学技术滥用、误用、生物恐怖活动都直接威胁人类健康和生态环境安全。

在中国共产党领导下，我国坚持走和平发展路线，以对全球人类社会负责任的态度，坚定地反对一切危害人类和环境的活动，制定了相关法律法规，提出有效生物安全战略管理措施，为合理应用生物技术维护人类安全做出了全球瞩目的成就。

利用生物武器攻击人类、危害环境的事件已经有很长的历史：①公元前600年，亚述人用黑麦角菌污染敌方水源；②古雅典政治家和军事家梭伦在围城时用臭菘在敌人水源中下毒；③1364年，鞑靼人将鼠疫患者尸体抛于卡法城。④1763年，英国人赠印地安头领沾染天花病菌的手帕。⑤一战中，德间谍用马鼻疽和炭疽杆菌攻击协约国牲畜。⑥20世纪30～40年代，日本曾在中国研制和使用细菌武器。⑦20世纪50年代，美国在朝鲜和我国东北使用细菌武器。⑧2001年"9·11"事件后的邮寄"炭疽白粉"事件。

目前生物战剂的制备远较以往容易。

生物武器制备成本低廉，但高效：

100万当量核武器有效范围300平方千米。

10吨普通生物战剂危害100 000平方千米。

20克热毒素基因武器，可致世界50亿人死亡，称为"世界末日武器"。

生物武器现无报警系统。

生物战剂发展的潜在威胁愈发严重。

生物安全：指全球化时代国家有效应对生物及生物技术的影响和威胁，维护和保障自身安全与利益的状态和能力。

生物安全的核心目的是保证人的生命安全。

生物安全是国家的生命工程。

Biosafety vs Biosecurity：

Biosafety：防止实验室感染或向环境中无意排放有害生物或其产物；

Biosecurity：防止有意滥用或偷窃生物。

生物安全根据行业系统属性可分为：农业生物安全、环境生物安全、林业生物安全、医学生物安全、实验室生物安全、国防生物安全。

生物安全范畴：防御生物武器攻击、防范生物恐怖袭击、防止生物技术滥用、防控传染病疫情、保护生物遗传资源与生物多样性、保障生物实验室安全。

防御生物武器攻击是生物安全核心内容。

《禁止生物武器公约》1975 年生效：

防范生物恐怖袭击是生物安全最重要内容。

防止生物技术滥用是生物安全的保证。

防控传染病疫情是生物安全最急迫内容。

保护生物遗传资源及其多样性是生物安全的长期课题。

保障生物实验室安全是生物安全基础。

生物安全是 21 世纪全球重大安全。国际公约的履约谈判孕育了生物安全，生物技术的滥用威胁催生了生物安全，国际安全形势加速了生物安全：①2001 年澳大利亚鼠痘病毒。②2002 年美国首次合成人工病毒。③2004 年美国学者合成新流感病毒（携带西班牙大流感病毒血凝素和神经氨酸酶基因）。④中东地区和南非地区的生物安全事件。⑤美国"9·11"事件。⑥"炭疽邮件"事件。⑦布什签署《2002 年国土安全法》。⑧2004 年生物盾计划，10 年 56 亿美元。⑨非典(SARS)疫情。

生物安全学学科任务：以国家安全利益、民众健康和环境保护为主要研究和服务对象，以自然科学与社会科学相结合为特征，以宏观与微观相结合的方法，研究评估生物因素给人类社会带来的安全隐患与威胁及相应应对措施与能力建设，并为生物科学、预防医学、农学、计算机科学、信息科学及社会科学发展做贡献。

生物安全学学科属性：

——自然属性：风险来源是有危害的生物及其产物以及生物技术的缪用；防御措施基于生物学和医学疫苗、药物、诊断试剂；基于计算机与信息科学技术的监测、检测器材都是客观现实物质。

——社会属性：生物事件影响国家安全、军事安全、社会经济；安全文化、安全意识、伦理、管理法规等具有社会属性。

我国生物安全学发展机遇：

2013 年中共中央十八届委员会第三次会议通过《关于全面深化改革若

干重大问题的决定》,决定成立国家安全委员会,负责制定和实施国家安全战略,推进国家安全法治建设,制定国家安全工作方针政策,研究国家安全工作中的重大问题,2014年习近平总书记主持召开中央国家安全委员会第一次会议讲话中强调,构建集11种安全于一体的国家安全体系。11种安全包括:政治安全、国土安全、军事安全、经济安全、文化安全、社会安全、科技安全、信息安全、生态安全、资源安全、核安全。生物安全是国家生命工程。

环节二:提出问题

1.何谓生物恐怖?

2.为什么伴随生物技术发展,人类面临生物安全问题愈发严重?

3.结合我国特点,讲述生物安全问题的严重性。

4.试述近年反映我国生物安全政治制度发展的重大事件。

环节三:讲授生物安全战略管理与我国实践探索

一、战略管理的相关概念

战略管理:组织机构确定其使命,根据外部和内部的环境条件制定战略目标,并付诸实施的动态管理过程。

战略管理包含战略组织、战略分析、战略目标、战略实施和战略评价五个关键要素。①战略组织:领导协调机构。②战略分析:对内外环境条件进行综合分析及对战略目标进行论证。③战略目标:确定发展目标及步骤。④战略实施:实现战略目标的过程。⑤战略评价:对战略目标实施过程进行全方位评估及对战略目标实现程度进行评价。

二、中国面临特殊的生物安全形势

(一)生物威胁形势严峻

生物威胁本质的特殊性,生物威胁手段的复杂性,生物威胁影响的深远性,生物威胁防御的艰巨性,生物威胁发展的高科技性。

(二)生物安全认识模糊

对不同生物威胁形式的相互关系认识不清。对军民融合发展的责任权利认识不清。对长期可持续发展与近期应急能力建设的平衡关系认识不清。对生物安全能力建设的多学科交叉趋势认识不清。对破解美国等西方发达国家的技术封锁和市场垄断迫切性认识不清。

三、我国国家生物安全战略管理

战略本是军事方面概念,指军事将领指挥军队作战的谋略。在现代该词被引申至政治和经济领域,泛指统领性、全局性、左右胜败的谋略、方案和对策。习近平总书记指出:当前我国国家安全内涵和外延比历史上任何时候都要丰富,时空领域比历史上任何时候都要宽广,内外因素比历史上任何时候都要复杂,必须坚持总体国家安全观,以人民安全为宗旨,以政治安全为根本,以经济安全为基础,以军事、文化、社会安全为保障,以促进国际安全为依托,走出一条中国特色国家安全道路。

国际国内生物安全形势迫切要求我们制定生物安全发展战略。经过两次世界大战的惨痛教训,未来发生全球性硝烟弥漫的大规模战争可能性较小,而局部战争和冲突在所难免,恐怖活动和敌对势力渗透威胁势必形成新高潮。生物恐怖很可能成为恐怖袭击的新手段。

目标:坚持总体国家安全观下的国家生物安全发展战略,实现国家安全体系内的顶层设计统筹管理,以能力建设为中心,积极防控和消除各种生物风险和威胁,有力保证国家安全利益和人民安全,促进国际生物安全。

原则:集中统一原则、积极防御原则、科技支撑原则、法规保障原则、合作共赢原则。

重点:研究确定我国生物安全专责机构,事关国家安危的复杂动态的安全工作必须有牵头机构,即战略组织机构。中央国家安全委员会是中共中央关于国家安全工作的决策和议事协调机构,向中共中央政治局、中央政治局常务委员会负责,统筹协调涉及国家安全的重大事项和重要工作,是我国专责安全战略管理的最高权力机构。

成立中央国家安全委员会,首次明确我国国家安全工作的决策和议事协调机构。中央国家安全委员会负责领导我国综合性安全工作,包括负责制定和实施国家安全战略、推进国家安全法治建设、制定国家安全工作方针政策、研究解决国家安全工作中重大问题等,范围庞大。

四、研究制定我国生物安全总体发展战略

深化生物安全军民融合机制。党的十八大报告指出,"建设与我国国际地位相称、与国家安全和发展利益相适应的巩固国防和强大军队,是我国现代化建设的战略任务。我国面临的生存安全问题和发展安全问题、传统安全威胁和非传统安全威胁相互交织,要求国防和军队现代化建设有一个大的发展……坚持走中国特色军民融合式发展路子,坚持富国和强军相统一,加强军民融合式发展战略规划、体制机制建设、法规建设"。

夯实生物安全能力的科学技术基础。制定我国生物安全科技战略规划时不我待,而明确基本发展思路是制定规划的基础,应从国家安全、社会稳定、民众健康等国家基本安全保障层次明确生物安全的国家地位。

制定我国生物安全研究战略规划,应明确发展目标和重点。

制定我国生物安全研究战略规划,应科学布局,重视基础研究和产品开发及相关关键技术储备的战略平衡。

制定我国生物安全研究战略规划,应重视生物安全产品产业化培育与发展,充分认识到发挥国有大型药品生产企业和私营企业的积极性及合作重要性。

建立完整的生物威胁防御体系。完整的生物威胁防御体系包括:①风险的评价鉴定体系;②风险目标的防控体系;③风险评估与应对策略优化体系;④防御物质与装备研发生产的科学技术支撑及保障体系;⑤人员队伍建设体系;⑥信息网络体系;⑦组织指挥体系。

生物安全能力建设特点:日趋高度信息化、敏感性、复杂性、动态性、投资大、产业性。

生物安全核心能力包括:监测、预警、鉴别、处置和恢复等。

疫苗和药物是生物安全能力的核心组成之一,也是发展重点。

发展我国生物安全工作软实力。建立生物安全强国,应重视:①人才队伍建设;②决策咨询工作;③生物安全的国家合作;④领导干部生物安全知识培训。

环节四:思考与讨论

1. 讨论美国与我国在生物安全战略管理上的差异与联系。

2. 试述我国在生物安全战略管理方面的探索与成就。

3. 基于我国国情,请每位同学提出我国生物安全战略的未来发展之路。

环节五:课堂小结

本章对生物安全进行了概述,介绍了中国面临特殊的生物安全形势,生物安全战略管理目标、原则和重点,并立足全球和国家政治高度,提出我国生物安全战略管理重点包括确定我国生物安全专责机构、制定生物安全总体发展战略、深化生物安全军民融合机制、夯实技术基础、建立完整生物威胁防御体系、发展生物安全工作软实力等。其政治思想指引我们未来生物安全工作实践。

医学统计学

系好科学研究的第一粒扣子

医学统计学绪论 医学统计学的作用

任课教师 平智广

第一部分 教学简况

教学目标

1. 知识目标:初步了解什么是统计学,什么是医学统计学。掌握统计学中的基本概念和统计工作的基本步骤,以便使学生在今后的学习中,能够从统计思想的角度去解决实际问题。掌握统计资料的两大类型,并能够根据不同的资料类型灵活解决各类统计问题。熟悉概率的基本运算法则。

2. 能力目标:掌握统计资料的两大类型,为后续统计描述及统计推断的讲解奠定基础;提高学生对于医学统计学重要性的认识。

3. 价值观和社会责任感目标:引领学生认识到统计学的重要性,将用好统计学看作系好科学研究的扣子。人生的扣子一开始就要扣好,科学研究的统计工作就相当于科研工作的扣子。

教学重点

1. 医学统计学中的基本概念和统计工作的基本步骤。

2. 医学统计资料的分类,以及各类数据资料的特点。

教学难点

1. 概率。

2. 资料类型的分类。

教学方法

案例导入,问题引导,理论联系实际。以案例导入课程,教师讲授为主,提出问题讨论,理论联系实际并引入思政内容。

第二部分　教学过程设计

环节一：课程介绍

医学统计学面向对象是临床医学五年制的本科生，一共安排了 32 个学时；授课内容包括绪论、统计描述、随机分布（主要是正态分布）、抽样分布、假设检验等内容；采用的教材是人民卫生出版社 2018 年出版的李康、贺佳主编的《医学统计学（第 7 版）》；授课方式采用"多媒体+案例+实操"的模式；课程特点：四多，即基本概念多、前提条件多、设计类型多、分析方法多；学习的注意事项：在学习过程中要重视基本概念、方法及条件。

今天我们讲授的是医学统计学第一章绪论部分的内容，本章内容主要涉及四个方面，分别是：医学统计学的作用；医学统计学的基本内容；医学统计学中的基本概念；概率的基本运算法则。

环节二：案例导入课程内容

在介绍绪论内容之前我们先看两个例子。第一个例子是 2018 年全国高考语文试卷的作文题目，这个题目的要求是让考生根据材料来写一篇作文。材料的内容是："二战"期间，为了加强对战机的防护，英美军方调查了作战后幸存飞机上弹痕的分布，决定哪里弹痕多就加强哪里，然而统计学者沃德力排众议，指出更应该注意弹痕少的部位，因为这些部位受到重创的战机，很难有机会返航，而这部分数据被忽略了。事实证明，沃德是正确的。

关于战机的防护存在一个平衡，如果全部加强防护，机身的重量会增加，灵活机动性能会下降，如果不防护，对飞机和飞行员来说会比较危险。如果我们看到数据，可能想到的也是：哪里弹痕多，肯定是这些地方容易被击中，那么加强这些地方，肯定可以起到防护作用呀。那为什么统计学家会说要加强弹痕少的地方呢？因为统计学家认为对于飞机上任何一个位置来说，其实中弹的机会是均等的，那些弹痕少的部位，说明是飞机上的重要部分，中弹的飞机可能再也飞不回来了。这就是著名的幸存者偏倚理论。

第二个例子是一篇新闻报道，《八成学生支持继续开展长跑活动》。由于内容比较多，我们选择重要的部分介绍一下：这项实地走访调查活动是由全国亿万学生阳光体育运动领导小组邀请新华社、人民日报等媒体所做的，在河南省的走访调查范围是洛阳和三门峡两地的部分中小学。调查问卷主要在洛阳洛龙区和新安县进行，问卷共发放 100 份，有效回收 100 份。调查显示，在对运动项目的兴趣方面，跑步、羽毛球、篮球、乒乓球很受学生青睐，其比例分别为 58.17%、58%、45.69%、42.18%,而选择足球的仅有 15.29%,选择其他的有 13.18%。在调查长跑活动给学生带来的好处时,92.79% 的学生认为强健了自己的身体,79.44% 的学生认为磨炼了自己的意志力。

给同学们几分钟的时间想想:这些数据有没有问题?(等待 2~3 分钟,让同学们认真分析,根据同学的回答来分析正确与否)有同学说:这些比例加在一起不是 100%,这个不算是问题,因为我们在对运动项目感兴趣的方面可以同时喜欢两个甚至以上,所以比例之和不是 100% 可以理解。那么到底是什么问题呢?我们来看,问卷共发放了 100 份,有效回收了 100 份,同学们请仔细思考,当我们计算各种百分比时,分母是多少?是不是 100?那么,哪个数除以 100 会得到 58.17%?应该是多少除以 100 得到它?只有 58.17。但分子应该是喜欢跑步的人数,怎么能是小数呢?显然我们永远不会得到这样的数据。告诉同学们,这个看起来真实的数据其实是假的。那么有同学说了,虽然说了有效回收 100 份,也许在这一项里面并没有达到 100%。于是呢,按有缺失值重新计算,让分母分别是 99,98,97,等等,一直到 2,但是我们发现没有任何一个比值等于或四舍五入后等于 58.17,所以这个数据就是造假。现在问题出来了:我们看到这部分数据时,是不是感觉像是真的?这就告诉我们,利用统计数据造假具有一定的迷惑性。

通过刚才的两个例子,同学们可以看出正确使用统计学的重要作用,也发现了错误使用统计数据造成的后果。

曾两度出任英国首相的本杰明(Benjamin Disraeli)这样说道:"世界上有三种谎言:谎言、弥天大谎,还有统计数据。"这句话因为马克·吐温(Mark Twain)的引用被广泛流传。

统计数据本身不会说谎,想说谎的是数据的使用者。大学阶段培养的是创新性人才,很多同学都开始参加了大学生创新创业训练计划,开始尝试进行科学研究。统计学是进行科学研究的第一步,大家要系好科学研究的第一颗扣子,让统计学成为我们科研工作中的重要工具。

国务院总理李克强在 2019 年政府工作报告中提出:"加强科研伦理和学风建设,惩戒学术不端,力戒浮躁之风。"这句话,值得我们每一个科研工作者和学生学习与深思。我们应秉持用真实数据说话,为科学决策服务的精神,正确地应用统计学,为人民的健康保驾护航。

环节三:基本概念的讲授

现在让我们来看一下统计学的定义。

统计学是建立在概率论和数理统计基础上的应用学科,主要研究数据的收集、整理、分析与推断。

A science dealing with the collection, analysis, interpretation and presentation of masses of numerical data. (*Webster's International Dictionary*)

The science and art of dealing with variation in data through collection, classification, and analysis in such a way as to obtain reliable results. (John M. Last: *A Dictionary of Epidemiology*)

从上述三个定义都可以看出,统计学研究的就是数据的收集、整理、分析和推断。而医学统计学则是临床医学、基础医学、公共卫生学和医疗卫生服务研究中的一门基础学科,是关于收集数据、分析数据和由数据得出结论的一组概念、原则和方法,是运用概率论和数理统计的原理、方法,结合医学实际,研究资料的搜集、整理、分析和推断的一门学科,主要研究内容是与健康有关的各种因素和现象。

接下来我们学习医学统计学的作用。医学研究中,由于生物现象的变异较大,各种因素错综复杂,结果往往会受到许多随机因素的影响。使用试验药物和对照药物治疗冠心病,有效率分别为87%和82%,试验药物是否优于对照药物?差别可能是药物本身作用引起,也可能是随机波动所致,结果需要使用统计学方法进行推断。统计学的重要作用在于能够透过自然现象来探测其规律性,使研究结论具有科学性。

我们将通过两个经典案例来说明医学统计学的应用。

[案例1] 1962 年《美国医学学会杂志》(JAMA)曾发表了一篇关于胃溃疡治疗新技术的报告,该报告根据动物实验和 24 名患者的临床试验结果得出结论:将冷冻液导入胃中使胃冷却可以缓解溃疡症状,这一研究成果在临床中被广泛应用。有研究者发现,这项研究在设计上存在严重问题:未合理地设立对照组。经过严格的随机对照试验证明:胃冷却的方法只能暂时缓解胃部疼痛,该法不仅不能治疗胃溃疡,反而可能加重胃部的溃疡,从而否定了这种治疗胃溃疡的方法。

[案例2 关于叶酸的研究] 20 世纪 80 年代早期,两项观察性研究结果提示孕妇在怀孕期间补充维生素可以降低新生儿神经管缺陷(neutral tube defect,NTD)的风险,但一直无法证实。医学研究委员会维生素研究小组于 1991 年开展了一项大规模的随机对照试验,结果显示:593 名服用叶酸(B 族维生素)的女性中,6 名新生儿患有神经管缺陷;602 名没有服用叶酸的女性中,21 名新生儿患有神经管缺陷。该项研究使用统计学方法确定了服用叶酸组与对照组的差别不是简单偶然出现的,而是归因于叶酸的作用。

环节四:研究问题的提出

根据上述两个案例,我们可以提出以下几个问题:

1. 胃溃疡治疗新技术的研究结论为什么会出现错误?
2. 为了证明服用叶酸的作用,应如何进行分组?
3. 如何准确地估计两组新生儿中神经管缺陷(NTD)的发病率?

请同学们带着这些问题进行医学统计学的学习。

环节五:主要讲授内容

下面我们来介绍医学统计学的基本内容,主要包括以下四部分:统计设计、数据整理、统计描述和统计推断,这四项基本内容相互联系。

首先来看统计设计。医学研究主要包括实验性研究和观察性研究。研究设计有专业设计和统计设计,两者相辅相成。专业设计主要包括选题、根据研究目的确定研究对象、处理因素、实验或观察方法、实验材料和设备、实验效应或观察指标等;统计设计主要包括实验分组或抽样方法、样本含量估计、数据管理与质量控制、拟使用的统计分析方法等。

而实验性研究与观察性研究的主要区别就是是否存在干预措施,以及研究组是否随机分配。实验性研究的研究对象是随机分配至不同组,且对其施加一定的干预措施。

其次来看数据整理。数据整理主要是指对数据质量进行的检查,考虑数据分布及变量转换,检查异常值和数据是否符合特定的统计分析方法要求等。

医学研究中,当观测到的偏差比合理预期大时,应当仔细考虑,如果没有充分的理由说明它是不合理的,就应当予以保留;随意将那些自认为"过大或过小"的数据舍弃,不仅可能使实验研究的真实性受到破坏,还有可能失去新发现的机会(如基因突变。)

接下来,统计描述。统计描述是指用来描述及总结一组数据的重要特征。通过统计描述,可以给出资料的大致轮廓和进一步分析的方向,描述内容主要是统计指标、统计表和统计图。统计指标是用简单的数字来表达大量数据的重要特征,如数据的平均水平和变异程度。统计表可以代替冗长的文字叙述,便于分析和对比。统计图能够更生动、形象地表达结果,给人以深刻印象。如果一组数据是总体,统计描述即可得出明确的结论;如果来自随机抽取的样本,还需要统计推断。最后一部分内容是统计推断。统计推断指由样本数据的特征推断总体特征的方法,包括参数估计和假设检验。参数估计分为点估计和区间估计。假设检验是比较参数的大小。通过假设检验能够辨别出由随机波动引起这种差别的概率大小。

不同类型的数据可以用相应的统计方法作分析,如 t 检验、方差分析、卡方检验、相关性分析、多元回归分析等。各种假设检验得到的 P 值是得出结论的主要依据。

说完统计工作的主要内容,我们来看看统计工作的基本步骤。《礼记·中庸》中提到,"凡事豫(预)则立,不豫(预)则废"。说明设计应该是各项工作的首要任务。

前面提到了统计设计包括两部分:专业设计和统计设计。根据不同研究目的考虑研究对象的选取、分组、样本量等事宜。

有了设计以后,开始根据研究设计中的研究指标进行数据的收集工作。我们可以采用调查、测量等手段获得研究资料。

当数据拿到后,需要进行数据清洗,如真实性的核查、异常值的核查、逻辑错误的核查等,使得研究数据的质量进一步提高。

接下来进行数据分析工作,按最初的研究设计的数据分析方案进行。得出结论后我们还需要生成统计报表,因此最后应该有一步称为数据呈现。

环节六:课堂总结与展望

将本节课的主要叙述内容做一个总结,并提出下节课要讲的内容,让学生进行预习,提高讲课的效率。

统计学助力我国新冠肺炎疫情防控

医学统计学绪论　医学统计学中的基本概念

任课教师　尚艳娜

第一部分　教学简况

教学目标

1.知识目标:掌握医学统计学中的基本概念,包括同质与变异、变量与数据类型、总体和样本、误差的定义及几种类型、概率与概率分布。掌握定量变量、定性变量和有序变量的数据特点,不同类型的变量或数据之间的转换,定性数据和有序数据的编码。

2.能力目标:通过学习同质和变异的概念,帮助学生们理解为什么说变异是统计分析的基础。通过学习变量与数据类型,使学生们能够正确识别资料或数据的类型,进而能够根据不同的资料类型灵活解决各类统计问题。通过学习总体和样本、抽样误差、概率及小概率事件等概念,使学生们重视样本的代表性,为之后章节统计方法的学习打下坚实的基础。

3.价值观和社会责任感目标:通过课程内容,引领学生认识到医学统计学的作用及统计学的重要性。尤其是通过统计数字,了解我们国家在新冠肺炎疫情防控中取得的成果,显著提升学生们的民族自豪感及爱国热情。

教学重点

1.掌握医学统计学中的基本概念。

2.掌握不同类别的变量或数据之间的转换及分类变量的编码。

教学难点

1.定量数据、定性数据和有序数据的区分。

2.抽样误差产生的原因及特征。

3.概率及概率分布。

教学方法

案例导入,问题引导,理论联系实际。以案例导入课程,教师讲授为主,提出问题讨论,理论联系实际并引入思政内容。

第二部分　教学过程设计

环节一:案例导入课程内容

上一节课我们介绍了医学统计学在医学研究中的重要作用和医学统计学的基本内容。医学统计分析的要点是正确地选用统计分析方法,并结合医学专业知识和研究目的做出科学的结论。掌握统计学中的基本概念,是学习统计分析方法的前提。接下来我们通过两个典型案例来学习这些基本概念。

[案例1]　新型冠状病毒肺炎(COVID-19)是近百年来人类遭遇的影响范围最广的全球性大流行病,对全世界来说也是一次严重危机和严峻考验。当前,新冠病毒大流行继续肆虐全球,世界卫生组织(WHO)每日更新全球各个国家新冠肺炎确诊感染人数及死亡人数,从每日新增确诊感染人数看,全球疫情丝毫没有缓解趋势,并且近日世界卫生组织(WHO)紧急情况负责人莱恩(Michael Ryan)表示,该机构的"最佳估计"表明,全球约有十分之一的人口或已经被新冠病毒感染,是目前发布的确诊病例数的20倍以上。WHO公布的各国确诊感染人数统计地图显示:目前美国、印度和巴西确诊感染人数位列前三(2020年10月18日),分别为7 966 729人、7 494 551人、5 200 300人,我国的确诊感染人数为91 490人;近7日新确诊感染人数排名前三的国家为印度(440 745人)、美国(382 981人)、巴西(144 412人),我国近7日新确诊感染人数为185例。以上的统计数字表明新冠病毒仍在全球传播蔓延,而我国已经取得了抗击疫情重大战略成果。在新冠肺炎疫情防控中,统计学发挥了重要的作用,如各地政府运用大数据技术实时监测疫情发展的动态。在疫情期间推出的"迁徙地图",让人们可以清楚了解春节期间从武汉返乡群体的整体去向;"疫情地图"小程序,对疫情数据做到了实时更新,可以随时了解各地的新冠肺炎疫情趋势,为卫生资源的合理配置提供了依据。我们国家在新冠肺炎疫情防控以及疫苗研发中都走在了世界的前列。

[案例2]　多项研究已经证明,在这次新冠病毒大流行中,老年人及身体状况不佳的人群往往是受病毒侵害的对象,而年轻人受影响的可能性较小。但最近发表《柳叶刀》上的一篇文章提出,那些肥胖的年轻人可能更容易被感染。当2020年3月份一批COVID-19患者前往美国约翰斯·霍普金斯医院就诊时,医护人员发现,就诊的患者往往更加肥胖。于是,为了探究

肥胖与COVID-19之间的关系,约翰斯·霍普金斯大学心脏病学研究所医学教授卡斯(David A. Kass)与同事收集了来自美国6个不同地区的重症监护病房的265名COVID-19患者的相关信息。研究发现,年龄和BMI(身体质量指数)之间存在着显著的负相关,其中入院的年轻患者更可能是肥胖人士,并且无性别差异。数据显示,这些患者BMI的中位数为29.3 kg/m^2,仅25%的患者BMI低于26.0 kg/m^2,而25%的患者BMI甚至超过了34.7 kg/m^2。通过以上统计数据,研究人员认为,肥胖本身可能就是一种让人们更易受疾病影响的风险因素。

环节二:提出问题

1.案例中提到的"新冠确诊感染人数""年龄""BMI""国家""性别"等统计指标的数值有什么特征?

2.案例2的研究对象(COVID-19患者)有什么共同特征?为什么同年龄的患者BMI存在差异?

3.案例2的结论"肥胖的年轻人可能更容易感染COVID-19",为什么是"可能",而不是"肯定"?

环节三:讲授内容与思考

一、同质与变异

同质(homogeneity):指观察单位或研究个体间具有相同或相近的性质,通常要求主要研究指标的影响因素相同或基本相同。例如:研究一种药物治疗高血压的效果,如果这种药物主要针对原发性高血压患者,则满足这一条件的患者即为同质观察单位,对于其他如肾病引起的高血压患者则不属于"同质"。案例2中的同质研究对象为重症监护病房的COVID-19患者。

变异(variation):同质基础上的各观察单位间研究指标的差异,或者是变量测量值的差异。例如:同种族、同年龄、同性别的健康人,在相同的条件下测其脉搏、呼吸、体温等生理指标均可能存在差异;使用相同的药物治疗病情相同的高血压患者,疗效也不尽相同;案例2的数据也表明,年龄相同或相近的患者之间BMI的值也存在差异。

变异是生物个性的反映,其来源于一些未加控制或无法控制甚至不明原因所致的随机波动。正是因为有"变异",才需要运用统计学方法对数据进行分析,因此统计学是处理数据中变异和不确定性的一门科学和艺术。

二、变量与数据类型

案例中提到的"新冠确诊感染人数""年龄""BMI""国家""性别"等,收集的数据都是被调查对象的一系列特征或属性,我们将之称为变量(variable),变量是随机变量的简称,表示观察对象在性质、数量和程度等方面的特征。在医学研究中,变量通常指反映实验或观察对象生理、生化、解剖等特征的指标,变量的观测值称为数据(data)。

深入思考我们会发现,有些变量的取值,比如年龄、新冠确诊感染人数是具体的数值,而有些变量的原始取值,比如国家、性别,是用文字来描述的。像年龄、确诊人数这类变量的取值是数值型的,即定量的,我们称之为定量变量(quantitative variable),国家、性别这类变量的取值是定性的,我们称之为定性变量(qualitative variable),还有一类变量,虽然变量值是定性的,但各类别或各属性之间有程度或顺序的差别,称为有序变量或等级变量(ordinal variable)。

以上三种类型的变量所对应的数据类型分别为定量数据、定性数据和有序数据,接下来我们结合实例来深入了解这三种数据类型的特征。

(一)定量数据

定量数据也称计量资料。变量的观测值是数值型的,用来说明研究对象的数量特征,其特点是能够用数值大小衡量观察单位不同特征水平的高低,一般有计量单位。根据变量的取值特征可分为连续型数据和离散型数据。连续型定量数据具有无限可能的值,比如年龄,不同人的年龄差异在理论上可以任意地小,如 1 年、1 个月、1 天、1 小时等,所以年龄变量的取值范围在理论上可以取到任意区间内的正实数。新冠确诊感染人数这一变量,比如截止到 2020 年 10 月 18 日,美国确诊感染 7 966 729 人,印度 7 494 551 人,而我国的确认感染人数为 91 490 人,因为确认感染人数只能取正整数,即取值区间是间断而不连续的,同样,脉搏、白细胞计数等变量的取值也只能是正整数,所以我们称这类数据为离散型定量数据。

(二)定性数据

定性数据也称计数资料。变量的观测值是定性的,说明的是研究对象的品质特征,表现为互不相容的类别或属性。比如,性别分为男和女,血型分为 A,B,O 和 AB 型。定性数据的类别(属性)之间没有程度或顺序上的差别,它可以进一步分为二分类和多分类,又称名义变量。性别即二分类定性数据,血型为多分类定性数据。定性数据可以用文字表示不同的类别,也可以使用数字编码,但不具有量的特征。比如某妇产科医生调查不同职业产妇的剖宫产率,职业包括工人、农民、知识分子、管理人员、服务业从业者等,在把数据录入 SPSS 等统计分析软件时,可以用数字 1,2,3,4,5,6 表示职业的不同类别,但这些数字不代表层次上的区分,因为职业不在高低、劳动不分贵贱。尤其是在这次抗击新冠疫情的伟大战"疫"中,我国各行各业的人们,从医务人员、警察、社区工作者、公交司机、志愿者到产业工人、快递小哥等,我们每一个普通人,在战"疫"中守土担当、不畏艰险,共同谱写了可歌可泣的时代篇章。全民战"疫"彰显的是中华民族在灾难面前万众一心、众志成城的团结精神,充分凸显了中国社会强大的凝聚力和向心力。

（三）有序数据

也称半定量数据或等级资料。变量的观测值是定性的,但各类别（属性）之间有程度或顺序上的差别。比如某药物的治疗效果分为"显效、有效、好转、无效"四个等级,疾病的严重程度分为"轻、中、重",尿糖的化验结果为（-、+、++、+++）。在把有序数据录入 SPSS 等统计分析软件时,同样使用数字编码"$1,2,3,\cdots,k$",但需要注意的是,有序数据之间虽然可以比较大小,但不表示数量上的具体差异,比如我们用 1,2,3 表示疾病严重程度的三个等级——2 和 1 差值为 1,2 和 3 的差值也为 1,但所对应的从轻度到中度、从中度到重度的严重程度的变化并不是完全等价的。另外,根据实际情况,有序数据可能会按定量或定性数据处理。

以上对变量类型的区分在统计学中至关重要,因为它在很大程度上决定了统计分析方法的选择。根据分析的需要,不同类型的变量或数据之间可以进行转换。如案例 2 中的 BMI 为定量数据,可按照一定的标准,将其转换成定性变量。这种变量的转换通常具有方向性,只能由"高级"向"低级"转化,或称为由"细"向"粗"转化,即定量→有序分类→二项分类,这种转换将损失部分信息,显然不能作相反方向的转换。因为不能作反方向的转换,所以我们在收集数据时尽量记录原始数据。如果将 BMI 分为过低、正常、超重、肥胖四个等级时,则可以根据需要按照有序数据进行编码和分析。如果将 BMI 分为正常和异常两个类别,则可以根据需要按照二分类定性数据进行分析。大量研究表明,BMI 偏高会增加冠心病、脑卒中、糖尿病、高血压等多种疾病的发病风险,并且我们前面提到的案例 2 也提示 BMI 偏高的年轻人可能更易感染 COVID-19,因此也提醒同学们,均衡饮食、适当运动,维持BMI 指数在正常范围内,进而降低相关疾病的发病风险。"身体是革命的本钱",希望大家重视自己的健康问题。

三、总体与样本

总体（population）:根据研究目的确定的所有同质观察单位的全体,它包括所有定义范围内的个体变量值。需要注意的是,在医学研究中总体分为有限总体和无限总体,其类型随研究的问题而定。

样本（sample）:指从研究总体中随机抽取的有代表性的一部分观察单位或个体。

我们把描述总体特征的统计学指标称为参数(parameter),由样本计算出的特征指标称为统计量(statistic)。为了保证总体的同质性和样本的可靠性与代表性,应当严格确定总体范围,用随机化的方法选择有代表性的样本,进行正确而有效的研究设计。

四、误差

误差(error)指观测值与真实值、样本统计量与总体参数之间的差别。根据误差的性质和来源主要分为:系统误差、随机误差。其中,系统误差是由一些固定因素产生,如仪器未进行归零校正、医生对疗效标准掌握偏高或偏低等原因。系统误差的大小通常恒定或按照一定规律变化,具有明确的方向性。可以通过周密的研究设计和测量过程标准化等措施加以消除或控制。而随机误差产生的主要原因是生物体的自然变异和各种尚无法控制的偶然因素引起。随机误差往往没有固定的大小和方向,但有一定的规律。由于变异的存在,随机测量误差是不可避免的。抽样误差是随机误差中最重要的一种,是由于抽样而引起的样本统计量之间及其与总体参数间的差异。抽样误差产生的根本原因是个体变异,具有不可避免性,但可以通过增加样本量来减小抽样误差。

五、概率与概率分布

概率(probability):描述随机事件发生的可能性大小的一种度量,常用 P 表示。事件 A 的发生概率表示为 $P(A)$,其取值范围为$[0,1]$,概率一般用稳定的频率代替。即在大量的观察或试验中,事件 A 出现的相对频率。

概率分布(probability distribution):表示随机变量所有可能的取值与各取值下所发生概率之间的对应关系(即全部可能结果及各种结果发生的概率),用以全面地表述随机变量取值的概率。

小概率事件:发生的概率 $P \leq 0.05$ 的事件,统计学上习惯性地称之为小概率事件,表示在一次试验或观察中该事件发生的可能性很小,可认为该事件不会发生。但需要注意的是,小概率事件并非不可能事件,是可能发生的,只不过发生的可能性很小,而"小概率"的标准是人为规定的。

在统计学上,统计推断的结论都是基于一定概率得出的。

环节四:思考题

1.通过学习基本概念,请思考案例 2 的结论"肥胖的年轻人可能更容易感染 COVID-19",为什么是"可能",而不是"肯定"?

2.课后阅读一篇关于新冠肺炎的临床研究文献,指出研究目的、研究对象、总体、样本、观察指标/变量、变量的类型,以及主要的研究结论。

环节五:课堂总结与展望

掌握医学统计学中的基本概念,是我们进行统计设计及统计分析的基础,为接下来统计描述和统计推断内容的学习打下良好的基础。

通过案例"不同国家新冠病毒确诊感染人数"的对比,根据统计数字,展现我国在这次空前的公共卫生事件中取得的阶段性的胜利,提升同学们的民族自豪感及爱国热情。

通过案例"肥胖的年轻人可能更容易感染 COVID-19",及 BMI 的不同等级划分,举例说明 BMI 偏高增加多种疾病的发病风险,提醒同学们保持良好生活习惯,重视身体健康。

"以人为本"理念引领下的中国人口与经济指标变化

卫生统计常用指标

任课教师　李琳琳

第一部分　教学简况

教学目标

1. 知识目标:熟悉人口统计资料的来源及收集方法;了解人口金字塔的原理及绘制方法;掌握描述人口特征的常用统计指标及动态数列常用指标的计算及意义。

2. 能力目标:帮助学生掌握人口特征各指标的计算;提高学生通过运用人口学特征指标的知识技能发现和了解人口学资料特征,从而采取相应的措施和政策,可为合理配置卫生资源及确定疾病预防控制优先领域提供科学依据。

3. 思政元素:通过课程内容引导学生树立"以人为本、人民至上"的核心价值观,树立"党永远同人民站在一起"的理念,深刻理解从事疾病预防控制工作的社会责任感和使命感。

教学重点

1. 掌握人口特征统计指标,动态数列统计指标的计算。

2. 掌握人口统计资料的来源。

教学难点

1. 人口金字塔图形分析。

2. 人口普查的重大意义。

3. 动态数列的预测指标。

教学方法

案例导入,问题引导,理论联系实际。以案例导入课程,教师讲授为主,提出问题讨论,理论联系实际并引入思政内容。

第二部分　教学过程设计

环节一:案例导入课程内容

一、全国人口普查概述

卫生统计指标主要反映人群健康状况和医疗卫生服务及卫生资源等特征。卫生统计指标既能反映人群健康状况,也能反映医疗卫生服务水平,可为合理配置卫生资源及确定疾病预防控制优先领域提供科学依据。本节课要介绍的概念多,且比较抽象,为了使同学们更容易地接受这些指标概念,下面从我国国情出发,以我国人口普查和国内生产总值(GDP)历年数值变化为例,介绍我国人口特征统计指标、动态数列统计指标等。

全国人口普查是由国家来制订统一的时间节点和统一的方法、项目、调查表,严格按照指令依法对全国现有人口普遍地逐户逐人地进行的全项调查登记,并通过汇总数据出具分析报告,普查重点是了解各地人口发展变化、性别比例、出生性别比等。全国人口普查属于国情调查,是当今世界各国广泛采用的搜集人口资料的一种最基本的科学方法,是提供全国人口数据的主要来源。

人口普查工作包括对人口普查资料的搜集、数据汇总、资料评价、分析研究、出具报告等全部过程,它的目的是全面掌握全国人口的基本情况,为研究制定人口政策和经济社会发展规划提供依据,为社会公众提供人口统计信息服务。

我国的人口普查工作按照全国统一领导、部门分工协作、地方分级负责、各方共同参与的原则组织实施。国务院统一领导全国人口普查工作,研究决定人口普查中的重大问题。地方各级人民政府按照国务院的统一规定和要求,领导本行政区域的人口普查工作。科学、有效地组织实施全国人口普查,保障人口普查数据的真实性、准确性、完整性和及时性,根据《中华人民共和国统计法》,制定《全国人口普查条例》。国家机关、社会团体、企业事业单位应当按照《中华人民共和国统计法》和《全国人口普查条例》的规定,参与并配合人口普查工作。

从1949年至今,我国分别在1953年、1964年、1982年、1990年、2000年、2010年和2020年进行过七次全国性人口普查。

2019年11月,经李克强总理签批,国务院印发《关于开展第七次全国人口普查的通知》。根据《中华人民共和国统计法》和《全国人口普查条例》规定,国务院决定于 2020 年开展第七次全国人口普查。全国第七次人口普查标准时点是 2020 年 11 月 1 日零时。

二、人口普查的意义

人口普查是世界各国所广泛采用的搜集人口资料的一种科学方法,是提供全国基本人口数据的主要来源。人口普查主要调查人口和住户的基本情况,内容包括:性别、年龄、民族、受教育程度、行业、职业、迁移流动、社会保障、婚姻生育、死亡、住房情况等。我国人口普查的对象是在中华人民共和国境内居住的自然人以及在中华人民共和国境外但未定居的中国公民,不包括在中华人民共和国境内短期停留的境外人员。

环节二:提出问题

1. 人口统计资料的来源都有哪些?
2. 人口普查主要统计哪些人口学指标?
3. 描述人口特征的常用指标有哪些?
4. 从人口金字塔能得到哪些人口学特征?
5. 动态数列有哪些指标?
6. 计算动态数列各指标的目的是什么?

通过本次课程的学习,我们回答上述问题。

环节三:讲授内容与思考

一、人口统计资料的来源

(一)人口普查资料

人口普查(census)是在国家统一规定的时间点,按照统一的方法和统一的调查表,对全国人口全面地、逐户逐人进行的一次性调查登记。

(二)人口抽样调查资料

人口抽样调查(population sampling survey)是指按照随机的原则,从被研究的人口总体中抽取一部分样本进行调查,并根据调查所得的资料推断人口总体的相应指标。

(三)人口登记资料

人口登记是指人口事件发生后随即进行的登记。按所登记人口资料的性质可分为户口登记、生命登记和人口迁移变动登记三类。

二、描述人口特征的常用指标

（一）人口数

1. 人口总数与年平均人口数。

2. 户籍人口与常住人口。

（二）人口构成及其统计指标

1. 人口构成。

2. 人口金字塔。

（三）人口特征其他统计指标

1. 老年人口系数。

2. 少年儿童人口系数。

3. 负担系数。

4. 老少比。

5. 性别比。

三、动态数列

动态数列是按时间将一组或几组统计指标排列起来,观察其随时间而变化的趋势。动态数列可计算其相应的指标。

（一）绝对增长量

表示指标在一定时期增长的绝对值,可分为累计增长量和逐年增长量。累计增长量是某年指标与基线指标之差。逐年增长量是某年指标与前一年指标之差。

[**例1**]　2018年中国GDP较2008年的累计增长量为13.89−4.59 = 9.30(万亿美元);美国GDP累计增长量为20.53−14.71 = 5.82(万亿美元)。

（二）定基发展速度与增长速度

定基发展速度是某年指标与基线指标之比,表示某年指标是基线指标的百分比例。

定基增长速度是某年指标与基线指标相比的净增加速度,即定基增长速度 = 定基发展速度−100%。

[**例2**]　2018年中国GDP较2008年的定基增长速度:$\frac{13.89}{4.59} \times 100\%$ = 302.61%;

2018年中国GDP较2017年的定基增长速度:302.61%−100% = 202.61%;

美国 GDP 定基增长速度：$139.56\% - 100\% = 39.56\%$。

（三）环比发展速度与增长速度

环比发展速度是某年指标与前 1 年指标之比，表示某年指标是前 1 年指标的百分比。

环比增长速度是某年指标与前 1 年指标相比的净增加速度，即：

$$环比增长速度 = 环比发展速度 - 100\%$$

[例 3] 2018 年中国 GDP 较 2017 年的环比发展速度为：$\dfrac{13.89}{12.31} \times 100\% = 112.84\%$；

美国 GDP 环比发展速度为：$\dfrac{20.53}{19.49} \times 100\% = 105.34\%$；

2018 年中国 GDP 较 2017 年的环比增长速度为 $112.84\% - 100\% = 12.84\%$；

美国 GDP 环比增长速度为：$105.34\% - 100\% = 5.34\%$。

（四）平均发展速度与增长速度

平均发展速度是各环比发展速度的几何平均数，说明某事物在一个较长时期逐年平均发展变化的程度，平均发展速度 $= \sqrt[n]{\dfrac{a_n}{a_0}}$。

平均增长速度是各环比增长速度的平均数，说明某事物在一个较长时期逐年平均增长程度。

$$平均增长速度 = 平均发展速度 - 1$$

[例 4] 2019 年中国 GDP 较 2008 年的平均发展速度为：

$$\sqrt[n]{\frac{a_n}{a_0}} = \sqrt[12]{\frac{14.34}{4.59}} \times 100\% = 109.96\%$$

2019 年美国 GDP 较 2008 年的平均发展速度为：

$$\sqrt[n]{\frac{a_n}{a_0}} = \sqrt[12]{\frac{21.37}{14.71}} \times 100\% = 103.16\%$$

中国 GDP 平均增长速度为：$109.96\% - 100\% = 9.96\%$。

美国 GDP 平均增长速度为：$103.16\% - 100\% = 3.16\%$。

通过前面内容的介绍，请大家思考一下：

1. 我国人口构成比的变化和我国人口金字塔特征。

我国的国情是人口基数大，人民还不富裕。新中国成立以后，我们国家本着"以人为本，人民至上"的理念，在党和国家的领导下，采取了一系列人口政策来控制人口数量及构成比的变化，改善我们的人口结构。

内容总结看起来似乎很简单，短短几行字，但实施起来，其难度是超乎想象的。以人口结构调整为例,我们国家本着"以人为本,人民至上"的理念,在党和国家的领导下,采取有效措施,把我国人口总数量增长控制在一定范围内,减轻了国家的经济负担,让人民尽可能富裕起来,提高了人民的生活质量,把不可能变成现实。这是我们党信念、信心、能力和力量的集中体现。这8个字体现在工作中,就是:思想重视,组织健全,措施得力,全面覆盖。

2. 中国和美国 GDP 动态数列的变化,说明了什么问题?

我国 2008—2019 年 GDP 值的定基比增长速度一直是正值,表明每年的值与基线相比都有净增加,并且增长逐渐加大;环比增长速度也均为正值,表示每年的 GDP 值与前一年相比也都是在增加,美国的 GDP 除了 2009 年是负增长外,其他年度都是正值;中国 GDP 平均增长速度为 9.96%,美国为 3.16%。这个巨大的飞跃说明我们党和国家的领导,始终坚持以经济建设为中心的政策,始终坚持全心全意为人民服务的目标,才有了今天的令人欣喜的好成绩。习近平总书记在 2017 年新年贺词中讲道:"只要我们 13 亿多人民和衷共济,只要我们党永远同人民站在一起,大家撸起袖子加油干,我们就一定能够走好我们这一代人的长征路。"

环节四:课堂讨论

在教师讲授完第十六章第一节和第五节内容之后,请同学们围绕以下三个问题展开讨论,检测学生对本次及以往知识点的掌握情况,对树立"以人为本、人民至上"的核心价值观的认识,对树立"党永远同人民站在一起"的理念的认识,以及对作为"公共卫生工作者"的社会责任感和使命感的理解。

1. 根据本次课程内容,讨论我国人口金字塔特征和人口普查的意义,以及今后我国人口构成比的发展走向。

2. 以中国历年 GDP 数据的动态变化为例,思考如何运用所学动态数列知识,应用到疾病的预防控制和了解人群健康水平的实际工作中去。

3. 结合本节课的内容和前期所讲知识点,讨论我们党和国家在人口与卫生事业发展及经济水平发展的相互关系中如何发挥制度优势领导人民走向共同富裕。

环节五:课堂总结与展望

通过对我国人口学指标的了解及动态数列相关指标的计算,我们可以看到,医学人口统计不仅是制订卫生工作计划及确定卫生政策的重要依据,也是了解人群健康水平及评价卫生效果的重要依据。动态数列指标的计算和分析,不仅能够总结过去,了解数列的变化规律,还可以进行预测,计算几年后达到的指标,以指导卫生资源的分配并及时采取应对措施,有力保障人民的健康。作为新时代公共卫生人,也希望同学们以"国家富强、人民健康"目标为己任,以"党永远和人民在一起"信念为宗旨,把专业知识与社会责任相结合,成为既有坚定信念又有知识能力的卓越公共卫生人才。

人人享有健康　实现全民小康

寿命表　概述

任课教师　毛振兴

第一部分　教学简况

教学目标

1.知识目标:了解健康期望寿命、伤残调整寿命年的概念;熟悉简略现时寿命表和去死因寿命表的编制过程;熟悉寿命表相关指标的用途;掌握寿命表的概念和分类;掌握年龄组死亡率、年龄组死亡概率、生存概率、期望寿命等概念。

2.能力目标:通过学习寿命表使得学生掌握寿命表相关指标概念;学会如何编制寿命表;发展学生发现问题、解决问题和实际运用的能力;培养学生科学的思维方式和严谨求学态度。

3.价值观和社会责任感目标:通过课堂引入我国居民健康现状。中共中央、国务院印发了《"健康中国2030"规划纲要》,把人民健康放在优先发展的战略地位,把健康融入国家政策,推进健康中国建设。让学生认识到,没有全民健康,就没有全面小康,人人享有健康是全人类共同愿景。

4.思政元素:人口普查与期望寿命;"健康中国2030"。

教学重点

1.掌握寿命表的概念和分类。

2.掌握年龄组死亡率、年龄组死亡概率、生存概率、期望寿命概念。

教学难点

1.健康期望寿命、伤残调整寿命年的概念。

2.寿命表相关指标的用途。

3.简略现时寿命表和去死因寿命表的编制过程。

教学方法

案例导入,问题引导,理论联系实际。以案例导入课程,教师讲授为主,启发式教学:讲授法和提问法结合。提出问题讨论,理论联系实际并引入思政内容。

第二部分 教学过程设计

环节一:案例导入课程内容

前面的课程我们已经介绍了一些常用的反映人口疾病、人口死亡的统计指标,其实广为大家接受的统计指标还有寿命表(life table)产生的期望寿命(life expectancy),该指标既能综合反映各个年龄组的死亡水平,又能以期望寿命长短的形式说明人群的健康水平,它是评价不同国家或不同地区社会卫生状况的主要指标之一。本章将分别介绍几种寿命表的编制方法,并对有关指标的应用给予说明。

寿命表分为现时寿命表和定群寿命表两类。定群寿命表也翻译为“队列寿命表”,其数据由纵向随访观察而得,反映了某一特殊人群(队列)的死亡经历。

例如,确定某地 1950 年出生的所有个体为研究人群,追踪随访记录研究人群中所有个体从出生到死亡的时间,由此产生寿命表。由于人的生命周期很长,用定群寿命表的方法去研究人群的生命过程,显然是不现实的,因为要统计这批人的预期寿命恐怕要等到一个世纪以后了;另外定群寿命表反映的是历史情况,不适宜反映当前的人群健康状况。因此,在编制人群寿命表时,一般较少使用定群寿命表,而较多使用现时寿命表。

环节二:提出问题

1. 如何编制寿命表?

2. 如何计算期望寿命?

3. 期望寿命的长短表明人群的健康水平,它能作为社会、经济、文化和卫生发展水平的综合体现指标吗?

4. 寿命表有哪些应用?

环节三:讲授内容与思考

一、年龄组

在寿命表中的年龄均采用实足年龄。每一年龄组的下限值记为 X。完全寿命表的年龄组是每 1 岁为一组。刚出生到不足 1 岁记为“0 ~ ”,实足

1 岁到不足 2 岁记为"1 ~ "……一般将 85 岁及以上合并为"≥85"。简略寿命表一般是 5 岁为一个年龄组,但婴儿死亡率对寿命表的影响相当大,所以简略寿命表也将第 1 个 5 岁年龄组拆分成组距为 1 岁的"0 ~ "岁组和组距为 4 岁的"1 ~ "岁组,从实足 5 岁开始年龄组的组距才为 5 岁。

二、平均存活年数

在"$X \sim X+i$"岁年龄组(i 为组距),每位死亡者平均存活年数记为 a_x。完全寿命表每一年龄组平均存活年数设为 0.5 年,简略寿命表组距为 5 的年龄组平均存活年数设为 2.5 年。但由于婴儿或幼儿的早期死亡率较高,特别是新生儿出生第一周死亡率一般较高,因此寿命表的"0 ~ "岁组平均存活年数远小于 0.5。由我国 1981 年与 1982 年部分地区的婴儿死亡资料计算得到"0 ~ "岁组男性平均存活年数为 $a_0 = 0.1450$,女性为 $a_0 = 0.1525$,取两位小数,则男女统一用 $a_0 = 0.15$。

三、年龄组死亡率

某年龄组的人口数记为 p_x,相应的实际死亡人数记为 d_x。两者之比就是某年龄组死亡率。

四、年龄组死亡概率

"$X \sim X+i$"岁年龄组死亡概率记为 q_x,其计算基于年龄组死亡率 m_x,表示 X 岁尚存者在今后 i 年内死亡的概率。该指标与死亡率 m_x 的意义完全不同,年龄组死亡率只是表示某年龄组人口的平均死亡水平。

五、生存概率

表示 X 岁尚存者在今后 i 年内存活的概率,记为 p_x,$p_x = 1 - q_x$。

六、尚存人数

记为 lx,表示假想的同时出生的一代人(一般假定为 10 万人,即"0 ~ "岁组的尚存人数 $10 = 100\ 000$)中,在 X 岁年龄组尚存的平均人数。

七、死亡人数

这里是指"理论"死亡人数,记为 d_x。表示假想的同时出生的一代人中,X 岁尚存者按死亡概率 q_x 死于年龄组"$X \sim X+i$"的平均人数,即 $d_x = q_x X l_x$。

八、生存人年数

记为 l_x，是指假想的同时出生的一代人中，X 岁尚存者在今后 i 年内的平均生存人年数。

九、生存总人年数

记为 t_x，是指假想的同时出生的一代人中，X 岁尚存者今后存活的平均总年数，它是 X 岁及 X 岁以上的各年龄组生存人年数的总和。

十、期望寿命

记为 e_x，这是寿命表最广泛使用的指标，是指同时出生的一代人活到 X 岁时，尚能生存的平均年数。

十一、寿命表的应用

①评价国家或地区居民健康水平；②利用寿命表研究人口再生产情况；③利用寿命表指标进行人口预测；④利用寿命表方法研究人群的生育、发育和疾病发展规律。

十二、去死因寿命表

1. 用途：研究某种死因对居民死亡的影响，可编制去死因寿命表。

2. 基本思想：假设消除了某种死因，则原死于该死因的人不死于该死因，寿命就会延长。用于研究某种死因对居民死亡的影响。

3. 优点：①合理说明了该死因对群体生命的影响程度；②既能综合说明某死因对全人口的作用，又能分别说明某死因对各年龄组人口的作用；③去死因寿命表的指标同样不受人口年龄构成的影响，便于相互比较。

十三、健康期望寿命

健康期望寿命(healthy life expectancy, HALE)是将期望寿命分为良好健康状况和较差健康状况两种情况，同时考虑年龄组死亡率和年龄组患病率，以良好健康状况下的期望寿命来反映人群健康状况。活得长不一定活得健康，健康寿命比寿命更重要。1997 年，世界卫生组织(WHO)不再单纯用人均预期寿命指标，而开始用健康寿命指标反映各国人口的健康状况。目的是提高人口的健康寿命，缩小国家或各组织间人口健康寿命的差距。

通过前面内容的介绍，请我们大家思考一下：编制寿命表的步骤有哪些？如何计算期望寿命？什么是预期寿命？计算预期寿命的目的是什么？

并结合中国现状谈谈如何提高预期寿命。

编制寿命表的步骤：①年龄及其分组；②年龄组死亡率；③年龄组死亡概率；④尚存人数和死亡人数；⑤生存人年数；⑥生存总人年数；⑦期望寿命。

计算期望寿命：记为 e_x，这是寿命表最广泛使用的指标，是指同时出生的一代人活到 X 岁时，尚能生存的平均年数。公式为：

$$e_x = \frac{T_x}{l_x}$$

预期寿命：人口学上所称的人均预期寿命，指的是现时预期寿命。什么是"现时"？就是按照当前(如今年)的死亡率预测。比如说，今年出生的这批人，到明年是 1 岁。1 岁的死亡率跟明年的医疗条件等有关，而明年的情况是未知的。于是，就按照今年 1 岁人的死亡概率，统计这批人 1 岁时的死亡数量。他们活到 2 岁时，按照今年 2 岁的死亡概率，统计其死亡人数。依此类推，逐年走下去，直至这批人全部死亡，计算他们平均死亡年龄。人均预期寿命反映的是当前的死亡水平，它虽然叫预期寿命，却不代表这群人真正能活多少岁。因为，它是以当下死亡率为基础计算的，实际上，死亡率是不断变化的。例如现在出生的这批人预期能活到 74 岁，若干年后，医疗水平上去了，也许能活到 100 岁。

计算预期寿命的目的：测量人均预期寿命的目的不是单纯追求高寿，而是关注生活质量，尤其是老年人的健康水平。随着人口迅速老龄化，以及平均预期寿命的迅速提高，人们开始发现反映死亡水平的指标并不能完全反映人们的健康状况，也不能充分反映人们的生命质量状况，原因是很多国家都出现了在平均预期寿命提高的同时，人们的不健康期也同时在延长，即出现了人口健康状况在下降的情况。而且，人活得越长，不健康的人往往也会越多。此时人们开始认识到：健康可以导致长寿，但长寿不一定就健康。作为世界第一人口大国，也是 21 世纪上半叶人口老龄化速度最快、人口健康压力最大的发展中国家，中国应该推广"不仅要活得长，更要活得健康"的理念，更加关注健康寿命。

提高预期寿命的措施：到 2015 年，中国人均预期寿命提高 1 岁的目标，一方面需要有关部门加强安全教育与相关法律法规的制定。此外，更为重要的是，要采取各种途径预防慢性病的发生。这就不仅仅是医疗卫生方面的事了，更需要环境、社会保障各个方面的配合，特别是体育。全民健身在慢性病的预防和辅助治疗方面有着非常重要的作用。很多慢性病的发生，与人们"管不住嘴，迈不开腿"有很大关系。

在合理膳食、积极锻炼的基础上，应该针对现代人生活节奏快、工作压力大、无暇锻炼的特点,开发一些适合上班族在小空间、短时间内进行的体育活动。

正是在党和国家的领导下,我国采取了一系列的有效措施,从思想重视、组织健全、措施得力等全方位让中国卫生健康事业获得了长足发展,居民主要健康指标总体优于中高收入国家平均水平。

一是思想重视。习近平总书记在十九大报告中指出,实施健康中国战略。要完善国民健康政策,为人民群众提供全方位全周期健康服务。

二是组织健全。习近平总书记在十九大报告中提出"健康中国"发展战略,指出"要把人民健康放在优先发展的战略地位",顺应民众关切,对"健康中国"建设做出全面部署,提出"切实解决影响人民群众健康的突出环境问题""推动全民健身和全民健康深度融合""加强食品安全监管""努力减少公共安全事件对人民生命健康的威胁""为老年人提供连续的健康管理服务和医疗服务"等要求。

三是措施得力。改革开放以来,中国人均预期寿命从1981年的67.9岁提高到2016年的76.5岁,孕产妇死亡率从1990年的0.889‰下降到2016年的0.199‰,婴儿死亡率从1981年的34.7‰下降到2016年的7.5‰,居民的主要健康指标总体上优于中高收入国家平均水平,提前实现联合国千年发展目标。我认为基于中国制度的优势,一切为了人民的宗旨,我国需要建设高效有中国特色的卫生与健康服务体系。

随着工业化、城镇化、人口老龄化进程加快,中国居民生产生活方式和疾病谱不断发生变化。心脑血管疾病、癌症、慢性呼吸系统疾病、糖尿病等慢性非传染性疾病导致的疾病负担占疾病总负担的70%以上。居民健康知识知晓率偏低,吸烟、过量饮酒、缺乏锻炼、不合理膳食等不健康生活方式比较普遍,由此引起的疾病问题日益突出。毫无疑问,没有全民健康就没有全面小康。

环节四:课堂讨论

在教师讲授完第十七章内容之后,让学生围绕以下问题展开讨论,检测学生对本次及以往知识点的掌握情况,以及对我国《"健康中国2030"规划纲要》的关注。

1.根据本次课程内容,讨论编制寿命表应注意哪些问题。

2.思考如何将本章所学理论知识和技能,应用到评价国家或地区居民健康水平的实际工作中。

3.结合目前我国居民健康状况和我国政策,讨论如何"健康中国,你我同行"。

环节五:课堂总结与展望

通过寿命表相关内容的学习,我们可以看到,寿命表在评价国家或地区居民健康水平、研究人口再生产情况、进行人口预测、研究人群的生育、发育和疾病发展规律等方面有重要应用。作为新时代公共卫生人,也希望同学们以健康中国目标为己任,以"以人为本"为宗旨,以"学则恒心,医则仁心"为准则,把专业知识与社会责任相结合,成为有理想信念,有责任担当,有知识能力的新时代"公卫人"。我相信,人人享有健康一定能梦想成真。

职业卫生与职业医学

以史为鉴,建设健康中国

职业卫生与职业医学　绪论

任课教师　周　舫

第一部分　教学简况

教学目标

1.掌握职业卫生与职业医学的基本概念及职业病的特点。

2.掌握职业病防治工作中的三级预防原则。

3.熟悉职业与健康的关系。

4.了解我国职业病工作的现状、问题与展望。

5.通过学习职业卫生工作取得的成就,培养学生的四个自信(道路自信、理论自信、制度自信、文化自信),引导学生树立"人民至上""一切为了人民"的核心价值观。

6.引导学生以史为鉴,不忘初心,深刻理解职业病预防控制工作的社会责任感,以健康中国为己任,成为有责任、有担当的预防医学人才。

教学重点

1.职业病的特点。

2.三级预防策略。

教学难点

职业卫生与职业医学的联系与区别。

教学方法

使用多媒体课件与板书结合,结合提问、讨论和案例分析,理论联系实际进行教学。以教师讲授为主,提出问题讨论,恰当引入思政教育内容,树立学生的专业意识和专业理想。

第二部分 教学过程设计

环节一:讲授职业卫生与职业医学相关知识

Ⅰ 讲授职业卫生与职业医学简史、相关概念(20分钟)

一、职业卫生与职业医学简史

职业是利用专门的知识和技能,为人类创造物质财富和精神财富,获取合理报酬,满足物质生活来源和精神需求的社会分工。职业是人类生存、社会发展和美好生活追求的需要和必然,职业与健康本质上是和谐统一、相辅相成、互相促进的。在工作环境中,良好的劳动条件促进健康,反之,不良的劳动条件才导致健康损害,甚至疾病和死亡。职业卫生与职业医学(occupational health and occupational medicine)是预防医学的主干学科之一,职业医学是临床医学的重要组成部分。

欧洲从16世纪开始,就有关于职业病的报道,具有标志性意义的工作是1700年意大利的拉马兹尼(Ramazzini)出版《论手工业者疾病》一书,该书是职业医学的经典著作,拉马兹尼被誉为职业医学之父。

在20世纪,随着欧美国家工业的迅速发展,出现了多种急、慢性化学中毒和职业肿瘤等问题。从事职业医学的美国医生汉密尔顿(Hamilton)于1925年出版了《美国的工业中毒》,主要描述了有关铅中毒、表盘涂镭工患癌症等的研究。英国医生亨特(Hunter)所著《职业病》(Diseases of Occupation)对本学科的形成和发展也有重要影响。

早在公元10世纪,我国北宋文学家孔平仲就在其著作《谈苑》中写道:"贾谷山采石人,石末伤肺,肺焦多死……"不仅指出采石职业,还指出石末为职业有害因素,损害肺脏,症状是"肺焦"直至死亡。他还提及"后苑银作镀金,为水银所熏,头手俱颤。卖饼家窥炉,目皆早昏",把汞中毒的典型症状和红外辐射对眼睛的损害具体描述出来,这些是人类历史上最早的对职业病的描述(此处引入思政内容,培养文化自信)。李时珍在其著作《本草纲目》中描述了职业性铅中毒的症状,而宋应星在所著《天工开物》中,系统总结了前人在生产劳动中保护工人免受职业有害因素损害的经验与方法。

1954年,我国开始建立劳动卫生与职业病的防治机构。杰出的内科专家吴执中教授在实践的基础上主编了《职业病》一书,是我国职业病学的先驱者和奠基人。何凤生院士发起世界卫生组织职业卫生合作中心会议,并于1994年与四国科学家共同提出并签署了"人人享有职业卫生保健"（occupational health for all）的北京宣言，堪称全球职业卫生事业发展的里程碑（此处引入思政教学，讨论道路自信和制度自信）。

二、职业卫生与职业医学的概念与内容

职业卫生学（occupational health）主要任务是识别、评价、预测、控制和研究不良劳动条件，为保护职业从事者健康、提高作业能力、改善劳动条件所应采取的措施提供科学依据。职业卫生学的内容包括职业从事者在生产工艺过程、劳动过程、生产环境接触的各种物理、化学、生物因素、作业组织安排、管理等的识别、评价、预测、控制，其主要内容属于一级预防。

职业医学（occupational medicine），旧称职业病学，是一门临床医学的学科，是以职业从事者个体为对象，对受到职业危害因素损害或存在潜在健康危险的个体，通过临床检查和诊断，对发生的职业病、职业相关疾病和早期健康损害进行检测、诊断、治疗和康复处理。职业医学的主要内容是发现职业从事者的健康损害和对健康损害进行诊断、治疗和康复处理，其主要内容属于二级和三级预防。

职业卫生学与职业医学是有机统一和密切合作的。主要体现在：①两者的最终目标是统一的；②是三级预防的完美体现；③多学科、多部门交叉协同，促进本学科工作和发展。

Ⅱ 讲授职业与健康的关系、职业病的特点（25分钟）

一、职业性有害因素

生产环境中存在的各种可能危害职业人群健康和影响劳动能力的不良因素统称为职业性有害因素（occupational hazards or occupational harmful factors），亦称职业病危害因素。

职业性有害因素按其来源可分为以下三大类。

（一）生产工艺过程中产生的有害因素

1.化学因素：化学性毒物以粉尘、烟尘、雾、蒸汽或气体的形态散布于车间空气中，主要经呼吸道进入体内，还可以经皮肤、消化道进入体内。常见的化学性有害因素包括生产性毒物和生产性粉尘。

2.物理因素：物理因素是生产环境中的构成要素。不良的物理因素，如异常气象条件（如高温、高湿、低温、高气压、低气压）；噪声、振动、非电离辐射（如可见光、紫外线、红外线、射频辐射、激光等）；电离辐射（如X射线、γ射线等）可对人体产生危害。

3.生物因素:生产原料和作业环境中存在的致病微生物或寄生虫,如炭疽杆菌、真菌孢子(吸入霉变草粉尘所致的外源性过敏性肺泡炎)、森林脑炎病毒,以及生物病原物对医务卫生人员的职业性传染等。

(二)劳动过程中的有害因素

1.劳动组织和制度不合理、劳动作息制度不合理等。

2.精神(心理)性职业紧张,如机动车驾驶。

3.劳动强度过大或生产定额不当,如安排的作业与生理状况不相适应等。

4.个别器官或系统过度紧张,如视力紧张、发音器官过度紧张等。

5.长时间处于不良体位、姿势或使用不合理的工具等。

6.不良的生活方式,如吸烟或过量饮酒;缺乏体育锻炼;个人缺乏健康和预防的知识,违反安全操作规范和忽视自我保健。

(三)生产环境中的有害因素

1.自然环境中的因素,如炎热季节的太阳辐射、高原环境的低气压、深井的高温高湿等。

2.厂房建筑或布局不合理、不符合职业卫生标准,如通风不良、采光照明不足、有毒与无毒工段安排在一个车间等。

3.由不合理生产过程或不当管理所致环境污染。

在实际生产场所和过程中,往往同时存在多种有害因素,对职业人群的健康产生联合作用,加剧了对职业从事者的健康损害。

二、职业与健康的关系

劳动是人类生存和发展的必要手段,劳动与健康本质上是相辅相成、互相促进的。良好的劳动条件促进健康,反之,不良的劳动条件导致健康损害。

(一)工伤

工伤属于工作中的意外事故引起的伤害,主要指在工作时间和工作场所内,因工作原因由意外事故造成职业从事者的健康伤害。

(二)职业病

2016年7月2日修正的《中华人民共和国职业病防治法》中,职业病的法定定义是,企业、事业单位和个体经济组织等用人单位的职业从事者在职业活动中,因接触粉尘、放射性物质和其他有毒、有害因素而引起的疾病。

1.人体直接或间接接触职业性有害因素时,是否发生职业病,取决于如下三个主要条件:①有害因素的性质;②有害因素的浓度和强度;③个体的健康状况(举例:如对苯胺类化学物易感者,往往有葡萄糖-6-磷酸脱氢酶的先天性遗传缺陷;铅中毒与 ALAD 基因多态性有关,苯中毒的易感性与 P450 代谢酶的基因多态性有联系)。

2. 职业病具有下列五个特点:①病因有特异性:只有在接触职业性有害因素后才可能患职业病;②病因大多可以检测,存在剂量—反应关系;③不同接触人群的发病特征不同;④早期诊断,合理处理,预后较好;⑤大多数职业病,目前尚缺乏特效治疗手段。

职业病的三个发病条件和五个特点,进一步说明三级预防的重要性,保障工人健康是职业病防治、生产力促进和国民经济可持续发展的目标。

3. 职业病的诊断原则。具体内容有 4 个方面。①职业史:是职业病诊断的重要前提。②现场调查:是诊断职业病的重要依据。③症状与体征:职业病的临床表现复杂多样,同一职业性有害因素在不同致病条件下可导致性质和程度截然不同的临床表现;不同职业性有害因素又可引起同一症状或体征;非职业因素也可导致与职业因素损害完全相同或相似的临床症状和体征。④实验室检查:对职业病的诊断具有重要意义,生物标志物(biomarker),主要包括三大类:接触生物标志物(exposure biomarker)、效应生物标志物(effect biomarker)和易感性生物标志物(susceptibility biomarker)。

为了及时掌握职业病的发病情况,以便采取预防措施,我国在 2002 年 5 月正式开始实施《职业病防治法》,并于 2011 年 12 月 31 日、2016 年 7 月 2 日进行了两次修正。卫生部还修改并重新颁发《职业病诊断与鉴定管理办法》(卫生部令第 91 号,2013 年 2 月 19 日发布)及职业病报告办法(88 卫防字第 70 号),要求:①急性职业中毒和急性职业病应在诊断后 24 小时以内报告,卫生监督部门应会同有关单位下厂进行调查,提出报告,以便督促厂矿企业做好预防职业病工作,防止中毒事故再次发生;②慢性职业中毒和慢性职业病在 15 天内会同有关部门进行调查,提出报告并进行登记,以便及时掌握和研究职业中毒和职业病的动态,制定预防措施(引入思政内容:党和政府对人民生命和健康的重视)。

(三)职业相关疾病

职业相关疾病则指多因素相关的疾病,与工作有联系,但也见于非职业人群中,因而不是每一病种和每一病例都必须具备该项职业史或接触史。常见的职业相关疾病如下:

1. 行为(精神)和身心疾病。

2. 非特异性呼吸系统疾病。

3. 心脑血管疾病与代谢性疾病。

4. 其他如消化性溃疡、腰背痛等疾病。

Ⅲ 讲授职业性损害的三级预防(15 分钟)

《中华人民共和国职业病防治法》第一章总则第三条中指出,职业病防治工作坚持预防为主、防治结合的方针,建立用人单位负责、行政机关监管、行业自律、职工参与和社会监督的机制,实行分类管理、综合治理。其基本准则应按三级预防加以控制,以保护和促进职业人群的健康。

第一级预防(primary prevention)又称病因预防,是从根本上消除或控制职业性有害因素对人的作用和损害,即改进生产工艺和生产设备,合理利用防护设施及个人防护用品,以减少或消除工人接触的机会。

第二级预防(secondary prevention)是早期检测和诊断人体受到职业性有害因素所致的健康损害并予以早期治疗、干预。

第三级预防(tertiary prevention)是指在患病以后,给予积极治疗和促进康复的措施。

三级预防体系相辅相成。第一级预防针对整个人群,是最重要的,第二和第三级是第一级预防的延伸和补充。全面贯彻和落实三级预防措施,做到源头预防、早期检测、早期处理、促进康复、预防并发症、改善生活质量,构成职业卫生与职业医学的完整体系。

Ⅳ 讲授我国职业卫生与职业医学的现状和展望(20 分钟)

经过改革开放 40 多年的高速发展,我国的经济总量已达世界第二位,并且将以较高的速度持续发展,但是,我国经济发展水平不平衡,传统的职业危害与新出现的职业卫生问题并存。当前,我国职业卫生的主要问题和展望如下。

一、我国职业卫生面临的主要问题

(一)职业有害因素分布广、种类多、职业卫生突发事件频发

职业伤害是劳动人群中重要的安全和健康问题,也是在发达国家和发展中国家都存在的重要公共卫生问题之一。生产环境中排出的废弃物(废气、废水、废料)是环境污染物的重要来源,由职业有害因素变为环境有害因素,将危害更大的人群(此处引入思政教育,强调加强职业卫生学与环境保护的有机结合,真正将其结合为一体,为生态文明做出更大的贡献)。

(二)"进城务工人员"等特殊人群职业卫生问题与职业危害
　　　　转嫁严重

我国正处于经济转轨的变革时期,众多中年职工由于不适应新的产业需求而失业,由于他们曾长期接触某些职业有害因素,给他们的晚年生活

带来某些潜在的危险因素,如既往长期接触大量游离二氧化硅粉尘者可能发生晚发型硅沉着病。对这个弱势群体的职业卫生问题,应给予足够关注。

全球经济一体化(globalization)是当今世界经济发展的主潮流,但在经济一体化过程中,不可避免地带来某些负面效应。其中,发达国家或地区将在本国或地区禁止的原料、生产过程或产品转移到发展中国家或地区进行生产就是一个严重的问题,即"危害转嫁"(hazard transfer)(引入思政教学,鼓励同学提高认识、在促进社会发展和技术创新,保护祖国和人民利益方面做出积极贡献)。

二、我国职业卫生工作的展望

正是在党和国家的领导下,我国采取了一系列的有效措施,从思想重视、组织健全、措施得力、全面覆盖等全方位采取防控,使职业病防治工作取得了显著的成效。下面就来讨论一下我们国家是如何把措施扎实落实,全面实施的。

(一)加强职业有关疾病的研究与防控,服务健康中国

随着社会的进步,经济的发展,人民生活水平的提高,人们不再满足于治病疗伤,而是要求促进健康、延年益寿、提高生活质量和生命质量,这些致使就业方式的多元化,职业相关疾病的发病因素更为复杂。2008 年世界劳工组织指出,职业卫生工作者,不仅要重视职业性有害因素所引起的职业病,而且应该高度重视职业相关疾病;坚持预防为主、防治结合的方针,贯彻落实三级预防,保护和促进职业人群的健康(引入思政教育,强调"健康中国,职业健康先行")。

(二)新理念、新理论和新技术在职业卫生中的应用

把全球卫生、转化医学、精准健康的理念应用到职业卫生与职业医学的工作和研究中。随着现代系统生物学技术的不断发展和完善,采用流行病学、临床医学、药学、基础医学、环境科学、信息科学等多学科交叉的技术与方法,整合基因组学、表观遗传组学、转录组学、蛋白质组学、代谢组学、暴露组学等新技术、新方法的数据,采用暴露组学、流行病学和系统生物学的大数据理念,从环境、基因和两者交互作用的角度着手研究,进而对职业损害的发生机制做出更全面、更完整的解释和阐明(引入思政教学,鼓励学生投入职业损害的预防工作,保障国民经济发展的可持续,促进和谐社会的构建和完善)。

环节二:课堂讨论

在教师讲授完第一章绪论内容之后,让学生围绕以下三个复习思考题展开讨论,检测学生对本次知识点的掌握情况,对树立"人民至上"的核心价值观的认识以及对作为"公卫人"应具备的社会责任感的理解。

请思考:

1. 职业卫生与职业医学的主要研究内容。
2. 职业卫生与职业医学的主要研究方法。
3. 我国职业卫生工作面临的机遇和挑战是什么?

环节三:课堂总结与展望

通过对于职业卫生与职业医学的基本概念及职业病特点的学习,掌握职业病防治工作中的三级预防原则。我们可以看到,对于职业卫生相关疾病的防控,不仅需要深厚的理论知识和扎实的专业技能,还需要一颗为人民、为社会无私奉献和全心服务的精神,同时也看到了四个自信(道路自信、理论自信、制度自信、文化自信)贯穿于职业卫生与职业医学之中。

作为新时代公共卫生人,也希望同学们以健康中国目标为己任,以"以人为本"为宗旨,以"学则恒心,医则仁心"为准则,把专业知识与社会责任相结合,成为有理想信念、有责任担当、有知识能力的新时代"公卫人"。

发展绿色农药　助力绿水青山

生产性毒物与职业中毒　农药中毒概述

任课教师　袁金涛

第一部分　教学简况

教学目标

1.知识目标:掌握农药的定义、农药分类、农药中毒的预防措施、医疗保健。

2.能力目标:帮助学生掌握农药的预防处理措施;提高学生运用职业病和毒理学知识技能发现和解决农药中毒防治工作中的实际问题的能力。

3.价值观和社会责任感目标:通过课程内容引导学生树立"生命至上""人与自然和谐相处"的价值观,理解农药中毒预防控制工作"公卫人"的责任。

教学重点

1.农药的定义、分类。

2.农药中毒的预防措施。

教学难点

1.农药的定义、分类。

2.农药中毒的预防措施。

教学方法

案例导入,问题引导,理论联系实际。以案例导入课程,教师讲授为主,提出问题讨论,理论联系实际并引入思政内容。

参考文献

[1]邬堂春.职业卫生与职业医学[M].8版.北京:人民卫生出版社,2017.

[2]宋宝安,吴剑,李阳.我国农药创新研究回顾及思考[J].农药市场信息,2019(8):6-11.

第二部分　教学过程设计

环节一：案例导入课程内容

前面的课程我们分别介绍了有机溶剂、苯的氨基和硝基化合物、高分子化合物等生产性毒物职业中毒相关的知识。这次课介绍一类与我们每个人息息相关的生产性毒物——农药。我国能用仅占全球 7% 的耕地解决了占世界 22% 的人口的吃饭问题，成功的经验在于良种的使用、水利灌溉条件的改善，以及农药、化肥的合理施用，三者对粮食产量的贡献之比为 3∶1∶4，农药化肥的贡献可见一斑。农药是最重要的、也是最有效的植物保护手段之一，是保障我国农业生产的重要基础。下面通过简要回顾我国农药发展 70 多年来的历程。

［案例材料　我国农药发展 70 余年历史简要回顾］ 1. 旧中国的化工产业几乎空白，农药工业只有零星的规模极小的手工作坊小厂，能生产的只是信石、砒酸钙、砒酸铅、石硫合剂、鱼藤精、王铜等几种矿物农药和植物农药，品种单一，产量极小，每年仅几十吨。农业病虫害仍无药控制，仅蝗虫灾害平均每 3 年大暴发 1 次。

2. 在 20 世纪 40 年代至 50 年代，仅有少数学者开展农药相关的研究工作。在有机汞类杀菌剂方面开展大量的研究工作。开始了对硫磷、滴滴涕（DDT）、六六六、氯化苦的小型生产。

3. 20 世纪 50 年代到 60 年代中后期，我国也先后产业化了一批有机氯、有机磷以及氨基甲酸酯类农药。在这期间，我国农药事业开展的高等教育、科研产业化方面的工作，为后来的从仿制到仿创结合直至创制打下了良好的基础，形成了良好的开端。

4. 20 世纪 70 年代初，沈阳化工研究院张少铭先生等人研究多菌灵并对其进行产业化生产，在防治小麦赤霉病中发挥了重大作用。这期间，国内先后仿制了稻瘟净、异稻瘟净、克瘟散等有机磷品种，研发了如甲基硫菌灵、硫菌灵、甲霜灵等高效内吸性杀菌剂，一系列三唑类杀菌剂如三唑醇、三唑酮、烯唑醇、丙环唑等也陆续产业化，并应用到我国农业生产中。六六六最高年产量曾达到 35 万吨，加上 DDT 年产量达 2.5 万吨左右，以及艾氏剂、狄氏剂等多种有机氯农药，年产能力和产量共达 40 万吨。至 20 世纪 70 年代后期和 80 年代初，中国陆续研制出一批有机合成农药。此后，陆续投产了敌锈钠、亚胺硫磷、甲胺磷、倍硫磷、杀螟松、辛硫磷、异丙磷、西维因、害扑威等品种，结束了中国农药只能仿造不能研制的历史。上海农药研究所等研制的井冈霉素和金核霉素等农用抗生素达到了国际先进水平。井冈霉素是从我国井冈山地区的土壤中发现的菌株,经试验研制成的农用抗生素新品种,对水稻纹枯病具有良好防效。

5. 1993 年,《中华人民共和国专利法》和《农业化学物质产品行政保护条例》的颁布,在法律法规上结束了仿制历史,给我国农药工作者带来巨大挑战的同时,也带来了前所未有的历史机遇,加速了我国由以仿为主,仿创并举向自主创新的转变。

6. 20 世纪 90 年代中后期("九五"计划期间),在相关部门的大力支持下,我国先后建成了北、南两个农药创制(工程)中心,形成了以沈阳化工研究院和南开大学为主的北方中心和以江苏、湖南、浙江、上海院所为主的南方中心,共形成了六个农药创制基地,并支持了一些其他有研发能力的高等学校、科研院所以及 40 余家企业建立农药创新研究中心、重点实验室、中间试验车间或产业化示范企业。20 世纪 80 年代到 21 世纪初期,中国有机磷农药开发和生产进入一个新时期,开发投产的农药品种有:杀虫剂甲基异柳磷、地亚农、蚜灭多、涕灭威、灭多威、残杀威、双硫灭多威、杀灭菊酯、甲氰菊酯、高效氯氰菊酯、三唑锡等;杀鼠剂敌鼠钠盐;杀菌剂粉锈宁、甲基立枯磷、代森环、菌毒清等;除草剂草枯醚工艺改进、绿磺隆、胺草磷等;植物生长调节剂乙烯利、784-1、助壮素、三十烷醇等。农药的剂型有乳油、粒剂、悬浮剂、粉剂及可湿性粉剂、水剂、烟剂等。化学农药已具备杀虫剂、杀螨剂、杀菌剂、杀线虫剂、除草剂、植物生长调节剂、杀鼠剂、粮食熏蒸剂等八大类品种。

7. 2008 年 2 月国家环保部公布的第一批双高(高污染、高环境风险)产品目录中,农药类涉及 24 种,包括毒蝇磷、甲拌磷、氧乐果、异柳磷、甲基异柳磷、水胺硫磷、克百威、涕灭威、灭多威等。2012 年 4 月,农业部、工信部、国家质检总局联合发布第 1745 号公告,对百草枯采取限制性管理措施,逐步淘汰百草枯水剂在国内的生产、销售。

8. 经过近 20 年的努力,创制新品种和技术创新,特别是关键技术的突破,极大地提高了我国农药工业的整体水平,使我国成为具有自主创新新农药能力的国家。国家将新农药创制列为科技攻关计划重大项目。杀菌剂氟吗啉就是该计划的结晶,成为我国第一个具有自主知识产权的农药新品种。我国现有氟吗啉、毒氟磷、环氧虫啶、氯氟醚菊酯、氰烯菌酯、噻唑锌等 50 多个具有独立知识产权的高效新品种。国产农药品种从杀虫剂占 70% 到杀虫、杀菌和除草剂分别占 31.2%、8.8% 和 60%,高残留农药产量占农药总产量的比例从 70% 降至 3% 以下。中国一跃成为全球农药生产大国、出口大国,正在向世界农药制造强国挺进。

9. 农药企业的生产对环境的影响大,风险很高。中国农药的绿色可持续发展水平明显提高,行业技术水平不断提升。过去"跑、冒、滴、漏"严重的家庭手工作坊式的生产装备已被淘汰,很多企业已实现设备大型化、工艺连续化、操作自动化、车间清洁化、工厂绿色化。农药生产逐渐向园区化、规模化、集约化发展,"三废"集中处理,达标排放。

10. 2018 年,中国农药出口金额 80.72 亿美元,出口数量 140.53 万吨。中国农药的足迹已遍布"一带一路"沿线国家。如今中国已成为世界最大的农药生产国,能生产 500 多种原药,几十种剂型,1000 多种制剂,且环境友好型农药成为主流。

环节二:提出问题

1. 农药的定义是什么?
2. 材料中提到的有机氯类农药、有机磷类农药、氨基甲酸酯类农药和拟除虫菊酯类农药是按什么来分类的?
3. 为什么有机氯农药 DDT、六六六等逐渐被替代?
4. 为什么要逐步淘汰百草枯水剂在国内的生产、销售?
5. 农药生产、运输、销售和使用过程中,引起职业中毒的常见原因有哪些?
6. 对于农药中毒,我们应该如何防控?

环节三:讲授内容与思考

一、农药的概念

农药(pesticides)是指用于防止、控制或消灭一切虫害的化学物质或化合物。《中华人民共和国农药管理条例》明确规定,农药是用于预防、消灭或者控制危害农业、林业的病、虫、草和其他有害生物,以及有目的地调节植物、昆虫生长的化学合成或者来源于生物、其他天然物质的一种或几种物质的混合物及其制剂。

二、农药分类

1. 根据用途,通常把农药分为 5 类。①杀虫剂:包括杀螨剂,如吡虫啉、毒死蜱、高效氯氰菊酯、异丙威等,在标签上用"杀虫剂"或"杀螨剂"字样和红色带表示,有机磷酸酯类、氨基甲酸酯类、拟除虫菊酯类、沙蚕毒素类、有机氯类均属此类;②杀菌剂:如多菌灵、代森锰锌、井冈霉素等,在标签上用"杀菌剂"字样和黑色带表示,常包括有机硫类、有机砷(胂)类、有机磷类、取代苯类、有机杂环类及抗生素类杀菌剂;③除草剂:如草甘膦、百草枯、莠去津、烯禾啶、敌稗等,在标签上用"除草剂"字样和绿色带表示,常包括季铵类、苯氧羧酸类、三氮苯类、二苯醚类、苯胺类、酰胺类、氨基甲酸酯类、取代脲类等化合物;④植物生长调节剂:如芸苔素内酯、多效唑、赤霉素等,在标签上用"植物生长调节剂"字样和深黄色带表示。⑤杀鼠剂:如杀鼠醚、溴敌隆等,在标签上用"杀鼠剂"字样和蓝色带表示。此外还有生物化学农药、微生物农药、植物源农药、转基因生物、天敌生物等特殊农药。

2. 按照对靶生物的作用方式分为触杀剂、胃毒剂、熏蒸剂毒剂、内吸毒剂等。

3. 按化学结构,分为无机化学农药和有机化学农药。目前无机化学农药品种极少,有机化学农药大致可分为有机氯类、有机磷类、拟除虫菊酯类、氨基甲酸酯类、有机氮类、有机硫类、酚类、酸类、醚类、苯氧羧酸类、脲类、磺酰脲类、三氮苯类、脒类、有机金属类以及多种杂环类。

4. 按成分,分为原药和制剂。原药是指产生生物活性的有效成分。制剂是指除活性成分外的溶剂、助剂以及如颜料、催吐剂和杂质等其他成分。制剂有不同的剂型,如乳油、悬浮剂、水乳剂(即浓乳剂)、微乳剂、可湿性粉剂、水性化(又称水基化)剂型及水分散粒剂、微胶囊等。按单、混剂分类,单独使用时称农药单剂,将两种以上农药混合配制或混合使用则称为农药混剂。

5. 依据农药对大鼠的急性毒性大小——农药的毒性相差悬殊。在我国,依据农药对大鼠的急性毒性大小,将农药分为剧毒、高毒、中等毒、低毒和微毒五类。

材料中提到的有机氯类农药、有机磷类农药、氨基甲酸酯类农药和拟除虫菊酯类农药是按化学结构分类的。

三、DDT、六六六等逐渐被替代的原因

1. 六六六在 20 世纪 40 年代开始生产使用,由于六六六的生产成本低、生产工艺简单,所以在世界范围内被广泛使用,也一度成为我国生产量最大的杀虫剂。1939 年,瑞士科学家保罗·穆勒(Paul Müller)发现了 DDT 的杀虫活性,由于 DDT 具有对害虫毒性高、刺激性低、对人没有明显副作用、容易生产等特性,因此被大量商业生产并广泛用于植物保护中。DDT 不仅能杀灭农业害虫,当然也能杀灭传播斑疹伤寒、疟疾等流行病的虱子、蚊子等害虫,在二战时期拯救了数千万人的生命。基于此,1948 年,DDT 杀虫活性的发现者 Müller 荣获诺贝尔医学奖。

2. 六六六和 DDT 曾被广泛应用,是因为它们的杀虫能力强,并且化学稳

定性非常高,能够杀死一些人们之前对之束手无策的害虫。但反过来说,杀虫能力强,说明具有非常高的毒害作用,很容易对其他生物造成误伤。化学稳定,说明残留在自然界和生物体内的时间较长,会对生态环境造成不利影响。鉴于六六六、DDT 等化学农药对生态环境的巨大危害,很多国家在 1970 年后开始禁用六六六和 DDT,我国也在 1983 年停止了它们在农业上的使用。

农药是把双刃剑,用得好,是个宝,可以控制病虫草鼠害,为农作物稳产增产提供保障;用得坏,是个害,造成残留超标,影响农产品质量,妨碍生态安全。农药之所以被指责为农产品质量安全、生态环境安全的罪魁祸首,与农药常识的宣传普及不到位有密切关系。因此,理性评价农药的是非功过、正确认识农药的毒性特点及农药残留是指导科学用药、保障食品安全的关键所在。随着科学技术的进步,绿色农药也将会得到发展、壮大。

"坚持绿色发展,必须坚持节约资源和保护环境的基本国策,坚持可持续发展,坚定走生产发展、生活富裕、生态良好的文明发展道路,加快建设资源节约型、环境友好型社会,形成人与自然和谐发展的现代化建设新格局,推进美丽中国建设,为全球生态安全做出新贡献。"绿色发展是党在把握社会主义本质规律并运用到生态领域的最新发展指导理念。

党的十八大以来,生态文明建设成为"五位一体"总体布局的重要组成部分,保护绿水青山、让人民吃得放心成为落实"以人民为中心"发展理念的目标要求,广阔的农村成为绿色发展的主战场。农业发展目标从"增产、增收"双目标向"稳产、增收、可持续"的目标转变,绿色发展成为农业农村发展方向的主流,是农业农村现代化的基本要义。2017 年中共中央办公厅、国务院办公厅印发《关于创新体制机制推进农业绿色发展的意见》,将绿色发展的理念正式植入农业现代化进程。

我国在禁用和淘汰高毒农药方面一直走在世界前列。目前,我国高毒农药的使用量比例已由 20 世纪 80 年代的 70% 左右下降到目前的不足 3%,农药产品的安全水平越来越高。

四、百草枯被禁售的原因

对于草来说,百草枯可是天生的克星,早在 1962 年,就已经作为除草剂投入生产使用了,以"三天让杂草枯萎"的高效率和实惠价格占据了农副产品市场,一度成为农民的必备品。但对于人体而言,它是一种剧毒毒物,成人的致死量只在 5~15 mL(20% 水溶液)或 40 mg/kg。由于一些试图自杀者选择喝百草枯,因而被禁售。

2020 年 9 月 25 日,农业农村部办公厅发布《农业农村部办公厅关于切实加强百草枯专项整治工作的通知》。其中要求,根据农业农村部第 269 号公告,百草枯母药生产企业生产的百草枯产品只能用于出口,不得在境内销售。

思政映射点

　　此次发布的《农业农村部办公厅关于切实加强百草枯专项整治工作的通知》体现了中国共产党人民至上、生命至上的理念,集中体现了中国人民深厚的仁爱传统和中国共产党以人民为中心的价值追求。

　　此次新冠肺炎疫情突如其来,习近平总书记从一开始就强调要"始终把人民群众生命安全和身体健康放在第一位"。从新生婴儿到怀胎七月的孕妇,从百岁老人到伴有基础疾病的重症患者,从海外留学生到来华外国人员,一个个治愈数字,一个个生命奇迹,不放弃一名患者,不放弃一丝希望,护佑人的生命、尊重人的价值、维护人的尊严,这就是人民至上,这就是生命至上。这是中国共产党执政为民理念的最好诠释!这是中华文明人命关天的道德观念的最好体现!这也是中国人民敬仰生命的人文精神的最好印证!

五、农药生产、运输、销售和使用过程中,引起职业中毒的常见原因

　　职业性急性农药中毒主要发生在农药厂工人,以及农药施用人员。农药生产过程中出现跑、冒、滴、漏;农药包装时,徒手操作;运输和销售农药时发生包装破损,药液溢漏;使用农药时,违反安全操作规程;配药及施药时缺乏个人防护,配制农药浓度过高,施药器械溢漏,徒手或用口吹方式处理喷管故障,逆风喷洒,未遵守隔行施药,以及衣服和皮肤污染农药后未及时清洗等,都容易出现职业性中毒。

六、农药中毒预防措施

　　农药中毒的预防措施与其他化工产品的原则基本相同,但要考虑农药有广泛应用的特性。除《中华人民共和国农药管理条例》外,国家及有关主管部门颁发了《农药安全使用规定》和《农药合理使用准则》,以及农村农药中毒卫生管理办法等法规。预防农药中毒的关键是加强管理和普及安全用药知识。

　　1.严格执行农药管理规定生产农药,必须进行产品登记和申领生产许可,农药经营必须实行专营制度,避免农药的扩散和随意购买。限制或禁止使用对人、畜危害性大的农药,鼓励发展高效低毒的农药,逐步淘汰高毒类

农药。农药容器的标签必须符合国家规定,有明确的成分标识、毒性分级和意外时的急救措施等。

2.积极向有关人员宣传、落实预防农药中毒管理办法,严格执行农药登记的使用范围限制,剧毒农药绝不可用于蔬菜和收获前的粮食作物及果树等。开展安全使用农药的教育,提高防毒知识与个人卫生防护能力。

3.改进农药生产工艺及施药器械防止跑、冒、滴、漏;加强通风排毒措施,用机械化包装替代手工包装。

4.遵守安全操作规程,农药运输应专人、专车,不与粮食、日用品等混装、混堆。被污染的地面、包装材料、运输工具要正确清洗。配药、拌种应有专门的容器和工具,严格按照说明书要求正确掌握配置的浓度。容器、工具用毕后,要在指定的地点清洗,防止污染水源等。喷药时遵守操作规程,防止农药污染皮肤和吸入中毒。一些行之有效的经验,如站在上风向、倒退行走喷洒、禁止在炎热或大风时施药。施药员要穿长衣长裤,使用塑料薄膜围裙、裤套或鞋套。工作时不吸烟或吃食物。污染的皮肤、工作服应及时清洗。施药工具要注意保管、维修,防止发生泄漏。严禁用嘴吹、吸喷头和滤网等。使用过农药的区域要竖立标志,在一定时间内避免进入。

5.医疗保健、预防措施:生产工人要进行就业前体检和定期体检;施药人员要给予健康指导。

6.指导农民不要乱放农药。

7.其他措施:鼓励组成专业队伍开展施药工作,减少接触农药的人数,避免农药流失。积极研制低毒或无毒类农药。

环节四:课堂讨论

在教师讲授完农药中毒概述内容之后,让学生围绕以下三个问题展开讨论,检测学生对本次知识点的掌握情况,以及对树立"人民至上,生命至上""人与自然和谐发展"的核心价值观的认识和对作为"公卫人"的社会责任感的理解。

1.根据本次课程内容以及我国农药中毒分布规律和特点,讨论预防控制农药中毒关注的焦点应放在哪些方面。

2.根据我国"建设资源节约型、环境友好型社会,形成人与自然和谐发展的现代化建设新格局"的治国理念。讨论"绿色农药"应具备哪些特性。

3.结合我国农药发展70余年历史,简要回顾材料中我国农药以仿为主,仿创并举,向自主创新的发展历程,讨论我们党和国家怎样发挥制度优势打赢"贸易战",打响"卡脖子"技术攻坚战。

环节五:课堂总结与展望

通过对农药的定义、分类、职业中毒因素以及防控措施的了解,可以看到,对于生产性化学因素引起的相关疾病的防控,不仅需要博学深厚的理论知识,而且需要丰富的专业技能经验。不断涌现的新农药需要我们不断接受新信息、新知识、新观念,提高自己的理论知识水平和实践能力。作为"公卫人",应秉承"人与自然和谐发展"的理念,不断学习新知识,把专业知识与社会责任相结合,为"美丽中国""健康中国"建设贡献力量。

新时代背景下职业卫生服务工作的机遇与挑战

职业卫生服务

任课教师　郝长付

第一部分　教学简况

教学目标

1. 知识目标:全面掌握职业卫生服务的内涵、意义和主要内容。职业健康监护的目的、意义、内容。医学监护、职业健康监护信息管理、职业从事者工伤与职业病致残程度鉴定、早期职业性损害的发现和干预、工作场所健康促进的内涵和具体内容。了解职业卫生服务发展的背景和概况。

2. 能力目标:帮助学生掌握职业卫生服务的卫生学意义和工作内容;提高学生通过运用职业流行病学和管理学知识技能发现和解决职业卫生服务工作中实际问题的能力。

3. 价值观和社会责任感目标:通过课程内容引导学生树立"以人为本""社会和谐发展"的核心价值观,深刻理解从事职业病防治工作的社会责任感。

教学重点

1. 职业卫生服务的内涵、意义和主要内容。

2. 职业健康监护的目的、意义、内容。

3. 医学监护、职业健康监护信息管理、职业从事者工伤与职业病致残程度鉴定、早期职业性损害的发现和干预、工作场所健康促进的内涵。

教学难点

1. 职业卫生服务的社会意义和法律属性。

2. 职业卫生服务的规范化。

教学方法

背景导入,问题引导,理论联系实际。以时代背景导入课程并引入思政内容,教师讲授为主,提出问题讨论,理论联系实际。

第二部分　教学过程设计

环节一:背景介绍导入课程内容并引入思政内容

前面的课程我们重点介绍了从依法监督管理、工程技术、个人防护用品角度如何进行职业性有害因素的预防和控制,这些内容从具体操作的角度来讲,对于用人单位和劳动者来说是相对容易实现的。但在职业活动中,存在哪些具体的职业性有害因素,尤其是对劳动者的健康容易造成什么样的健康损害? 我们应该如何去发现、干预和预防呢? 这就是我们今天这节职业卫生服务课所要给大家介绍的内容。

职业卫生服务(occupational health service,OHS)的概念最早于 1959 年由国际劳工组织(ILO)提出,1985 年 ILO 于对 OHS 的定义进行了修改。2002 年由世界卫生组织欧洲分部(WHO/EURO)职业卫生合作中心提出"到 2015 年世界所有劳动者都享有基本职业卫生服务(BOHS)"。我国一贯重视职业卫生服务的工作。新中国的卫生工作方针从 1952 年的"面向工农兵,预防为主,团结中西医,卫生工作与群众运动相结合",到 1991 年的"预防为主,依靠科技进步,动员全社会参与,中西医并重,为人民健康服务",再到 1996 年的"以农村为重点,预防为主,中西医并重,依靠科技教育,动员全社会参与,为人民健康服务,为社会主义现代化建设服务",直到 2016 年提出的"以基层为重点,以改革创新为动力,预防为主,中西医并重,将健康融入所有政策,人民共建共享",始终重视"预防为主",而"预防为主"在职业卫生领域的具体体现就是职业卫生服务工作。实践证明,新中国成立以来的卫生工作方针是符合中国实际,与中国共产党的宗旨和目标相一致的,是经过实践反复证明的治国安邦的宝贵经验,也是未来中国发展必须坚持的重要策略。因此,作为职业卫生工作者,一定要将职业卫生服务工作做好,切实保障劳动者的健康,体现我们党"以人为本""和谐发展"的理念。

那么,到底什么是职业卫生服务呢? 职业卫生服务本质上是整个卫生服务体系的重要组成部分,是以职业人群和工作环境为对象的针对性卫生服务,是世界卫生组织"人人享有卫生保健"全人类卫生服务目标在职业人群中的具体体现。通过开展职业卫生服务工作,要促进和保持所有工人身体、精神和社会的最高健康水平,预防工作环境对健康的影响,保护工人不受工作中有害因素的危害,改造并保持职业环境,使之适合工人的生理和心理状态,使工作与工人达到相互适合的状态。最终目标就是要促进职业者健康和预防职业人群中的疾病。

我国的职业卫生服务相关工作虽然起步较早,但真正开始规范化发展是从 2002 年 5 月《中华人民共和国职业病防治法》(以下称《职业病防治法》)的正式实施开始,其立法宗旨就是为了预防、控制和消除职业病危害,防治职业病,保护劳动者健康及其相关权益,促进经济社会发展。《职业病防治法》的颁布实施是中国共产党指导思想的重要体现,是我国社会主义民主与法制进一步完善的具体体现,它的制定更是以人为本的价值观的充分体现。根据形势的发展,《职业病防治法》于 2011 年 12 月 31 日、2016 年 7 月 2 日、2018 年 12 月 29 日进行了三次修正。这为职业卫生服务工作的规范化开展提供了法律保障,在党中央的高度重视下,原卫生部开始了基本职业卫生服务试点工作。

原卫生部于 2006 年 7 月下发了《卫生部关于开展基本职业卫生服务试点工作的通知》,在北京、上海、安徽等 10 个省(区、市)19 个地区开展了基本职业卫生服务(BOHS)试点工作。通过把职业卫生作为初级卫生保健的重要内容纳入初级卫生保健体系,推动职业卫生服务和初级卫生保健与社区医疗卫生服务相结合,建立完善国家、省(市)、县、乡镇(社区)四级政府主办的医疗卫生机构的职业卫生服务体系,扩大职业卫生服务的覆盖面,使最需要得到职业卫生服务的中小型企业、私人企业、作坊式和家庭式生产及流动劳动力人群得到 BOHS。

2010 年原卫生部将试点区域扩大为 19 个省(自治区、直辖市)46 个县(区、市)。工作目标是通过试点工作,探索建立适合中国不同经济发展区域的职业卫生服务体系和监督体系模式,建立政府统一领导、部门协调配合、用人单位负责、行业规范管理、职工群众监督的职业病防治工作体制和机制,促进基本职业卫生服务逐步均等化,使劳动者人人享有基本职业卫生服务。卫生部对试点工作按项目管理提供部分经费补助,省级卫生行政部门提供配套资金支持,试点地区县(区)政府提供政策和财政保障。

尽管中国 BOHS 试点工作以项目运行模式操作,缺乏设计长期的经费筹措机制和人力资源保障机制,职业卫生服务工作还是取得了显著进步。BOHS 试点过程形成了由卫生行政部门牵头,多部门参与的管理格局。如掌握了试点企业工作环境特点及其职业危害因素的水平,对接触职业危害因素的工人进行了职业健康检查,早期发现了部分问题。检索中国卫生行政部门公开发布的数据,可发现 1993 年至 2009 年中国每年报告新发职业病病例数基本稳定在 10 228~18 128 例,自 2010 年报告新发职业病人数又增长至 27 240 例,之后稳定在 30 000 例左右。

但是,自 2010 年 10 月 8 日,原卫生部不再对用人单位职业卫生工作(除医疗机构放射性危害控制的监管外)进行监管,相关职能调整由原国家安全生产监督管理总局承担,中国《中华人民共和国职业病防治法》于 2011 年 12 月 31 日修订公布,对此予以法律确认。卫生行政部门失去了主导 BOHS 相关工作的条件,使得试点工作取得的良好工作机制经验未能进一步在全国推广应用。恰在此时,由原卫生部主导的新医改开始逐步实施,制定了《国家基本公共卫生服务规范(2009 年版)》《国家基本公共卫生服务规范(2011 年版)》和 2017 年的《国家基本公共卫生服务规范(第三版)》,BOHS 均未能被涵盖。

2017 年,以习近平同志为核心的党中央从长远发展和时代前沿出发,在党的十九大上提出了"实施健康中国战略"。这一重要战略安排基于人民对美好生活的需求,旨在全面提高人民健康水平、促进人民健康发展,为新时代建设健康中国明确了具体落实方案。2018 年 3 月,中国行政管理体制新的改革中,原国家安监总局的职业安全健康监督管理职责整合到中华人民共和国国家卫生健康委员会(以下称国家卫健委),这也意味着,卫生行政部门再次负责对职业卫生进行全范围的监督管理。将 BOHS 纳入基本公共卫生服务、完善中国医改已经具备了法律条件和行政管理条件。2019 年,在党和国家的统筹安排下,国家卫健委颁布了《基本公共卫生服务工作规范(2019 年版)》,正式将职业病防治划入基本公共卫生服务的内容。职业卫生服务工作终于成为国家层面的重点工作。

环节二:讲授内容与思考

职业卫生服务包括 7 个方面的内容:①工作场所的健康需求评估;②职业人群健康监护;③职业危险健康风险评估;④工作场所危害告知、健康教育和健康促进;⑤职业病和工伤的诊断、治疗和康复服务;⑥实施与作业者健康有关的其他初级卫生保健服务;⑦工作场所突发公共卫生事件的应急处理。

有些内容我们已经在前些章节中讲过,接下来主要从以下几个方面来介绍,包括医学监护、职业健康监护信息管理、职业从事者工伤与职业病致残程度鉴定、早期职业性损害的发现与干预和作业场所健康促进等 5 个方面。

一、医学监护

医学监护即对职业人群有目的地、系统地、连续性地开展职业健康检查,以便及时发现职业性有害因素对职业从事者的健康损害,及时处理。

职业健康检查是通过医学手段和方法,针对职业从事者所接触的职业病危害因素可能产生的健康影响和健康损害进行临床医学检查,了解受检者健康状况,早期发现职业病、职业禁忌证和可能的其他疾病和健康损害的医疗行为。医学检查包括上岗前、在岗期间、离岗或转岗时、应急的健康检查和职业病的健康筛检。由省级以上人民政府卫生行政部门批准的医疗卫生机构承担。用人单位应当按照《中华人民共和国职业病防治法》及其配套法规的要求组织职业健康检查,并将检查结果书面告知职业从事者。

二、职业健康监护信息管理

职业健康监护工作是一项覆盖职业健康检查、接触控制和信息管理的系统工程,科学性、技术性很强,具有综合性功能,有一定的系统性。

(一)健康监护档案

职业健康监护档案是职业健康监护全过程的客观记录资料,是系统地观察职业从事者健康状况的变化,评价个体和群体健康损害的依据,其特征是资料的完整性和连续性,其内容包括生产环境监测和健康检查两方面资料。健康监护档案包括个人健康档案和企业健康档案两种。

(二)健康状况分析

对职业从事者的健康监护资料应及时加以整理、分析、评价并反馈,使之成为开展和做好职业卫生工作的科学依据。评价方法分为个体评价和群体评价。

(三)职业健康监护档案管理

用人单位应设立专门机构或专人管理职业健康监护工作,将职业健康监护工作由专门机构或专人依照法律、法规的要求确定监督对象、管理范围和监督职责。

三、职业从事者工伤与职业病致残程度鉴定

(一)概述

工伤与职业病致残程度鉴定是指法定机构对职业从事者在职业活动中因公负伤或患职业病后,根据国家工伤保险法规规定,在评定伤残等级时通过医学检查对劳动功能障碍程度(伤残程度)和生活自理障碍程度做出的技术性鉴定结论。1996 年我国首次颁布了《职工工伤与职业病致残程度鉴定标准》,2014 年进行了修订。

(二)工伤与职业病致残程度鉴定

1.鉴定内容。职业病内科要在确诊患有国家卫生计生委四部委联合颁布的职业病分类和目录中的各种职业病导致的肺脏、心脏、肝脏、血液或肾脏损害,于经治疗停工留薪期满时需评定其致残程度。伤残标准以器官损

伤、功能障碍、对医疗与日常生活护理的依赖程度为主要依据,适当考虑由于伤残引起的社会心理因素影响,进行综合评定。

2. 分级原则。根据器官缺失、功能障碍、医疗依赖和生活自理障碍的程度进行分级,根据分级原则将工伤、职业病伤残程度分为 5 个门类 10 级共 530 个条目。

3. 工伤与职业病的认定。国务院于 2003 年颁布了《工伤保险条例》(以下简称《条例》),2010 年进行了修订,确定了我国工伤事故保险责任处理的基本原则和具体方法。2003 年劳动和社会保障部通过了《工伤认定办法》(以下简称《办法》),并于 2010 年进行了修订,规范了工伤认定程序和办法,使工伤认定有了法律依据。

根据《条例》的规定,将工伤认定工作分为:应认定为工伤、视同工伤和不得认定工伤或视同工伤三种情况。

工伤的认定由统筹地区社会保险行政部门依据用人单位出具的工伤认定材料依法做出是否工伤的结论。用人单位未在规定的时限内提出工伤认定申请的,受伤害职工或者其近亲属、工会组织在事故伤害发生之日或者被诊断、鉴定为职业病之日 1 年内,可以直接按照《办法》的规定提出工伤认定申请。认定机构在接受工伤认定申请之后,社会保险行政部门有权进行调查核实。用人单位、职业从事者、工会组织、医疗机构以及有关部门应当予以协助。社会保险行政部门应按照"规定"有关要求,将《认定工伤决定书》或者《不予认定工伤决定书》送达受伤害职工(或者其近亲属)和用人单位,并抄送社会保险经办机构。

4. 劳动能力鉴定步骤。劳动能力鉴定由用人单位、工伤职业从事者或者其直系亲属向设区的市级劳动能力鉴定委员会提出劳动能力鉴定申请。劳动能力鉴定委员会应当视伤情程度等从医疗卫生专家库中随机抽取 3 名或者 5 名与工伤职工伤情相关科别的专家组成专家组进行鉴定,由专家组提出鉴定意见。劳动能力鉴定结论应当自作出鉴定结论之日起 20 日内及时送达工伤职工及其用人单位,并抄送社会保险经办机构。

申请鉴定的用人单位或者个人对市级劳动能力鉴定委员会做出的鉴定结论不服的,可以在收到该鉴定结论之日起 15 日内向省、自治区、直辖市劳动能力鉴定委员会申请再次鉴定。省、自治区、直辖市劳动能力鉴定委员会做出的劳动能力鉴定结论为最终结论,不能再要求重新鉴定。

自劳动能力鉴定结论做出之日起 1 年后,工伤职工、用人单位或者社会保险经办机构认为伤残情况发生变化的,可以向设区的市级劳动能力鉴定委员会申请劳动能力复查鉴定。

5. 晋级原则。对于同一器官或系统多处损伤,或一个以上器官不同部位同时受到损伤者,应对单项伤残程度进行鉴定。如果几项伤残等级不同,以重者定级;如果两项及以上等级相同,最多晋升一级。

四、早期职业性损害的发现与干预

职业性有害因素主要经呼吸道和(或)皮肤进入人体,直接吸收和(或)代谢后,引起一系列反应,是提示多种疾病发生的重要早期事件。职业性有害因素所导致的早期健康损害可发展成两种完全相反的结局,因此,对职业性有害因素所导致早期健康损害的定期检测,并制定合理有效的科学干预措施,对早期保护劳动者健康、预防职业病发生和促进经济快速可持续发展等方面具有前瞻性和战略意义。

(一)早期职业性健康损害的表现类型

1.早期生物学效应。早期生物效应一般是机体接触环境有害因素后出现的早期反应,主要是指职业性有害因素对机体的生物大分子(如 DNA、蛋白质等)的影响,是导致健康损害的早期效应。常见的早期生物效应有:炎性反应和氧化应激水平提高;早期遗传损伤水平增加。

2.早期形态学改变。

3.早期器官功能障碍:①神经系统;②呼吸系统;③血液系统;④泌尿系统;⑤循环系统;⑥其他,如噪声。

(二)早期职业性健康损害的干预

早期职业性健康损害若得不到有效控制,通常可能发展为更严重和高致残的结局,但在两个方面显示早期职业性健康损害是可以得到有效预防的。第一,职业性损害的危险因素是可以识别、测量和控制的;第二,职业性的高危人群是易于辨别、定期的监督治疗的。

五、工作场所健康促进

(一)健康促进的概念

健康促进(health promotion)是指促使人们提高、维护和改善他们自身健康的过程。在实际实施的过程中,健康促进采取了包括健康教育在内的一系列措施和行动,促进人们行为改变和社会环境改变,以达到努力改变人群不健康行为,改善预防性卫生服务和创造良好的社会与自然环境的目的。健康促进具有三个特征:第一,健康促进是一个过程,是实现目标的方法和手段;第二,健康促进强调增加能力,其实现过程是通过人们主动的参与,而不是以强加于人的方式;第三,健康促进的方向是增强对健康决定因素的控制。

(二)工作场所健康促进的意义

工作场所健康促进(workplace health promotion,WHP)是指从企业管理

的各项策略、支持性环境、职工群体参与、健康教育以及卫生服务等方面,采取综合性干预措施,以期改善作业条件、改变职工不健康生活方式、控制健康危险因素、降低病伤及缺勤率,从而达到促进职工健康、提高职业生命质量和推动经济可持续发展的目的。

(三)工作场所健康促进的内容

WHP与面向社会群体的健康促进最主要的不同之处在于目标人群不同,工作场所健康促进所面对的是职业人群,尽管职业群体是社会群体的重要组成部分,但职业群体在社会特征上有其特殊性,特别是他们除了面临与普通人群相似的公众健康问题以外,比如肥胖、吸烟等,同时还面临职业有害因素的威胁。因此在规划职业人群健康促进计划时,应该充分考虑到他们的特殊性。

全面的工作场所健康促进内容,包括职业危害与安全、行为与生活方式、政策与服务、健康管理四个方面。

工作场所健康促进主要以健康教育为主要手段,同时结合组织建设、政策制定、环境营造、社区动员、促进参与、能力建设等综合措施。健康促进的具体内容应该建立在形势分析的基础上,即充分评估目标群体面临的健康风险与威胁,根据资源和人力情况,确定优先领域和内容,实事求是地制订健康促进计划。

(四)工作场所健康促进的实施

创建成功的工作场所健康促进实践,既要重视健康促进的内容,也要重视实施健康促进的过程,两者同等重要。要本着持续改进的思想,在实施过程中不断改进完善健康促进项目,尽可能保证卫生、安全和健康项目满足各方需求并持续发展下去。

(五)工作场所健康促进面临的问题

近年来WHP活动日益成为人们关注的重点,特别是受到那些通过健康保险项目减少医疗费用支出和员工工伤补偿而获得经济利益的企业和组织的重视。但总体来说,全球WHP活动开展无论数量还是质量方面都还不尽如人意,计划和组织实施过程中还存在着诸多问题:①覆盖面问题;②设计问题;③持续性问题;④实施范围问题;⑤人才问题。

环节三:课堂讨论

在教师讲授完第七章第一节内容之后,让学生围绕以下问题展开讨论,检测学生对本次及以往知识点的掌握情况,以及对树立"以人为本"核心价值观的认识和对作为"公卫人"的社会责任感的理解。

1. 根据本次课程内容,讨论职业卫生服务与其他公共卫生服务之间的异同点,以掌握职业卫生服务依法执行的规范性和必要性。

2. 结合前期所讲与职业卫生服务有关的内容,系统梳理、讨论我们党和国家在职业病防治工作中,如何发挥制度优势以打赢重点职业病防治仗、实现精准扶贫的战略目标。

环节四:课堂总结与展望

通过对职业卫生服务工作相关内容的了解,我们可以看到,对于职业病的预防是职业病防治最有效的手段,而职业卫生服务工作就是实现有效预防的关键工作内容,这些工作要求我们不仅要掌握专业的理论知识和技能,还需要有为人民服务、为社会奉献的精神。作为新时代公共卫生人,也希望同学们以健康中国目标为己任,坚持党的领导,"以人为本",把专业知识与社会责任相结合,成为敢想敢干、能想能干、会想会干的公共卫生专业人才,发挥公共卫生专业的优势。

环境卫生学

蓝天碧水净土——民生福祉

大气污染　影响大气污染物扩散的因素

任课教师　邓启红

第一部分　教学简况

教学目标

1. 知识目标:影响大气污染浓度的因素;大气污染对健康的影响;大气污染及其对健康影响的调查、监测和监督管理。

2. 能力目标:要求学生掌握大气主要污染物对健康影响的评价方法;提高学生运用环境流行病原理和方法设计大气污染及其对健康影响的调查和监测内容,并能对实际案例进行综合评价。

3. 新时代生态文明建设思想的核心价值观:通过课程内容引导学生树立"以人为本、人民至上"的核心价值观,深刻理解习近平总书记的"两山论"和我们党"决不以牺牲环境、浪费资源为代价换取一时的经济增长"的决心,培养学生"科学防治、精准施策"的科学精神。

教学重点

1. 影响大气污染物浓度的因素。

2. 大气污染及主要大气污染物对健康的影响。

3. 大气污染及其对健康影响的调查、监测。

教学难点

1. 颗粒物对健康的影响及主要作用机制。

2. 影响大气污染浓度的因素。

教学方法

以思政理论和案例导入课程,教师讲授为主,提出问题讨论,理论联系实际。以习近平总书记"两山论"所涵盖的新时代生态文明建设思想的核心价值观为理论依据,以我国"大气污染防治行动计划"和"打赢蓝天保卫战三年行动计划"等举措和成果为案例,引入大气污染对人群健康的影响和对社会发展的阻碍,理论联系实际。通过学习影响大气污染物浓度的因素,使学生理解"科学防治、精准施策"在大气污染防治中的重要性。

参考文献

[1]杨克敌.环境卫生学[M].8版.北京:人民卫生出版社,2017.

[2]张志勇,杨克敌.环境卫生学学习指导与习题集[M].2版.北京:人民卫生出版社,2017.

第二部分 教学过程设计

环节一:以思政理论和案例导入课程内容

习近平总书记在党的十九大报告中,首次将"树立和践行绿水青山就是金山银山的理念"写入了中国共产党的党代会报告,且在表述中与"坚持节约资源和保护环境的基本国策"一并成为新时代中国特色社会主义生态文明建设的思想和基本方略。"既要绿水青山,又要金山银山","宁要绿水青山,不要金山银山","绿水青山就是金山银山"。字字句句,无不体现了我们党"决不以牺牲环境、浪费资源为代价换取一时的经济增长""决不以牺牲人民群众的根本利益为代价换取一时的发展"的决心和理念。

众所周知,改革开放40多年来,我国工业化、城镇化进程突飞猛进,经济社会发展、综合国力和国际影响力实现历史性跨越。中国人民以自己勤劳、坚韧和智慧的精神烙印创造了世界经济发展史上令人赞叹的"中国奇迹"。但在这个过程中,我们也看到,由于粗放型发展为主的经济模式,经济发展过程中存在的填塘建厂、毁林造田,以及过度消耗资源等破坏生态平衡现象,导致大气、水、土壤受到严重污染,人群健康和生态系统受到严重威胁。以空气质量为例,曾几何时,银装素裹的寒冬、天高云淡的深秋都蒙上了厚厚的雾霾。大气环境保护事关人民群众根本利益,事关经济持续健康发展,事关全面建成小康社会,事关实现中华民族伟大复兴中国梦。党中央国务院重拳出击,《重点区域大气污染防治"十二五"规划》《大气污染防治行动计划》《打赢蓝天保卫战三年行动计划》,等等一系列治理污染和保护大气环境的重大措施,从中央到地方,从政府到企业;全民参与,众志成城,在短期内取得了明显效果。从2013年到2018年,第一批开展$PM_{2.5}$监测的74个重点城市的$PM_{2.5}$平均浓度下降了41.7%,全国地级以上城市二氧化硫浓度下降了60%。此外,重污染天气影响的范围、发生的频次以及每次发生的严重程度都明显减轻。中国对大气污染治理的重视程度之高、治理力度之大、环境质量改善速度之快令人惊叹。

环节二:提出问题,导入内容

大气环境与人群健康密切相关,大气污染物主要通过呼吸道进入机体,小部分也可降落至食物、水体或土壤,通过饮食,经消化道进入体内,有些污染物也可通过直接接触皮肤、黏膜进入体内,进而对健康产生影响。

1.大气污染物主要来源有哪些?

2.大气污染物的主要存在形式及其特点。

3.大气污染对健康主要危害有哪些?

4.哪些因素可以影响大气污染物的浓度?

5.如何通过流行病学调查评价大气污染及其对健康的危害?

前面的课程我们已经讨论了大气污染的主要来源、存在形式及对健康的危害,本次课程我们重点讲解影响大气污染物浓度的因素。

环节三:讲授内容与思考

我们已经了解在人类的生产和生活活动中,可通过工农业生产、交通运输、生活炉灶和采暖锅炉以及意外事件等影响大气环境;同时,进入大气的各种污染物可通过物理、化学等因素发生浓度或/和结构及理化特性的改变,从而产生不同的危害。哪些因素可以影响大气污染物的浓度? 如何影响污染物浓度? 带着以上问题,本次课程重点讨论的内容为"影响大气污染物浓度的因素"。

一、污染源的排放情况

污染源的排放情况是影响大气污染物浓度的最根本的因素。主要包括以下三个方面。

(一)排放量

污染物的排放量是决定大气污染程度的最基本因素。燃料燃烧产生的污染物排放量与燃料的种类、消耗量、燃烧方式、燃烧是否充分有关;工业污染物的排放量受工业企业的数量、生产性质、生产规模、工艺过程、净化设备及其效率的影响。因此,控制排放总量和技术革新是降低大气污染的重要措施。

(二)排出高度

污染物有两种排出方式,一种是无组织排放,另一种是有组织排放。无组织排放指污染物不通过烟囱或排气筒而是任其由门窗向大气逸散。这种排放的排出高度很低,扩散不远,容易引起附近地区的大气污染。有组织排放是指通过烟囱或排气筒,把污染物排到一定高度的大气中。排出高度是指烟波的有效排出高度(effective height of emission),也就是烟囱本身的高度与烟气抬升的高度之和。可以用烟波中心轴至地面的距离来表示。当其他条件相同时,排出高度越高,烟波断面越大,污染物的稀释度越大,因此,污染物在大气中的浓度就越低。一般认为,污染源的下风侧的污染物最高浓度大致与烟波有效排出高度的平方成反比,即烟波有效排出高度每增加一倍,烟波着陆点处断面污染物浓度可降至原浓度的1/4。但要注意,利用增加排放高度来降低大气污染物浓度的方法是一种消极的办法,只对减轻污染源附近的大气污染起到一定作用,但因污染物排放的越高,越容易输送到远方,其结果是影响范围扩大,出现所谓的跨地区甚至跨国污染。

(三)距污染源的距离

有组织排放时,烟气自烟囱排出后,向下风侧逐渐扩散、稀释,然后接触到地面。该地面接触点称着陆点。一般认为有害气体的烟波着陆点是烟囱有效排出高度的10~20倍,颗粒物的着陆点更接近烟囱。近地面大气中污染物的浓度以烟波着陆点最大,下风侧大气污染物的浓度随着距离的增加而下降,在烟波着陆点和烟囱之间的区域常常没有明显的污染。无组织排放的距离较短,距污染源越近,大气污染物浓度越高。

很显然,污染源的排放情况是影响大气污染物浓度的最根本的因素。也是近年来我国大气污染面临的主要问题。

改革开放以来,我国工业飞速发展,人民生活水平有了显著提高,但是粗放型的发展模式、能源结构的不合理、工艺落后等,使得大气污染,尤其是城市大气污染非常严重。城市大气环境中总悬浮颗粒物浓度普遍超标,二氧化硫污染一直在较高水平,机动车尾气污染物排放总量迅速增加,氮氧化物污染呈加重趋势,严重雾霾频频出现,复合型大气污染日益突出,人民健康受到严重威胁。大气环境保护事关人民群众根本利益,事关经济持续健康发展,事关全面建成小康社会,事关实现中华民族伟大复兴中国梦。党中央国务院重拳出击,出台了一系列治理污染和保护大气环境的重大措施。2012年,我国首部综合性大气污染防治专项规划《重点区域大气污染防治"十二五"规划》由环保部、发改委和财政部联合发布;提出从"统筹区域环境资源,优化产业结构;加强能源清洁利用,控制区域煤炭消费总量;深化大气污染治理,实施多污染物协同控制;创新区域管理机制,提升联防联控管理能力"等方面,全方位开展大气污染治理,并将该规划确定的目标、任务和治理项目分解落实到市、县级人民政府和相关企业。2013年,党中央国务院印发《大气污染防治行动计划》,计划到2017年,全国地级及以上城市可吸入颗粒物浓度比2012年下降10%以上;2017年,习近平总书记在十九大报告中指出,坚持人与自然和谐共生,必须树立和践行绿水青山就是金山银山的理念,坚持节约资源和保护环境的基本国策——正是党的十九大做出了"打赢蓝天保卫战"的重大决策部署。2018年《打赢蓝天保卫战三年行动计划》公布实施,要求经过3年努力,大幅减少主要大气污染物排放总量,协同减少温室气体排放,明显减少重污染天数,明显改善环境空气质量,明显增强人民的蓝天幸福感。能源结构调整,产业结构优化,工艺改革发展;在政府主导的多主体合作模式下,全民参与,大气质量快速好转。2013年到2018年,第一批开展$PM_{2.5}$监测的74个重点城市的$PM_{2.5}$平均浓度下降了41.7%,全国地级以上城市二氧化硫浓度下降了60%。此外,重污染天气影响的范围、发生的频次以及每次发生的严重程度都明显减轻。中国对大气污染治理的重视程度、治理力度、环境质量改善速度均体现了大国担当,体现了中国的制度优势,体现了中国共产党"人民至上"的治国理念。

在排放量一定的情况下,还有哪些因素可以影响大气污染物浓度?如何通过利用有利因素、改变不利因素来控制大气污染物浓度?这些也是我们需要重点掌握的内容。

二、气象因素

(一)温度层结(气温)

空气的温度来自地表物体的散热。温度层结即气温的垂直梯度,它决定大气的稳定程度,影响大气湍流的强弱。稳定的垂直梯度易造成湍流抑制,使大气扩散不畅。垂直梯度不稳定时,由于热力的作用湍流加强,大气扩散增强。因此,气温的垂直梯度与污染物的稀释和扩散密切相关。在标准大气条件下,对流层内的气温是随高度的增加而逐渐降低的。正常情况下,大气温度的垂直递减率(γ)的平均值为0.65℃。其含义是:正常情况下海拔高度每增加100米,大气温度降低0.65℃。这种大气温度垂直递减的特性,有利于地面热空气的垂直流动,也就有利于污染物的扩散。通常情况下,大气中的气温层结有四种典型情况:①气温随高度的增加而递减,$\gamma>0$,称为正常分布层结,或递减层结;②$\gamma=0$,称为等温层结,气温随铅直高度增加是不变的;③$\gamma<0$,热量随高度递增,这种大气温度随着地面高度的增加而增加的现象称为逆温(temperature inversion)。根据逆温发生的原因可分为辐射逆温、下沉逆温、地形逆温、锋面逆温、乱流逆温等。

(二)风和湍流

一般将空气的水平运动称为风。风向是指风吹来的方向,风向和风速时刻都在变化。一定时间内出现的不同方位的风向频率,可按罗盘方位绘制成风向频率图(风玫瑰图,wind rose)。风向频率图能够反映某地区一定时间内的主导风向,从而能够指示该地区受某一污染源影响的主要方位,全年污染以全年主导风向的下风侧地区污染最为严重,瞬时污染以当时排污的下风向地区受影响最大。风速决定了污染物被大气稀释的程度和扩散的范围。随着风速的增大,单位时间内从污染源排放出的污染物气团被很快地拉长,混入的空气量增多,污染物的浓度降低。在其他条件不变的情况下,污染物浓度与平均风速呈反比。

(三)气压

在不同的海拔高度、地理纬度和空气温度的状态下,气压的高低是不同的。当地面受低压控制时,四周高压气团流向中心,中心的空气便上升,形成上升气流,由于地球自转作用,北半球的上升气流向逆时针方向旋转,称为气旋。此时多为大风和多云的天气,大气呈中性或不稳定状态,有利于污染物的扩散和稀释。当地面受高压控制时,中心部位的空气向四周下降,呈顺时针方向旋转,形成反气旋。此时,天气晴朗,风速小,出现逆温层,阻止污染物向上扩散。因此,在稳定气压(高压持续几天)的控制下,大气污染加重。

(四)大气湿度

大气湿度是指大气中含水分的程度。常用相对湿度(%)来表示。相对湿度增大,表示大气中水分含量增多。大气中颗粒物能吸收更多的水分子,致使重量增加,影响了运动速度,污染物不易扩散,加重局部大气的污染。大气中的水溶性气体污染物可因湿度增加而形成更多的酸雨。反之,如果湿度低,则空气干燥,有利于污染物扩散。

由以上内容可以看出,在污染源变化相对稳定的情况下,大气污染状况主要取决于气象条件。污染物在大气中的稀释和扩散受气象条件的支配非常明显。与此同时,大气污染反过来对大气能见度、降水规律、地球平均温度、大气臭氧量等也可产生影响。大气重污染和不利气象条件之间能够形成显著"恶性循环"。比如气候变暖与人类温室气体排放有关,而气候变暖则可使地区逆温天数增多,不利于污染物垂直扩散。因此,打赢蓝天保卫战,要通过实施跨部门、跨学科联合攻关,加强对不同地形与气象条件背景下排放源布局影响与区域输送"贡献"等问题的研究,为精准施策防治大气污染、打赢蓝天保卫战提供科学依据。

三、地形

地形可影响局部地区的气象条件,影响该地区大气污染物的扩散和稀释。山谷的地形特点容易形成地形逆温,不利于污染物的扩散。城市的高层建筑物的峡谷效应,会阻碍近地面空气的污染物的扩散。此外,陆地与大面积水体(海洋、江、湖、河、水库等)相连接处,白天由于太阳加热沿陆地的速度比加热水面快,形成了由水面吹向陆地的海风。相反,夜间的陆地温度比水面低,气流由陆地吹向水面,形成陆风,如果污染源位于岸边,则白天会污染岸上的居住区。

人口密集的现代化城市,由于建筑密度大,吸收太阳辐射热量的能力强等,造成城区气温较高,往郊外方向的气温逐渐降低。如果在地图上绘制等温图,城区的高温部就像浮在海面上的岛屿,称为热岛(heat island)现象。热岛的热空气上升,四周郊区冷空气流向城市,可将郊区的大气污染物吹入市区,造成市区的大气污染。照明器具、家电、办公设备等使用时产生的热量,机动车发动机、空调及汽车尾气散发的热量,以及城市绿地的减少等导致热岛现象的形成。由此我们可以看出,大力发展城市绿化、减少人工热源(如使用公共交通工具、节约能源)、增加水体面积等均可有效缓解城市热岛效应。这也和城市的每一个公民有关,我们有责任、也有义务倡导义务植树、绿色出行、减少空气调节器使用,把我们的城市建设成美丽、健康的家园;把绿水青山就是金山银山落到实处。

通过学习以上内容,我们知道影响大气中污染物浓度和扩散程度的因素很多,它们有时单独起作用,有时则是两种或两种以上因素综合作用的结果。因此,在实际工作中,必须结合当地的具体情况进行具体分析,精准施策。

环节四:课堂讨论

在教师讲授完第三章第二节内容之后,学生们围绕以下两个问题展开讨论,检测学生对本次及以往知识点的掌握情况,并通过课程内容深刻理解习近平总书记"两山论"的内涵,以及在打赢"蓝天保卫战"中作为普通公民和专业人员所应具备的科学精神和社会责任感。

1.根据本次课程内容,讨论目前和今后大气污染与健康研究中应关注的焦点和前沿问题。

2.结合大气污染物的存在状态及迁移和转归,讨论我国大气污染治理的复杂性,以及党和国家如何通过发挥制度优势、精准施策以打赢"蓝天保卫战"。

环节五:课堂总结与展望

通过对影响大气污染物浓度的因素的学习,我们可以看到,影响大气中污染物浓度和扩散程度的因素很多,作用机制复杂,因此,打赢"蓝天保卫战",需要跨部门、跨学科联合攻关,精准施策。同时,还要让同学们认识到,无论是作为一名具有专业知识的公卫医师,还是一名普通公民,都有保护环境的责任和义务,要有无私奉献的社会责任感。要把环境保护和健康中国目标有机结合,要把专业知识与社会责任相结合,成为新时代既有社会责任感,又有专业技能的复合型人才。

社会主义环保型社会建设

大气卫生　大气污染及大气污染物的转归

任课教师　周郭育

第一部分　教学简况

教学目标

1. 知识目标:通过对大气卫生章节的学习,要求熟悉大气的结构、理化特征及其卫生学意义;全面掌握大气污染对健康的直接危害和间接危害、大气中主要污染物的特点、大气污染对人体健康的影响,以及我国的空气质量标准;熟悉大气污染对健康影响的调查和监测;了解大气卫生控制措施。

2. 能力目标:帮助学生掌握大气污染物的来源、大气污染的影响因素、光化学烟雾事件和煤烟型烟雾事件的鉴别等;提高学生通过运用环境卫生学知识,早期发现并预防大气污染所致不良健康效应的能力。

3. 价值观和社会责任感目标:通过课程内容引导学生学习国家生态文明建设理念,学习并弘扬"蓝天保卫战"决战秋冬季的战略精神,树立社会主义核心价值观理念,增强大气污染控制的紧迫感和责任感。

教学重点

1. 了解大气污染的来源和种类,熟悉影响大气中污染物浓度的因素。

2. 熟悉大气污染对健康的急性危害和慢性影响,熟悉主要污染物二氧化硫、颗粒物、氮氧化物和臭氧的来源、对人体健康的影响和防治措施。

3. 掌握温室效应、酸雨、大气棕色云团、不同粒径颗粒物、风玫瑰图、逆温、光化学烟雾等概念。

教学难点

1. 影响大气污染物浓度的因素。

2. 颗粒污染物的性质、分类、来源、健康影响。

3. 影响颗粒物生物学作用的因素。

4.光化学烟雾的定义、组成成分及形成过程。

教学方法

以案例导入课程，引出重点讲授内容。教师讲授为主，提出问题讨论，理论联系实际并适时引入思政内容。

参考文献

[1]杨克敌.环境卫生学[M].8版.北京:人民卫生出版社,2017.

[2]张志勇,杨克敌.环境卫生学学习指导与习题集[M].2版.北京:人民卫生出版社,2017.

第二部分　教学过程设计

环节一:案例导入课程内容

上一章节我们初步学习了环境与健康的相关理论知识、人与环境的相互影响以及不同环境介质污染的健康损害特点。从今天开始,我们开始涉及具体的环境介质污染对健康的影响,以及相应的预防控制措施。首先要和大家分享的,就是大气卫生。

2013年12月,我国多地出现重度雾霾事件,天津、河北、山东、江苏、安徽、河南、浙江、上海等多地空气质量指数达到严重污染级别,使得京津冀与长三角雾霾连成片。首要污染物 $PM_{2.5}$ 浓度日均值超过 150 μg/m³,多个地区出现 600 μg/m³ 以上、局部 700 μg/m³ 以上的重度雾霾天气。此次重霾污染最为严重的区域位于江苏中南部,南京市空气质量连续 5 天严重污染、持续 9 天重度污染,12 月 3 日 11 时的 $PM_{2.5}$ 瞬时浓度达到 943 μg/m³。此次事件给我国人民健康造成极大损害,也引起了党中央的高度重视。2018 年 7 月 3 日,国务院发布《打赢蓝天保卫战三年行动计划》,进一步号召全社会参与到大气治理的过程中。

环节二:提出问题

1.案例中的雾霾天气是什么原因造成的?

2.为什么雾霾天气会在秋冬季节高发?

3.这种天气会对人群健康造成哪些危害?

4.目前我们应该如何预防控制雾霾的发生?

带着这些问题,我们进入到下面的课堂内容中。

环节三：讲授内容与思考

一、大气卫生的概念

大气是包围地球的空气，是生活在地球上生命体所必需的。大气可保护地球上的生命体免受来自外层空间的有害影响。植物进行光合作用所需的二氧化碳、动物和人呼吸所需的氧气、固氮菌用的氮都由大气提供。此外，大气还具有把水分从海洋输送到陆地的功能。而众多生物（包括人）可通过呼吸与外界进行气体交换，从空气中吸收氧气并呼出二氧化碳，以维持生命活动。一个成年人通常每天呼吸 2 万多次，吸入 $10\ m^3 \sim 15\ m^3$ 的空气。因此，空气的清洁程度及其理化性状与人类健康关系十分密切。大气卫生（ambient air hygiene）是指大气的卫生状况及其评价，其主要内容是识别大气污染物及其来源，进行健康危险度评估，从而评价大气质量。正是由于大气的无所不在，因此，大气卫生是环境卫生的重要组成部分。

（一）大气的结构

按照气温的垂直变化特点，可将大气层自上而下分为对流层、平流层、中间层、热成层和逸散层。

（二）大气的组成

自然状态下，大气由混合气体、水汽和气溶胶组成。而除去水汽和气溶胶的大气称为干洁空气。这里注意区分"雾"和"霾"的区别，雾是由大量悬浮在近地面空气中的微小水滴或冰晶组成的，可影响能见度；而霾是由于空气中悬浮着大量的颗粒物所导致的水平能见度较低的浑浊现象。气象学上一般通过湿度来区分雾和霾，但是二者并不总存在一个截然分明的界限，很难简单地用某个相对湿度值将其区分开。

（三）大气的物理性状

大气的物理性状主要包括太阳辐射、气象条件和空气离子等。

二、大气污染及其转归

大气具有一定的自净能力，但是当大气接纳污染物的量超过其自净能力，污染物浓度升高，对人们的健康和生态环境造成直接的、间接的或潜在的不良影响时，称为大气污染。

引起大气污染的各种有害物质则称为大气污染物。大气污染包括天然污染和人为污染两大类。天然污染主要由于自然原因形成，如沙尘暴、火山喷发、森林火灾等。人为污染是由于人们的生产和生活活动造成的，可来自固定污染源如烟囱、工业排气管等和流动污染源如汽车等各种机动交通工具。两者相比,人为污染的来源更多、范围更广。尤其是随着工业化进程的加快,人为污染的比重更加明显。因此,本节课主要叙述人为活动引起的大气污染。

（一）污染来源

人为污染的来源主要分为工农业生产、生活燃料、交通运输和其他。

1. 工农业生产污染:工农业生产过程中,造成的二氧化硫、颗粒物等污染物排放超标。

2. 生活燃料(炉灶和采暖锅炉):液化石油气、煤气、天然气燃烧不完全,可造成大量污染物低空排放。

3. 交通运输:交通工具的主要燃料是汽油、柴油等石油制品,燃烧后能产生大量的颗粒物、NO_X、CO、多环芳烃和醛类等污染物。

4. 其他:地面扬尘或固体废弃物扬尘等。

（二）治理手段

通过以上的介绍,请大家思考一下,大气污染与人群健康息息相关,但是如何控制大气污染?

在大气污染控制方面,可以在规划措施和生产工艺措施上下功夫。对城市工业布局进行合理规划,有助于改善居住区的污染现状;完善城市绿化系统,有利于消减污染程度;加强生活污染的管理,节能减排。此外,改善能源结构,积极发展新能源,是大气污染治理的最主要的手段;改革工艺、减少工业排放也是减少大气污染的重要措施。

在大气污染治理方面,党和政府亮明了态度,并付出了极大的努力,2013 年开始,接连制定政策,加大大气污染治理力度,改善污染现状。得益于社会主义优越性,大气污染治理效果明显。2013 年至 2020 年,我国主要大气污染物浓度呈逐年降低的趋势,尤其是硫氧化物、氮氧化物等浓度已经达到发达国家标准,蓝天白云越来越常见。而这些效果的取得,主要由于以下几点。

1. 政策到位:2013 年,国务院公布《大气污染防治行动计划》;2015 年,《中华人民共和国大气污染防治法》修订;2018 年,进一步对《中华人民共和国大气污染防治法》进行修订,既注重通过"减少""淘汰"等措施治标,又注重通过"优化""升级""科技创新"等措施治本。此外,明确规定"坚决停建产能严重过剩行业违规在建项目","严禁核准产能严重过剩行业新增产能项目","未通过环境影响评价审批的,一律不准开工建设;违规建设的,要依法进行处罚"。党和政府阻遏大气污染形势的态度鲜明,也具可操作性,这是大气污染治理的根本。

2.监督严格:鼓励将大气污染治理工作"分解目标任务",由国务院制定考核办法并进行考核,"对于那些没有通过考核的地方政府,环保部门将会同组织部门和监察部门约谈省级政府和相关部门的责任人,予以督促"。组织部门参与考核要求,这是大气污染治理的一次重大突破,也充分体现出中央政府"为人民服务"的宗旨。

3.措施得力:靠着壮士断腕的决心,坚定不移地支持大气污染治理,关停转移大量落后产能企业,为保障大气质量而牺牲短期利益,并提供大气污染防治专项资金对地区进行帮扶。如此大规模的行动,完全得益于我们社会主义制度优势,政府不计成本、克服困难,大规模关停污染源,并改革能源,这也是大气污染得到有效治理的重要原因。

4.全民参与:对于大范围雾霾来说,除了工厂污染,每辆汽车、每个采暖炉,等等,也是污染源。在大气污染中,每个人往往既是生产者,也是消费者;既是污染的受害者,同时也是污染的施予者。目前国家倡导的"节能减排全民行动",少了谁的支持都不行。近年来,在国家的号召下,通过全民行动,新能源汽车等逐步进入家庭,每个人都行动起来,少开空调、少用矮层电梯、短距离出行采用步行或自行车、少燃放烟花爆竹。正是这一点一滴汇聚在一起,才形成吹散雾霾的强大合力,取得了今日的成果;正是由于我们的制度优势,才能够充分发动群众。在大气污染治理方面,万众一心的中国力量发挥了不可替代的作用。

三、大气污染物种类

根据大气污染物在大气中的存在状态,可将其分为气态和气溶胶两类。

(一)气态污染

气态污染物包括气体和蒸汽。气体是某些物质在常温、常压下所形成的气态形式。蒸汽是某些固态或液态物质受热后,引起固体升华或液体蒸发而形成的气态物质如汞蒸汽等。气态污染物主要可分为以下几类。

1.含硫化合物,主要有 SO_2、SO_3 和 H_2S 等,其中 SO_2 的数量最大,危害也最严重。

2.含氮化合物,主要有 NO、NO_2 和 NH_3 等。

3.碳氧化合物,主要是 CO 和 CO_2。

4.碳氢化合物,包括烃类、醇类、酮类、酯类以及胺类。

5.卤素化合物,主要是含氯和含氟化合物,如 HCl、HF 和 SiF_4 等。

(二)气溶胶

大气污染物中,最受关注的是大气颗粒物。大气颗粒物的许多性质如体积、质量和沉降速度都与颗粒物的大小有关。实际的大气颗粒物由于来源和形成条件不同,其形状是多种多样的,有球形、菱形、方形等。因此,在实际工作中常使用空气动力学等效直径来表示大气颗粒物的大小。在气流中,若所研究的大气颗粒物与一个单位密度($\rho_0 = 1 \ g/cm^3$)的球形颗粒物的空气动力学效应相同,则这个球形颗粒物的直径就被定义为所研究大气颗粒物的空气动力学等效直径。按粒径大小,大气颗粒物一般可分为以下几类。

1.总悬浮颗粒物:总悬浮颗粒物是指粒径≤100 μm 的颗粒物,包括液体、固体或者液体和固体结合存在的,悬浮于空气中的颗粒。

2.可吸入颗粒物:可吸入颗粒物是指空气动力学直径≤10 μm 的颗粒物,因其能进入人体呼吸道而得名,又因其能够长期飘浮在空气中,也被称为飘尘。

3.细颗粒物:细颗粒物是指空气动力学直径≤2.5 μm 的细颗粒。它在空气中悬浮的时间更长,易于滞留在终末细支气管和肺泡中,其中某些较细的组分还可穿透肺泡进入血液。$PM_{2.5}$更易于吸附各种有毒的有机物和重金属元素,对健康的危害极大。

4.超细颗粒物:超细颗粒物是指空气动力学直径≤0.1 μm 的大气颗粒物。人为来源的 PM 主要来自汽车尾气。$PM_{0.1}$有直接排放到大气的,也有排放出的气态污染物经日光紫外线作用或其他化学反应转化后二次生成的。$PM_{0.1}$的健康影响受到日益广泛的关注。

通过以上的描述,请大家分组讨论,颗粒物空气动力学直径与健康危害的关系是什么?

大气颗粒物的空气动力学直径越小,健康危害越大。这是因为空气动力学直径越小的颗粒物,在空气中的停留时间越长、沉降速度越慢,进入呼吸道的可能性越大,在呼吸道的沉积部位越深;此外,其拥有更大的表面积,更容易附着有害物质,对机体造成额外的损伤。

环节四:课堂讨论

在教师讲授完以上内容之后,学生围绕以下问题展开讨论,以检验学生对本次课程内容的学习情况,以及对我国在特色社会主义制度指导下的大气污染治理的认识,并预习下节课的知识点。

1.讨论大气污染预防治理中的难点,以及目前遇到的瓶颈和解决途径。

2.思考作为一名公共卫生专业人员、一名普通群众,应该如何参与到目前大气污染防治进程中。

3.讨论党中央及人民政府在大气污染控制中如何发挥制度优势,以及如何打赢"蓝天保卫战"。

环节五:课堂总结与展望

通过对大气污染的来源、颗粒物的分类、大气污染预防控制措施的了解,大家应该知道,大气污染是长期积累的过程,其治理也不是一蹴而就的,大气污染治理任重而道远。作为公共卫生专业的学生以及未来的公共卫生事业工作者,同学们应该时刻不忘初心、认真学习,将来步入工作岗位后,发挥自己的专业知识和技能,努力保护人群健康免受大气污染损害,为健康中国贡献属于"公卫人"的力量。

今天我们主要对大气卫生的内容进行了初步的了解,下节课我们继续学习大气污染的影响因素、大气污染对健康的影响,以及人群健康影响的调查和监测等内容。

要像保护眼睛一样保护生态环境

水体卫生 水体的污染、自净和污染物的转归

任课教师 张慧珍

第一部分 教学简况

教学目标

1. 知识目标：掌握水体自净、水体自净的机制、水体污染物生物净化的意义；水体污染物在生物体内的转归；了解各种水体污染的特点；水体自净过程的特征；水体污染物的迁移和转化。

2. 能力目标：通过学习本节知识，帮助学生深刻认识水生态在生态系统中的重要地位；提高学生对水体污染物生物净化意义的理解和应用，掌握水体生物的净化功能，在未来工作中能利用整体生态系统的观念对污染的水体进行净化，达到保护水生态环境、促进人群身体健康的作用。

3. 价值观和社会责任感目标：通过课程引导学生理解良好生态环境是最公平的公共产品，是最普惠的民生福祉。良好的水环境是生态环境中最重要的一部分，深刻理解习近平同志提出的"山水林田湖草是生命共同体"的整体生态系统观念，在以后工作中除了积极进行健康教育，也要进行生态保护的宣传教育，以达到全方位地预防疾病，促进健康的目的。

教学重点

1. 水体污染的自净方式：化学自净，物理自净，生物学自净。
2. 水体污染物通过食物链在生态系统中的转归及其卫生学意义。

教学难点

1. 水体污染物的生物学自净。
2. 水体污染物通过食物链的生物学富集、生物学放大导致的健康危害，以及水环境污染对健康危害的经验教训。

教学方法

案例导入，问题引导，理论联系实际。以案例导入课程，教师讲授为主，

提出问题讨论,理论联系实际并引入思政内容。

参考文献

杨克敌.环境卫生学[M].8版.北京:人民卫生出版社,2017.

第二部分　教学过程设计

环节一:案例导入课程内容

我们上次学习了水体污染的概念、水体污染物的来源,以及我国水体污染现状,了解了水资源种类、水质性状的评价和我国水资源的现状,水体污染是导致我国水资源严重缺乏的一个原因。良好生态环境是最公平的公共产品,是最普惠的民生福祉。因此,良好的水环境是生态环境中最重要的一部分。保护水生态环境是每个公民义不容辞的责任和义务,也是促进健康、提高生命质量的重要举措。

水资源紧缺和水质污染的双重负担决定了我国在现阶段的发展中需要合理利用有限的水资源。在此背景下,一些地区的农田被迫采用污水进行灌溉,即利用污水中存在的氮、磷、钾、锌、镁等多种养分和较为丰富的有机质,增加土壤肥力、节约用水。用于灌溉的污水主要来自生活污水和经过处理的工业污水。生活污水水质相对较好、肥分高,对水稻有利。工业污水含有某些重金属污染物和持久性有机污染物,如铅、铬、砷、汞,以及酚类、氯化物、多氯联苯、邻苯二甲酸酯类化合物等有害成分,污染程度高于生活污水。因此,利用污水灌溉农田必须对污水中的有害成分进行有效处理,方能降低污染物对生态环境和人群健康带来的潜在危害。

环节二:提出问题

用污水灌溉农田可能引起哪些危害?解决办法有哪些?

环节三:讲授内容与思考

一、各种水体污染的特点

水在河流、湖泊、水库、海洋中,由于其运动方式不同,环境条件各异,形成了各种水体的不同污染特点,了解这些特点对研究和评价水污染具有重要意义。

河流的污染程度取决于河流的径污比(径流量与排入河流中污水量的比值),河流的径污比大,稀释能力强,河流受污染的可能性和污染程度较小。流量大的江河,污水不易在全断面混合,只在岸边形成浓度较高的污染带,影响下游局部水域的水质。因此河流污染范围不限于污染发生区,还可殃及下游地区,甚至可影响到海洋。

湖泊、水库以水面宽阔、流速缓慢、沉淀作用强、稀释混合能力较差和水交换缓慢为显著特点。湖泊常接纳可携带流经地域厂矿企业的各种工业废水和居民生活污水。由于湖泊、水库的上述特点,污染物进入后不易被湖水稀释混合而易沉入湖底,难以通过水流的搬运作用经出湖口河道向下游输送。因此,湖泊的相对封闭性使污染物质易于沉积。此外,湖泊的缓流水面使水的复氧作用降低,从而使湖水对有机物质的自净能力减弱。当湖泊、水库水接纳过多含磷、氮的污水时,可使藻类等浮游生物大量繁殖形成水体富营养化。

地下水与地表水关系密切,因为地表水可通过各种途径渗入地下而成为地下水。污染物在地表水下渗过程中不断地被沿途的各种阻碍物阻挡、截留、吸附、分解,进入地下水的污染物数量显著减少,通过的地层愈厚,截留量愈大,因此地下水污染过程缓慢。但长年累月的持续作用仍可使地下水遭受污染,且一旦地下水受到明显污染,即使查明了污染原因并消除了污染来源,地下水水质仍需较长时间才能恢复。

海洋的污染源多而复杂。各种各样的工业废水和生活污水通过江河水注入海洋,其中污染物很难再转移出去,不易分解的污染物便在海洋中积累起来,或者被海洋生物富集,形成海洋的持续性污染,危害较为严重。

二、水体污染的自净

水体的自净是指水体受污染后,污染物在水体的物理、化学和生物学作用下,污染成分不断稀释、扩散、分解破坏或沉入水底,水中污染物浓度逐渐降低,水质最终又恢复到污染前的状况的过程。

水体自净的机制包括稀释、混合、吸附沉淀等物理作用,氧化还原、分解化合等化学作用,以及生物分解、生物转化和生物富集等生物学作用。各种作用可相互影响,同时发生并交互进行。自净的初始阶段以物理和化学作用为主,后期则以生物学作用为主。

污染物进入水体,可以被水体混合与稀释,也可被固体吸附,并随同固相迁移或沉降,这是水体污染物的物理净化。物理净化过程只是改变了污染物的浓度分布,不减少污染物的绝对量,但是有助于后续化学和生物净化过程的进行。

进入水体的污染物与水中成分发生化学作用,使污染物浓度降低或毒性消失的现象,称为化学净化。化学净化过程改变了污染物的绝对量,但需要注意的是,污染物在水体中发生的化学反应可生成毒性降低或毒性增加的两种产物,特别是对于后者,应引起高度重视。

在河流、湖泊、水库等水体中生存的细菌、真菌、藻类、水草、原生动物、贝类、昆虫幼虫、鱼类等生物,通过它们的代谢作用分解水中污染物,使水中的污染物数量减少,直至消失,这就是生物净化。此作用在地表水自净作用中最为重要且最为活跃。水中悬浮和溶解的有机物在溶解氧充足时,需氧微生物将其分解成简单的无机物如二氧化碳、水、硫酸盐、硝酸盐等,使水体得以自净。水中某些特殊的微生物种群和高级水生植物如浮萍、风眼莲、芦苇等能吸收、分解或浓缩水中汞、镉、锌等重金属及难以降解的人工合成有机物,使水体逐渐净化,如芦苇能分解酚类,每100g新鲜芦苇在14 h能分解8 mg 酚;浮萍对镉具有很强的富集能力,其干重可达17 mg/kg。

从这里我们可以知道,在所有水体污染物的自净方式中,生物学自净是最主要的自净方式,主要依靠微生物、水生生物对水体污染物的吸收和降解来完成。通过学习本部分内容,我们要深刻理解习近平总书记提出的"山水林田湖草是生命共同体"的整体生态系统观念,利用好水体的生物自净作用,使受到污染的水体能自然恢复到污染前的状态。

三、水体污染物的转归

污染物在水体中的转归是指污染物在水环境中的空间位移和形态改变过程。前者表现为量的变化,后者则是质的变化。这两种变化之间通常存在相互联系。

(一)污染物的迁移

污染物的迁移是指污染物从某一地点转移到另一地点,从一种介质转移到另一种介质的过程。废水中的污染物进入流动的水体后,沿水体流动方向,迅速从纵、横、竖三个方向扩散,将污染物向下游推移和搬运。污染物可通过水中固体颗粒物和胶体物质的吸附和凝聚作用而随之转移或沉淀。水中污染物也可通过水生物的吸收、代谢及食物链的传递过程而转移。因此这些物质在颗粒物和沉淀物中的浓度往往比水中高得多。有些污染物如挥发性酚、氢氰酸、氨等可经挥发进入大气,而有毒金属和难分解的有机化合物则随水流推进、与固体颗粒或胶体结合发生沉淀或随食物链而转移。

(二)污染物的转化

主要指污染物在水体中所发生的物理、化学和生物学作用。通过此等作用,污染物改变了原有的形态或分子结构,以致改变了污染物固有的化学性质、毒性及生态学效应。

水体污染物的物理转化主要通过挥发、吸附、凝聚及放射性元素的蜕变等作用来完成。化学转化主要通过水解、化合、氧化还原等作用来实现。

生物转化一般是指水中某些有毒污染物在生物作用下转变成无毒或低毒化合物。水中微生物对有机物的生物降解起着关键作用,从简单有机物如单糖,到复杂有机物如纤维素、木质素、石油、农药等,均可在不同条件下被微生物利用、降解,并最终分解成简单的二氧化碳和水等。此外某些元素在微生物的作用下可发生价态的变化,如微生物能将无机汞转化成甲基汞,而另一些微生物如极毛杆菌等能将二价汞还原成元素汞,后者易挥发,促进水中汞的净化。

(三)食物链与生物放大作用

生态系统中一种生物被另一种生物所食,后者再被第三种生物所食,彼此形成一个以食物连接起来的链状关系称为食物链。生态系统中的能量流动、物质循环和信息传递,都必须通过食物链才得以进行。以人类为终点的食物链称为人类食物链。各种食物链在生态系统中相互交错形成食物网。物质、能量和信息沿着食物链由无机界向生物体,由一种生物体向另一种生物体转移,实现了物质、能量和信息从无机界到有机界,又从有机界到无机界的循环,食物链在维系生态平衡中发挥了重要作用。

食物链可影响环境中的物质转移和蓄积。环境污染物被生物体吸收后,在酶的催化下进行代谢转化,或毒性增加,或毒性降低易于分解排泄。一些重金属和难分解的有机化学物则可在生物体内蓄积,使生物体内的浓度远远高于其在环境介质中的浓度,这种作用称为生物富集作用。环境中某些污染物沿食物链在生物体之间转移并在生物体内的浓度逐级增高,使高位营养级生物体内的浓度高于低位营养级生物体内的浓度,此过程称为生物放大作用。

环境污染物发生生物放大作用的条件:①环境化学物质易被各种生物体吸收;②进入生物体的环境化学物质较难分解和排泄;③污染物在生物体内逐渐积累时,尚不会对该生物造成致命性的损害;④生物放大通过食物链进行。生物放大作用大大缩短了人类健康与环境之间的距离。某些污染物在环境中浓度很低,长期摄入不一定会损害人类健康,但经过生物放大作用后,人类长期食用污染环境中的各种生物体,其中被浓缩放大的污染物随之进入体内,则可影响健康,甚至导致中毒性疾病发生。如发生在日本的水俣病,当时水俣湾海水甲基汞含量是 $1.6 \sim 3.6 g/L$,经过多级生物放大后使鱼体内甲基汞浓度达到 $0.02 \sim 5.2 \ mg/kg$,最高可达 $40 \ mg/kg$,当地居民长期摄食这种汞含量很高的鱼、虾、贝而引起了慢性有机汞中毒。环境中有机氯农药 DDT 也可通过食物链产生生物放大作用。

(四)DDT 在水生食物链中的迁移和转归的实例分析

DDT 是一种有机氯农药的代表品种,它具有非常稳定的化学性质,在自然环境下半衰期长达 25 年,能较好地溶解在油脂等有机相中。DDT 一旦被动物吸收,则代谢、分解和排出过程缓慢。如果动物持续不断地低浓度或低剂量长期摄取 DDT,DDT 就会在脂类含量丰富的组织和脏器中累积,发生生物富集现象。

由于 DDT 具有生物富集作用,因此在水生食物链上会出现如下浓度变化:水(0.3 μg/L)浮游生物(30 pg/kg)→ 小鱼(0.3 mg/kg)→ 大鱼(3 mg/kg)→ 水鸟(30 mg/kg)。可以看出,尽管水体中 DDT 浓度只有 0.3 μg/L,但通过水生食物链的生物放大作用,高端水鸟体内 DDT 的浓度已高达 30 mg/kg,与水体中 DDT 浓度比较,放大了 10 万倍。

由于水生食物链和陆生食物链等其他食物链相互交融,水生食物链中的生物既可能摄取陆生食物链上的生物,同时它本身又可能作为其他食物链上生物的食物。DDT 对水环境的污染,通过众多食物链的传递,可以造成对全球环境的污染。

检测资料显示,从地球南、北极的冰川到珠穆朗玛峰上的积雪,均含有 DDT。几乎全世界的人体内每千克脂肪中都含有数毫克 DDT。可见,一种环境介质的污染,有时哪怕是轻微污染,通过污染物各种形式的迁移和转归,都会引发灾难性的连锁危害。

(五)甲基汞在水生食物链中的迁移和转归导致慢性甲基汞 中毒的实例分析

甲基汞具有脂溶性、原形蓄积和高神经毒性等特征。由消化道摄入后,在胃内生成氯化甲基汞,95% ~ 100% 可经肠道吸收进入血液,在红细胞内与血红蛋白中的巯基结合,随血液分布到脑、肝、肾脏和其他组织。脑细胞富含类脂质,具有高亲和力,易蓄积在脑细胞内。在脑中的浓度约为血液浓度的 6 倍。透过血脑屏障损害小脑、大脑,特别是枕叶、脊髓后束和末梢神经,并蓄积在大脑的感觉区和运动区,尤其是大脑后叶,导致视觉、听觉障碍。甲基汞可以透过胎盘屏障对胎儿脑组织造成更广泛的损害,导致先天性水俣病。

慢性甲基汞中毒表现为神经和精神症状。早期表现为神经衰弱综合征。少数严重者,症状可持续发展加重,甚至可出现神智障碍、昏迷、锥体外系受损等。小脑受损时可出现笨拙跟跄步态、书写困难等共济失调现象。脑神经受损,出现向心性视野缩小、听力减退等症状。亦可表现为消化道刺激症状、肾脏损害及心、肝受损、肢端感觉麻木、向心性视野缩小、共济运动失调、听力障碍、语言障碍、痉挛性瘫痪、疯狂。

先天性水俣病或称胎儿性水俣病,是在母亲妊娠期由于甲基汞通过胎盘侵入胎儿脑组织所致的中枢神经系统障碍性疾病。患病婴儿大都在出生3个月后开始出现各种症状,患儿症状较成人甲基汞中毒者更为严重。先天性水俣病可以引起胎儿原始反射、斜视、吞咽困难、阵发性抽搐和发笑等;随年龄增长,可出现明显智力低下、发育不良和四肢变形等症状。

通过以上实例分析,我们可以获得如下经验教训:①水体资源的轻微污染可能引发危害更大的环境灾害;②长残留期的脂溶性化学物质具有极大的生物放大作用;③位于食物链最高位的人类将成为环境污染的最大受害者。

环节四:课堂讨论

在教师讲授完这部分之后,让学生围绕以下问题展开讨论,检测学生对本次及以往知识点的掌握情况,以及对习近平总书记生态文明思想的理解,树立"绿水青山就是金山银山"的绿色发展观、"生态兴则文明兴"的深邃历史观、"人与自然和谐共生"的科学自然观、"良好生态环境是最普惠的民生福祉"的基本民生观、"山水林田湖草是生命共同体"的整体系统观、"实行最严格生态环境保护制度"的严密法治观、"共同建设美丽中国"的全民行动观以及"共谋全球生态文明建设之路"的共赢全球观。作为预防医学学子的我们在预防疾病和促进健康的过程中究竟应该如何做?

1. 根据本次课程内容以及我国水资源现状与水污染特点,讨论如何保护我们国家的水生态环境,保持青山绿水。

2. 以DDT为例,思考及讨论如何预防持久性有机物和环境内分泌干扰物在生态系统中的迁移、转归,防止其以水生食物链为媒介污染全球水环境。

环节五:课堂总结与展望

学习了这一部分内容,同学们更能深刻理解良好的水生态环境对健康的重要性,更能领会到习近平总书记所说的"良好生态环境是最公平的公共产品,是最普惠的民生福祉"这句话的深刻内涵。习近平总书记提出"人民至上,生命至上,不惜一切代价维护人民生命安全",而保护水生态环境就是其中重要的一环。我们作为公共卫生的本科生,肩负着疾病预防与控制的重担,不仅要积极地去进行健康知识的宣传和教育,而且要进行生态环境保护知识的宣传和教育,要像保护眼睛一样保护生态环境,像对待生命一样对待生态环境。生态环境保护是功在当代、利在千秋的事业。我们要用最严格的制度、最严密的法治保护生态环境。

关于生态环境保护,尤其是水环境生态保护,我们国家做了哪些工作?我们将在新的课程里学习《水污染防治条例》,也就是"水十条"的出台及其主要内容。

彰显制度优势,干出民生福祉

生物地球化学性疾病　概述

任课教师　巴　月

第一部分　教学简况

教学目标

1.知识目标:全面掌握生物地球化学性疾病的定义、流行特点、影响因素及预防措施;地方性氟中毒的定义、流行特点、病区类型、发生机制及预防措施;碘缺乏病的定义、临床表现和预防措施。了解地方性砷中毒、硒中毒及大骨节病、克山病的流行特征、发生机制和预防措施。

2.能力目标:帮助学生掌握氟斑牙及氟骨症的诊断和分型;提高学生通过运用环境流行病学和环境毒理学知识技能发现和解决地方病防治工作中实际问题的能力。

3.价值观和社会责任感目标:通过课程内容引导学生树立"人民至上""一切为了人民"的核心价值观,深刻理解从事疾病预防控制工作的社会责任感。

教学重点

1.生物地球化学性疾病的定义、流行特点、影响因素及主要防控措施。

2.地方性氟中毒的定义、流行特点、主要临床表现及预防措施。

3.碘缺乏病的定义、临床表现和预防措施。

教学难点

1.地方性氟中毒的发病机制、诊断依据及预防控制。

2.地方性砷中毒的发病机制。

3.大骨节病的病因及发病机制。

教学方法

案例导入,问题引导,理论联系实际。以案例导入课程,教师讲授为主,提出问题讨论,理论联系实际并引入思政内容。

参考文献

[1]杨克敌.环境卫生学[M].8版.北京:人民卫生出版社,2017.

[2]张志勇,杨克敌.环境卫生学学习指导与习题集[M].2版.北京:人民卫生出版社,2017.

第二部分　教学过程设计

环节一:案例导入课程内容

在前面章节的学习中,我们重点介绍了不同环境介质污染及其对人群健康的影响。但是,在全球范围内还流行这样一类具有明显地域特点、波及范围广泛、影响人群众多的疾病。下面通过我国地方性砷中毒病区的案例来了解这类疾病的发生、发展及其预防控制。

20世纪80年代初,我国新疆准噶尔盆地的奎屯和乌苏地区首次发现饮水型地砷病病区,该地区居民20世纪60年代以前饮用河渠水,从未发生过地砷病;20世纪60年代后开始开采并饮用深层地下水,而该地区深层地下水砷的含量达0.85 mg/L;20世纪70年代初期,当地居民开始出现皮肤色素脱失、色素沉着、掌跖角化等砷中毒症状。1989年在内蒙古发现了面积更大、病情更重的饮水型地砷病病区。该病区的形成亦是由于改变生活饮用水水源,水中砷含量过高而导致。为了预防和控制地砷病,1992年原卫生部将地砷病正式纳入我国重点地方病进行管理,并于1993年下发通知,要求各省开展环境砷含量和地砷病病情调查,随着工作的开展,山西、吉林、宁夏等地先后发现存在饮水型地砷病病区。

环节二:提出问题

1.案例中的疾病是什么原因造成的?

2.为什么这类疾病会在特定地区出现?

3.这类疾病可对人群健康造成哪些危害?

4.对于这类疾病我们应该如何防控?

5.目前我国主要流行的地方病有哪些?

通过本次课程的学习,我们将回答上述问题。

环节三:讲授内容与思考

一、生物地球化学性疾病的概念

众所周知,在地球地壳的漫长演变过程中,由于各地形成土壤的母质成分、气候、地形及地貌等因素的不同,使得地球表面的化学元素分布不均,造成一些地区的水、土壤、空气中某些或某种化学元素过多或缺乏,继而影响到该地区人群对化学元素的摄入量。人在生长和发育过程中不断和环境进行着物质和能量的交换,与环境之间有着高度的物质统一性,因此,对化学元素摄入量的过多或过少,会对健康产生影响。所以,生物地球化学性疾病是指:由于地壳表面化学元素分布不均衡,使某些地区的水和(或)土壤中某些元素过多或过少,当地居民通过饮水、食物等途径摄入这些元素过多或过少而引起某些特异性疾病。这类疾病地域性明显,所以成为我国地方病分类中最为重要的一部分。

二、生物地球化学性疾病的流行特点

由生物地球化学性疾病的概念我们不难看出,这一类疾病的流行特征主要表现为两大特点。

(一)明显的地区性分布

由于生物地球化学性疾病是地球表面某种化学元素的不均衡所致,因此这类疾病的分布具有明显的地区性差异。比如,在海拔相对较高的山区、丘陵地带,由于土壤、饮水、粮食、蔬菜中碘含量较低,多有碘缺乏病的流行。在我国北方十多个省区的干旱、半干旱地区,由于浅层地下水含氟量较高,多有饮水型地方性氟中毒流行。

(二)疾病的流行与环境中某种元素的水平有关

生物地球化学性疾病的人群流行强度与某种化学元素的环境水平有明显的剂量—反应关系。这种相关性在不同的时间、地点和人群之间都表现得十分明显,而且可以用现代医学理论加以解释。

这两个特点也是我们判断是否为生物地球化学性疾病的主要依据。

三、影响生物地球化学性疾病流行的因素

从疾病的病因学和流行特点,以及环境因素之间的联合作用,我们很容易总结出影响疾病流行的因素主要包括以下几个方面。

(一)人群营养条件

在疾病流行区域,人们生活条件和营养状况的改善可以降低疾病流行强度。比如蛋白摄入量的增加,可以拮抗氟、砷等外来化学物质的毒性作用。膳食中的维生素 A、D、B_1、B_2、PP,以及钙、磷、铁和锌等,对调节机体代谢、提高抗病能力均有良好的促进作用。20 世纪 80 年代以来,随着我国人民生活水平的不断提高和营养条件的改善,地方病的流行强度呈现明显下

降趋势。

（二）生活习惯（环境污染）

以往的研究表明,元素水平过高所引起的生物地球化学性疾病,其病区类型以饮水型为主。但是由于环境污染和不良生活方式,相继发现并报告了燃煤污染型氟中毒和砷中毒的病例。在我国贵州、四川、广西、湖南、湖北和陕西等省区分布着燃煤污染型地方性氟中毒病区;而四川和贵州也发现了燃煤污染所致的砷中毒病例。当地居民有敞开炉灶烤火取暖和烘干粮食及辣椒的习惯,使粮食和辣椒中氟、砷含量增加数十倍乃至数百倍。此外,近年来在我国西藏、内蒙古、四川等少数民族地区发现的饮茶型氟中毒,则是因为当地居民习惯饮用奶茶,而煮奶茶的茶叶主要由含氟量很高的砖茶引起的。因此,在研究生物地球化学性疾病时,要全面考虑经饮水、食物和空气三种介质的总摄入量,以便更加客观、准确地评价人群暴露水平。

（三）多种化学元素的联合作用

一些地区存在两种或两种以上的疾病,从而加重了防治工作的复杂性。比如某些山区同时存在地方性氟中毒和碘缺乏病流行;在碘缺乏病流行病区,往往存在着与硒缺乏有关的大骨节病、克山病;这种高氟高砷、高氟低碘、低碘低硒等并存的地质环境,增加了元素间联合作用对人群健康影响的复杂性,也大大增加了疾病预防控制的难度。

习近平总书记在2016年全国卫生与健康大会提出,“由于工业化、城镇化、人口老龄化,由于疾病谱、生态环境、生活方式不断变化,我国仍然面临多重疾病威胁并存、多种健康影响因素交织的复杂局面”。而多种病因元素并存对生物地球化学性疾病流行强度、流行规律及健康效应的影响,也是环境卫生学研究领域的新课题。

通过前面内容的介绍,请大家思考一下:对于流行范围、覆盖人群如此众多的生物地球化学性疾病来说,什么样的防控措施最有效?

毫无疑问,大家一定会说:“预防为主”。事实上,这类疾病的控制措施也是围绕这个方针进行的。所以,对于生物地球化学性疾病的防控,主要包括两大类措施:组织措施(包括建立健全专业防治队伍和信息网络,并积极开展经常性疾病调查和监测)和技术措施(限制摄入或适量补充)。

仅从内容的描述看,答案似乎很简单,短短几行字。但实施起来,其难度是超乎想象的。以饮水型地方性氟中毒为例,目前仍有一些国家的饮水氟浓度超过世界卫生组织(WHO)建议标准的数倍甚至数十倍。本着“以人为本,人民至上”的理念,党和政府历来高度重视地方病防治工作。1997年党中央和国务院在《关于卫生改革与发展的决策》中指出,要集中力量消灭或控制一些严重危害人民健康的地方病;2002年《中共中央、国务院关于进一步加强农村卫生工作的决定》中关于加强农村疾病预防控制工作提出："重点控制严重危害农民健康的传染病、地方病、职业病和寄生虫病等重大疾病。"2003 年胡锦涛多次批示："无论有多大困难,都要想办法解决群众的饮水问题,决不能让群众再喝高氟水。"习近平总书记多次强调农村饮水安全在脱贫工作中的重要性,要确保人民群众"舌尖上的安全"。他指出:"着力补齐贫困人口义务教育、基本医疗、住房和饮水安全短板,确保农村贫困人口全部脱贫,同全国人民一道迈入小康社会。"

四、相关举措

正是在党和国家的正确领导下,我国采取了一系列的有效措施,思想重视、组织健全、措施得力、全面覆盖,使地方病防治工作取得了显著的成效。下面我们就来讨论一下我们国家是如何把这两种措施扎实落实、全面实施的。

（一）思想重视

自新中国成立以来,从"全心全意为人民服务",到"人民至上""人民利益高于一切",我们党始终把人民利益放在第一位,把人民群众的饮水安全放在第一位。这也是我们地方病预防控制的指导思想,也正是有了"一切为了人民"的信念,我们才能够全身心地投入到为人民的健康去解决一切困难的工作中。

（二）组织健全

这是地方病防治的组织措施。在我国,生物地球化学性疾病的防治归属国家卫生健康委员会疾病预防控制局主管;国家疾病预防控制中心设有地方病控制中心,各省、市、自治区、直辖市均建立了相应的管理机构。在防治工作中,建立健全县、乡、村级防治队伍,并明确各级人员的职责,将地方病控制落到实处。同时,完善地方病管理信息系统,建立全国地方病管理信息网络平台,覆盖各级卫生行政部门、疾病预防控制中心或地方病控制机构。定期开展经常性疾病调查和监测,做到村村监控。

（三）措施得力

简单说来,生物地球化学性疾病控制的技术措施是"限制摄入或适量补充"。对于环境中元素水平过低所致的缺乏性疾病,主要采取适当补充,增加摄入量的措施;对环境中元素水平过高所致的中毒性疾病,采取减少、控制机体总摄入量的措施。以饮水型地方性氟中毒为例,改换水源是最有效的措施,因此国家提出了降氟改水政策,以打低氟深井水替换浅层高氟水来解决人民群众的饮水问题。但大家想想,影响大半个中国的改换水源是多么庞大的工程,哪个国家能像我们的国家这样举全国之力启动这么庞大的、由国家投入资金兴建的民生工程? 这充分地诠释了我党"人民的利益高于一切"的理念,彰显了中国的制度优势、道路优势。正是措施得力,我们把不可能变成了现实。中国数以亿计的人民脱离了长期饮用高氟水的危害,几乎全部喝上了低氟水。这是"一切为了人民"的真实体现,也是我们党信念、信心、能力和力量的集中体现。

(四)全面覆盖

全面小康路上决不漏掉一户,决不落下一人。我们是这么说的,也是这么做的。在"政府领导、部门配合、群众参与"工作机制的有效运转下,不漏掉一村一户,使我国碘缺乏病、氟中毒、砷中毒、大骨节病等地方病均得到了有效控制或消除。

一切为了人民不是一句空话,而是体现在我们的实际工作中。我们常常看到基层的地方病防治工作者,奔波在乡间小道,废寝忘食;他们以"5加2""白加黑"的工作模式,时刻监控着疾病流行状况,发现疾病防控过程中存在的问题。正是他们忘我的工作,无私的奉献和强烈的社会责任感,使得我国地方病防治工作成效显著。

截至 2018 年,全国 94.2% 的县处于消除碘缺乏病状态,在全球采取食盐加碘措施的 128 个国家和地区中处于领先水平;燃煤污染型氟砷中毒病区改炉改灶率分别达 98.4% 和 100%;93.6% 的饮水型氟中毒病区完成降氟改水;饮水型砷中毒病区全部完成降砷改水;95.4% 的大骨节病病区村达到消除标准;94.2% 的克山病病区县达到控制或消除标准。

地方病的防控只是我们国家疾病预防控制工作中的一个小小的缩影,如果说同学们感触不深,我想在新冠肺炎疫情防控中,中国制度的优势,一切为了人民的宗旨,依法、科学、精准的防控策略、万众一心的中国力量已经在全世界面前表现得淋漓尽致。相信每一位同学都感同身受。

环节四:课堂讨论

在教师讲授完第七章第一节内容之后,让学生围绕以下三个问题展开讨论,检测学生对本次及以往知识点的掌握情况,对树立"人民至上"的核心价值观的认识以及对作为"公卫人"应具备的社会责任感的理解。

1. 根据本次课程内容以及地壳元素分布规律和特点,讨论目前和今后生物地球化学性疾病预防控制中应关注的焦点问题。

2. 以生物地球化学性疾病为例,思考如何将所学理论知识和技能,应用到疾病预防控制的实际工作中。

3. 结合前期所讲环境污染对健康的影响,讨论我们党和国家在环境污染控制中如何发挥制度优势以打赢"蓝天""碧水""净土"保卫战。

环节五：课堂总结与展望

通过对生物地球化学性疾病的定义、流行特点、影响因素和防控措施的了解，我们可以看到，对于群体性环境相关疾病的防控，不仅需要深厚的理论知识和扎实的专业技能，还需要为人民、为社会无私奉献和全心服务的精神。作为新时代公共卫生人，也希望同学们以健康中国目标为己任，以"以人为本"为宗旨，以"学则恒心，医则仁心"为准则，把专业知识与社会责任相结合，成为有理想信念、有责任担当、有知识能力的新时代"公卫人"。

同学们，今天我们主要了解了生物地球化学性疾病的概况。在我国乃至全球主要流行的生物地球化学性疾病有哪些？这些疾病的主要发病原因、流性特点、主要病理表现及预防控制措施如何？我们将在下次课继续讨论。

信念一生

生物地球化学性疾病　大骨节病综合防治

任课教师　余方方

第一部分　教学简况

教学目标

1. 知识目标:全面掌握微量元素硒的分布、生物学作用;克山病的定义、流行特点、临床分型、发生机制及预防措施;大骨节病的定义、病因、临床表现和预防措施。

2. 能力目标:帮助学生掌握大骨节病和克山病的诊断与分型;提高学生通过运用环境流行病和环境毒理学知识技能发现和解决地方病防治工作中的实际问题的能力。

3. 价值观和社会责任感目标:通过课程内容引导学生树立"扎根基层,为民解忧的家国情怀"的核心价值观,深刻理解从事疾病预防控制工作的社会责任感。

教学重点

1. 微量元素硒的分布、生物学作用。

2. 克山病的定义、流行特点、临床分型、发病机制及预防措施。

3. 大骨节病的定义、病因、临床表现和预防措施。

教学难点

1. 克山病的发病机制、诊断依据及预防控制。

2. 大骨节病的病因及发病机制。

教学方法

案例导入,问题引导,理论联系实际。以案例导入课程,教师讲授为主,提出问题讨论,理论联系实际并引入思政内容。

参考文献

杨克敌. 环境卫生学[M]. 8 版. 北京:人民卫生出版社,2017.

第二部分 教学过程设计

环节一:案例导入课程内容

前面的课程我们重点介绍外环境中氟和砷含量过高,而致生活在该环境中的居民经饮水、食物和空气等途径长期摄入过量氟砷所引起的地方性氟中毒和砷中毒。但是,在全球范围内还流行这样一类具有明显地域特点、波及范围广泛、影响人群众多的疾病,请通过我国克山病病区的发现了解这类疾病及其预防控制。

克山县西城镇英民村,原名"光荣村",这个小村子是我国克山病的发现地。1935 年冬天,村里好些人突发奇病,患病者全身浮肿、死亡率高,当时全村共有 286 人,短短两个月,因病死亡 57 人,占全村总人口的 19.93%。因病因不清,便以地名命名为克山病。该病症状为心难受、吐黄水、手脚凉,且发病急、死亡快。新中国成立后,党中央和各级政府对克山病高度重视,派遣专家组到当地研究病因、就地施治。与此同时,当地政府与村民为了与克山病抗争,也做出极大的努力。全村大搞防烟、防寒、防潮和改良水质、改善居住条件、改善环境卫生为内容的卫生基本建设,落实综合预防措施。在上级政府和各医疗科研单位的帮助下,原光荣村的村民于 1977 年结束了受克山病折磨的历史。

环节二:提出问题

1. 案例中的疾病是什么原因造成的?
2. 为什么这类疾病会在特定地区出现?
3. 这类疾病可对人群健康造成哪些危害?
4. 对于这类疾病我们应该如何防控?
5. 目前我国主要流行的地方病有哪些?

环节三:讲授内容与思考

一、硒的生物学分布

和其他微量元素一样,生物体内的硒只能从环境中获得。地壳中硒的含量虽低于其他许多元素,但总量仍相当可观,而且分布广泛。土壤、地表水和大气,是生物体与环境进行硒交换的主要场所。

(一)土壤中的硒

土壤硒的含量主要决定于土壤母体物质的硒含量,以及土壤形成过程中与形成后硒的迁移。形成土壤的母体岩石中,页岩约占 40% ,砂岩、石灰岩和火成岩各约占 20% 。火成岩平均含硒仅 0.09 $\mu g/g$,而沉积岩含硒 0.08 ~ 1 $\mu g/g$,高硒地区的土壤往往是以沉积岩为主要母体物质,而均匀缺硒地区的土壤最可能来自火成岩。如美国几个高硒地区的土壤就是以沉积岩之一的页岩(平均含硒 0.6 $\mu g/g$)为主。

我国存在三个硒含量水平明显不同的地理区带。其中,由我国东北向西南延伸的中间带为低硒带,中间带的西北和东南两侧为相对高硒带,土壤平均硒含量由西北经中间向东南,分别为 0.19 $\mu g/g$、0.13 $\mu g/g$ 和 0.23 $\mu g/g$。

土壤中硒的迁移,包括与土壤 pH 值有关的硒的氧化还原倾向、铁等其他元素的影响,以及生物体对硒的代谢。在富氧碱性土壤中,硒酸盐是硒的主要存在形式。因为硒酸盐比亚硒酸盐更易溶于水,且不与 Fe_2O_3 等形成稳定的配合物或复合沉淀,易于流失,故常造成土壤碱性越大、含硒越低的现象。

在酸性土壤中亚硒酸盐是主要存在形式。亚硒酸盐可与土壤中的水合氧化铁形成稳定的化合物而大大降低硒的溶解度,减少了硒的流失,故含铁土层常是含硒最高的土层(可达 2.5 $\mu g/g$ 左右)。然而,这种高含量的硒却不易为植物所吸收。酸性土壤中的亚硒酸盐还可进一步还原为生物可利用度很低的单质硒。酸性条件下单质硒氧化缓慢,但当 pH 值从 5 增加到 7 时,氧化速度明显加快。某些微生物也能将单质硒氧化为亚硒酸盐或硒酸盐。

由于土壤中的迁移,较小范围内和微环境中硒的分布也常不均匀。局部缺硒的主要原因是地表侵蚀与水土流失导致硒的损失,而这又与当地的土壤条件及地形、地貌有关。

(二)水中的硒

硒在海水中的含量为 4 ~ 6 $\mu g/kg$,在河水中为 0.5 ~ 10 $\mu g/kg$。低硒地区与高硒地区相比,水中硒含量有相当大的差异,低硒地区可低于 0.1 $\mu g/kg$,高硒地区可高达 50 $\mu g/kg$。不同地区水体中的硒含量受当地环境总硒含量、水土流失情况、土壤 pH 值及硒的价态等多种因素影响。我国一些缺硒与高硒地区的水样分析表明,+6 价硒含量均高于其他价态,占总硒含量的 47.8% 到 100% 不等。因为 +6 价硒(硒酸盐)具有较高的溶解度。

（三）大气中的硒

大气中的硒与生物体的硒代谢关系密切。大气中的硒也是植物的硒来源之一。植物叶部能从大气中吸收挥发性的硒化物,并代谢为亚硒酸盐和硒代蛋氨酸,也可传送到植物根部。更重要的是,通过生物甲基化过程,微生物、植物和动物可将无机硒转化为不同分子形态的甲基化产物而排出到大气中。大气中的二甲硒化物含量约 2 ng/m³,还有二甲基二硒化物和二甲基硒代砜等。

1973 年世界卫生组织(WHO)宣布:硒是人和动物生命中必需的微量元素,1988 年 10 月中国营养学会在修订的"每日膳食供给量"中,已将硒列为15 种每日膳食营养素之一。

二、硒的生物学功能

（一）抗氧化作用

抗氧化功能是硒的最重要的生物学作用之一,硒不仅作为抗氧化酶系的组分,影响其活性或含量而发挥抗氧化作用,而且可以通过直接清除自由基而发挥抗自由基损伤的作用。另外,硒还以某种形式与细胞膜结合构成膜结合硒而保护细胞膜,发挥抗氧化作用。生物机体的活细胞抗氧化系统包括 3 道主要防线,第一道防线负责阻止自由基的生成,由超氧化物歧化酶(SOD)、谷胱甘肽过氧化物酶(GSH-Px)、过氧化氢酶(CAT)等抗氧化酶和金属结合蛋白组成,但不能完全阻止自由基的形成和脂质过氧化;第二道防线负责阻止链式反应的发生,由脂溶性和水溶性抗氧化剂组成;第三道防线负责对受损害的分子进行修复,由脂肪酶、蛋白酶、DNA 修复酶等特异酶组成。体内所有的抗氧化系统都是通过彼此间的互相协作来实现抗氧化作用的。

（二）增强免疫

硒具有提高动物机体免疫的作用,它不仅可以影响机体特异性免疫,还可以影响机体的非特异性免疫过程。硒能促进特异性体液免疫功能,增加体内抗体水平。有研究发现,在日粮中添加适量的硒,母羊的 IgG 水平比对照组高,而且补硒母羊所生的羊羔血清 IgG 质量浓度亦较高,母羊血清和初乳中的 IgG 水平未受硒摄入量的影响,但补硒母羊血清中的 IgM 却明显升高。这说明在妊娠期间摄入硒可加强母体 IgM 的合成和新生幼畜对 IgG 的吸收。硒能增强机体特异性细胞免疫功能,促进淋巴细胞的增殖、分化,促进细胞因子的分泌,同时增强 T 淋巴细胞的细胞毒作用。相关研究报告指出,缺硒使 T 淋巴细胞毒活性下降,适量补硒可以增加 T、B 淋巴细胞活性,使 T、B 淋巴细胞增殖;硒能增强干扰素和其他细胞因子的分泌,同时增强 T 淋巴细胞的细胞毒性作用,从而提高机体的细胞免疫功能。硒对非特异性免疫功能的影响主要表现为能使吞噬细胞的吞噬功能和杀菌能力增强。缺硒对人吞噬细胞功能也有影响,缺硒时杀菌能力比补硒后低 9.4%,补硒前后对比有显著差异。

（三）促生长作用

硒作为 5'-脱碘酶的组成成分,能使甲状腺激素由低生物活性的 T4(四碘甲腺原氨酸)转化为高生物活性的 T3(三碘甲腺原氨酸),促进 GH(生长激素)的合成与分泌,从而加快动物的生长和蛋白质的合成,国内外大量试验证明,日粮中添加适量的硒能促进动物生长。在肉鸡日粮中补硒 0.1 mg/kg、0.3 mg/kg 和 0.5 mg/kg 与不补硒相比,都能促进肉鸡的生长,添加 0.5 mg/kg 时促生长效果达显著水平。魏文志等在银鲫基础饲料中添加 0.2 mg/kg 的亚硒酸钠和 0.2 mg/kg 的有机硒(含硒多糖和硒蛋白),经 102 天的喂养,试验结果显示,投喂有机硒饲料组与投喂亚硒酸钠饲料组相比,鱼体增重率提高了 14.59%,饵料系数降低了 12.35%。张巧娥等研究表明,饲粮中添加硒 0.30 mg/kg 时,各饲养阶段生长育肥猪日增重最高,料重比最低,肌肉保水性和嫩度最好,肉色评分最佳。

（四）硒拮抗金属毒性的作用

硒可以拮抗汞、镉、砷、铅等重金属的毒性作用。硒拮抗重金属的毒性作用也是通过增强 GSH-Px 的活性与含量,来降低重金属诱发产生的脂质过氧化物的含量来实现的。李爱芬等关于硒酵母生理功能对汞中毒小鼠体重及全血 GSH-Px 活性影响的研究结果表明,汞显著抑制了小鼠全血 GSH-Px 活性,仅为对照组的 60.4%,而同时给硒酵母和汞的小鼠全血 GSH-Px 活性不但没有降低,还比对照组提高了 50% 以上,说明硒酵母对汞中毒引起的 GSH-Px 活性下降有显著的拮抗效应,这种效应在小鼠的生长和行为等方面也有同样的表现。戴宇飞等的动物实验结果显示,硒砷联用染毒组的大鼠血砷含量明显低于砷中毒组,当硒剂量达到 10 μg/kg 时,能缓解砷中毒导致的红细胞数量下降、血红蛋白含量降低、血液巯基总量下降等。硒可促使砷从血液中排出,对砷毒性具有一定的拮抗作用。

（五）促进生殖

睾酮生物合成和精子正常成熟过程中需要硒的参与,因此硒是维持雄性生殖力的基本因素。膜型谷胱甘肽过氧化物酶在精子发育成熟和活力维持中具有酶功能和结构作用双重。弗洛厄(Flohe)研究组发现,在精子的发育成熟过程中,该酶对保护精子抗氧化损伤是重要的,但成熟精子线粒体膜含有丰富的膜型谷胱甘肽过氧化物酶,占膜结构组分的 50%,且失去酶催化功能。进一步分析发现,酶活性的丧失是由于蛋白质分子聚合为无功能形式,并据此提出膜型谷胱甘肽过氧化物酶在精子发育的早期具有酶活性,而在成熟精子则发生聚合变构转变成一种结构成分,维持精子的正常形态和活力,解释了低硒引起的精子活动力下降及头尾的断裂现象。最近发现硒蛋白 P 也参与精子发育和成熟过程。低硒对动物性腺的发育和功能发挥具有不利的影响。成年母畜缺硒可出现繁殖周期紊乱甚至不发情、受胎率低、性欲下降、生育力下降,即使妊娠也易发生流产、胚胎早期死亡、产出弱胎、产后胎衣不下、产仔率和存活率降低等现象,同时易发生乳腺炎、子宫炎、卵巢囊肿等,其机理可能是由于缺硒易损伤子宫肌的生理功能所致。同时硒可增强抗体和前列腺素的合成,对动物发情及受孕是有益的。

（六）抗肿瘤作用

硒具有防癌作用,实验肿瘤学研究表明,硒对动物自发、化学致癌剂及病毒诱发的肿瘤均有抑制作用;流行病学调查发现,硒的摄入量越高,癌症发病率越低;体外实验证实,硒对肿瘤细胞的生长和存活力有明显抑制作用,硒对肿瘤细胞有杀伤作用。硒具有保护心血管系统的作用。硒在机体内转化成硒酶,大量破坏血管壁损伤处集聚的胆固醇,使血管保持畅通,提高心脏中辅酶 A 的水平,使心肌所产生的能量提高,从而保护心脏。硒还可影响甲状腺激素的分泌。全宗喜等研究表明,硒缺乏使雏鸡组织中含硒的脱碘酶活性降低,导致血清 T3、FT3 含量降低,骨髓生成活力降低,造血功能减退,造血细胞增殖和分化减少,致发再生障碍性贫血。

三、克山病

克山病亦称地方性心肌病,于 1935 年在我国黑龙江省克山县发现,由此得名。资料显示,1980 年急性克山病已基本消失。患者主要表现为急性和慢性心功能不全,心脏扩大,心律失常以及脑、肺和肾等脏器的栓塞。

（一）病因

20 世纪 60 年代以来,克山病病因研究尚无定论。目前,关于克山病病因研究的观点主要有营养性地球化学病因学说、生物病因学说和复合病因学说。营养性地球化学病因学说认为,地球外环境缺乏人体所需的某些微量元素如硒、钼、镁等或有关的营养物质,从而干扰了心肌代谢,引起心肌损伤而得病。生物病因学说认为,克山病是由真菌毒素中毒或肠道病毒感染引起的,其中又包括两种学说,一是柯萨奇病毒 B 感染说;二是真菌毒素中毒说。由于上述两种学说还不能很好地解释与克山病发病的因果关系,因此,多数学者认为,克山病发病是在缺硒背景下多种综合因素相互参与而致病,即复合病因学说。

（二）临床表现

主要为急性和慢性心功能不全,心脏扩大,心律失常以及脑、肺和肾等脏器的栓塞。

1.急型克山病:可突然发病,也可从潜在型或慢型基础上急性发作。在北方急型克山病多发生于冬季,常可因寒冷、过劳、感染、暴饮、暴食或分娩等诱因而发病。起病急骤,重症者可表现为心源性休克、急性肺水肿和严重心律失常。初始常感头晕、反复恶心呕吐,继而烦躁不安。严重者可在数小时或数天内死亡。体检见患者面色苍白,四肢厥冷,脉细弱,体温不升,血压降低,呼吸浅速。心脏一般轻度大,心音弱,尤以第一心音减弱为甚,可有舒张期奔马律和轻度收缩期吹风样杂音。心律失常常见,主要为室性早搏、阵发性心动过速和房室传导阻滞。急性心力衰竭时肺部出现啰音,此外肝大和下肢水肿亦常见。

2.亚急型克山病:发病不如急型急骤,患者多为幼童,以春、夏季发病为多数,亦可出现心源性休克或充血性心力衰竭。发病初期表现为精神萎靡、咳嗽、气急、食欲不振、面色灰暗和全身水肿。亦可有心脏扩大、奔马律和肝大。

3.慢型克山病:起病缓慢,亦可由急型、亚急型或潜在型转化而来。临床表现主要为慢性充血性心力衰竭,主诉有心悸、气短,劳累后加重,并可有尿少、水肿和腹腔积液。体检示心脏向两侧明显扩大,心音低,可闻及轻中度收缩期杂音和舒张期奔马律,晚期可有右心衰竭的体征如颈静脉怒张、肝肿大和下肢水肿等,严重者可有胸、腹腔积液,心源性肝硬化等表现。心律失常常见,如室性早搏、心动过速、传导阻滞、心房颤动等。

4.潜在型克山病:常无症状,可照常劳动或工作,而在普查中被发现,此属稳定的潜在型。由其他型转变而来者,可有心悸、气短、头昏、乏力等症状。心电图可有ST-T变化、QT间期延长和前期收缩。潜在型患者心脏虽受损,但心功能代偿良好,心脏不增大或轻度增大。

（三）诊断与鉴别诊断

根据克山病流行病学特点:即流行地区、流行季节。人群发病情况,结合临床有急慢性心力衰竭、心脏扩大、心律失常等诊断并不困难。在东北、西北有大骨节病和地方性甲状腺肿疾患的地区,如患者同时有类似扩张型心肌病的表现时,应考虑可能是慢型克山病。急型克山病须与休克型肺炎、急性胃肠炎、急性心肌炎、急性心肌梗死等鉴别。慢型克山病须与原发性心肌病、风湿性心脏病、心包炎等相鉴别。

（四）治疗

1. 急型克山病治疗的关键是要做到"三早，一就地"，即早发现、早诊断、早治疗，就地静脉推注大剂量维生素 C 和采取升压、扩容、亚冬眠、纠正心律失常等对症治疗措施，多数病人均能缓解症状。

2. 亚急型克山病治疗应针对充血性心力衰竭对症治疗，出现心源性休克时按急型处置。

3. 慢型克山病以去除心衰诱发因素，调整生活方式，控制体力活动，及时合理药物治疗为基本原则。根据症状选择利尿剂、血管紧张素转化酶抑制剂（ACEI）或血管紧张素 Ⅱ 受体拮抗剂（ARB）、β 受体阻滞剂、正性肌力药物及血管扩张剂等治疗慢性充血性心力衰竭及纠正心律失常。

4. 潜在型克山病要注意加强生活指导，一般不须药物治疗。

（五）预防措施

1. 综合性预防措施：注意环境卫生和个人卫生，保护水源，改善水质，改善营养条件，防止偏食，尤其对孕妇、产妇和儿童更应加强补充蛋白质，各种维生素及人体必需的微量元素。

2. 流行区推广预防性服药：采用硒酸钠作为预防性服药，经多年推广，证明可明显降低发病率，通常采用每 10 天口服一次，1～5 岁每次 1 mg，6～10 岁每次 2 mg，11～15 岁每次 3 mg，16 岁以上每次 4 mg，非发病季节可停服 3 个月。在提高病区人民生活水平方面，亦是重要的预防对策。科研人员了解到食物组成不同，患病率有明显差异，克山病患者饮食中豆类、蔬菜，动物性食物，油脂等均较低，维生素 A，维生素 B12 及硒的摄入量尤其低，食物中钙的含量也明显不足，观察结果证实改善膳食有明显的防病作用，提出改变或改善病区居民膳食组成，合理安排食物供给，居民营养合理化，将能控制克山病的发生。

3. 注意休息及加强管理：根据患者的心功能状态，限制或避免体力和脑力活动，提倡生活规律，劳逸结合，休息能减轻心脏负担，促进损伤心肌恢复，避免上呼吸道感染及精神刺激，病情不稳定者应加强随访观察。此外，流行区推荐使用含硒食盐，农村使用含硒液浸过的种子种植，植物根部施加含硒肥料以提高农作物中含硒量。

四、大骨节病

大骨节病是指一种地方性、变形性骨关节病，国内又叫矮人病、算盘珠病等，国际医学界称为 Kashin-Beck 病。大骨节病在国外主要分布于西伯利亚东部和朝鲜北部，在我国分布范围大，从东北到西南的广大地区均有发病，主要发生于黑、吉、辽、陕、晋等省，多分布于山区和半山区，平原少见。各个年龄组都可发病,以儿童和青少年多发,成人很少发病,性别无明显差异。

（一）病因

自大骨节病在1849年首次被报道以来,国内外专家学者做了大量的相关调查及实验工作,我们国家在"六五"到"八五"期间的国家科技攻关项目中就涉及大骨节病,其中永寿大骨节病科学考察是医学(流行病学调查、临床特征、影像学特征等)、生物学(血清分子等)和地理学(土壤和水质等因素)等多学科的共同研究,并且根据研究结果得出了一些重要的结论及成果。大骨节病从发现距今的一百多年期间,国内外学者依据流行病学调查、动物实验及实验室研究先后提出了50余种大骨节病的危险因素。目前主要有三种病因学说得到广泛认可:①生物地球化学学说(主要代表是硒缺乏),②粮食真菌毒素污染学说(主要代表是T-2毒素);③饮水中有机物中毒学说(主要代表是腐殖酸)。

（二）预防措施

大骨节病作为病因未明的一种地方病,虽然无有效的治疗方法,但是可以采取有效措施来预防大骨节病的新发。苏联莫斯科骨关节病研究所于1956年开始在赤塔地区实施换粮试验,一直随访到1964年并实现儿童新发大骨节病的控制,由此得出结论并宣告实施换粮措施可以有效控制大骨节病的发生。我国根据大骨节病的三种病因假说:①生物地球化学学说(主要代表是硒缺乏);②粮食真菌毒素污染学说(主要代表是T-2毒素);③饮水中有机物中毒学说(主要代表是腐殖酸)。从而提出对病区人口换粮(食用非病区粮食或者国库粮)、改水(饮用深井水或者自来水)、补硒(硒盐或者提供亚硒酸钠片),以及综合防治措施来实现儿童大骨节病的控制。

1. 换粮防治大骨节病效果观察:国内依据病因研究,对大骨节病病区患者采取换粮措施,粮食主要来源于国库粮或者非病区的粮食。黑龙江省大骨节病历史重病区双鸭山市立新大队,于1972年开始实施换粮,并选择相距15华里未采取换粮措施的新村大队作为对照。选择1974年X射线检查正常的1~5年级学生(新村大队73人,立新大队33人),1975至1978年间新村大队无新发大骨节病患者,立新大队新发23人(70%)。因此该试验可见新村大队的换粮防治大骨节病的措施是有效果的。抚松县防疫站王永祯等在1954年抚松县城郊西川村中27户家庭(153名群众)提供非大骨节病病区的粮食,然后从153名受试者中选择72名(部分健康者和部分大骨节病人)作为观察对象,到1955年底总共给予大骨节病患者三次X射线拍片以及临床检查。检查结果显示:虽然极少的健康者出现新发,但是绝大多数患者的临床症状均得到了显著改善。因此根据1954年实施的换粮,1958年增加对照并扩大样本量实施严格的换粮试验。试验组由专人负责,并给实验组全部调入非病区粮食。从 1958 年随访至 1961 年,选择实验组 444 人(健康者 271 人,大骨节病患者 173 人),对照组 244 人(健康者 136 例,大骨节病患者 108 人)。四年的换粮试验,依据临床检查和 X 射线判定得出:实验组中 271 名健康者(实施换粮后)新发 14 例(其中 10 例为 X 射线新发),对照组中 136 名健康者(未给予换粮)新发 27 例(其中 17 例为 X 射线新发);实验组中 173 名大骨节病患者(给予换粮后)出现好转 63 例,出现加重 38 例,对照组中 108 名大骨节病患者(未给予换粮)出现好转 22 例,出现加重 30 例。青海省地方病防治所选择大骨节病比较严重的病区贵德和兴海两县,在 2008 年对贵德县斜浪村 7 ~ 12 岁儿童开展换粮试验,换粮组给予宁夏生产的大米(每年每人 150 kg);并选择新建坪村为对照点选给予任何措施,随访时间 1 年后拍摄儿童右手 X 射线正位片。换粮组中检出率由 17.54%(10/57)降至 5.26%(3/57),其中换粮组中病人有 10 例,出现痊愈 7 例,出现稳定 2 例,出现进展 1 例,出现新发病人 0 例;对照组中检出率由 4.88%(2/41)升至 12.20%(5/41),其中对照组中病人病情稳定 2 例,出现新发 3 例(新发 2 例干骺端和 1 例骨端)。因此换粮组的防治效果要显著优于对照组。

2. 补硒防治大骨节病效果观察:基于以上的病因调查,给予病区患者补硒已经得到广泛应用。四川大学华西医院发表的两篇论文分析结果显示:在预防健康儿童新发方面,给予病区健康儿童服用亚硒酸钠片,纳入的 4 篇随机对照试验合并的 OR 值为 0.13(95% CI:0.04 ~ 0.47),差异具有统计学意义,认为服用亚硒酸钠片可以有效预防儿童新发;在治疗儿童大骨节病患者方面,纳入 10 篇随机对照试验,其干骺端修复率的合并 OR 值为 5.63(95% CI:3.67 ~ 8.63),骨端修复率的合并 OR 值为 2.98(95% CI:1.32 ~ 6.70),差异具有统计学意义,可以认为服用亚硒酸钠片的儿童大骨节病患者的干骺端和骨端的修复率显著提高。兰州大学时春虎等系统评价补硒方式的不同对于大骨节病防治的效果,最终纳入随机对照试验 4 项,非随机对照试验 12 项,系统评价分析结果显示:纳入 6 项研究报告了单独补硒治疗大骨节病患者的 X 射线有效率(RR = 3.28,95% CI:2.06 ~ 5.22)显著高于安慰剂组,纳入 13 项研究报告了单独补硒在新发病例方面(OR = 0.18,95% CI:0.09 ~ 0.36)显著低于安慰剂组;3 项研究报告了补硒联合维生素治疗大骨节病患者的干骺端好转率(87.8%)显著高于对照组(58.3%);1 项研究报告了富硒酵干骺端的好转率均高于空白对照组,其中富硒酵母组干骺端的 X 射线有效率(70.83%)也显著高于亚硒酸钠组的干骺端好转率(48.84%);小麦喷硒肥组 X 射线有效率(RR = 3.98,95% CI:2.25 ~ 7.0)显著高于空白对照组,1 项研究关于土壤施硒肥大骨节病的新发病例显著高于硒盐组和亚硒酸钠组。

3. 改水防治大骨节病效果:吉林省抚松县改水试验始于1962年,随访至1967年。吉林省抚松县万良公社二大队为改水试验点(X射线检出率62.9%)饮用深井水;万良公社河东大队为对照点(X射线检出率60.6%)饮用土井水。随访五年间,在儿童大骨节病患者干骺端和骨端改变情况看,实验组干骺端好转率的90.9%显著高于对照组干骺端好转率的60.4%;实验组骨端好转率的56.8%显著高于对照组骨端好转率的18.4%。从预防健康儿童新发情况看,实验组新发率6.6%,对照组新发率为39.3%。改水组实施改水试验20年后再次随访发现病区已经实现基本控制儿童大骨节病,说明改水防治试验的效果得到肯定。1972年抚松县开展第二次改水试验,西川大队为试验点饮用自来水,顺江大队为对照点饮用原井水,随访至1975年。随访三年间,从儿童大骨节病患者干骺端和骨端改变情况看,西川组干骺端好转率为42.9%,骨端未变化,顺江组干骺端好转率为0,骨端没有。在预防健康儿童新发方面,西川组健康儿童新发率为1.7%,顺江组健康儿童新发率为7.7%。1972年吉林省靖宇县也开展了改水试验,试验点为坚持喝改良水的东沟屯、龙泉八队和前双山屯,对照点为未喝改良水的向阳屯。改水试验始于1972至1975年,随访3年时间。在儿童大骨节病患者临床改善情况看,实验组好转率为57.1%,对照组好转率为16.7%。在健康儿童新发方面看,试验组发病率为0,对照组发病率为3.2%。大骨节病是一种地方性疾病,那么大骨节病的发生和发展必然和生活条件及地理环境存在千丝万缕的联系。大骨节病虽然尚无确切的病因,但是大骨节病的新发已经通过改水试验加以控制。通过三年的随访,试验点323名健康儿童未见大骨节病的发生;而对照点62名健康儿童中发病2例。究其原因在于改水点和对照点在地理条件及生活条件相似,唯一干预措施就是改水起到了一定的作用。

(三)目前治疗

1. 口服抗炎止痛药治疗大骨节病:治疗大骨节病的抗炎止痛药,包括对乙酰氨基酚、非甾体消炎药(布洛芬、美洛昔康、塞来昔布)。

2. 口服软骨保护剂治疗成人大骨节病:目前国际上已经认可选择软骨营养保护剂(硫酸氨基葡萄糖与硫酸软骨素)治疗骨性关节炎,并且国内外大量的临床试验研究认为硫酸氨基葡萄糖和硫酸软骨素可以用来保护和修复软骨组织、缓解骨关节疼痛的作用。

3. 膝关节腔注射透明质酸钠治疗成人大骨节病:关节软骨和滑液的主要成分便是透明质酸,其在关节腔内的生理学功能包括:①具有黏弹性和润滑性,对软骨间及软组织间的摩擦具有很好的缓冲作用;②透明质酸的高分子网状结构可以充当屏障,对进出软骨基质的水分及养分具有调节作用;

③透明质酸可以清除软骨组织的代谢产物。因此,外源性透明质酸的补充不仅可以提高软骨和滑膜中透明质酸的含量,屏障的修复可以阻止骨基质的继续破坏;也可以减少关节软骨之间的摩擦而增强关节活动范围。

4.手术治疗大骨节病:大骨节病患者选择手术的指征是根据患者临床体征、X射线片及病情分级等选择中晚期的患者,选择的手术方法包括小切口游离体摘除术、关节镜下手术和全膝关节置换术等,然后对治疗效果进行评价。手术小切口游离体摘除术治疗大骨节病的主要目的在于将关节腔内软骨脱落的游离碎片取出,以减少关节腔积液和缓解疼痛。

5.非药物治疗大骨节病:非药物治疗主要针对轻度疼痛及关节功能障碍的成人大骨节病患者,也可作为药物治疗的辅助治疗手段。非药物治疗的方法主要有5种:①自我行为疗法:运动适量,避免不合理运动(长时间跑、跳、蹲)及不良姿势;减肥;关节功能训练;肌力训练等。②针灸:主要依据"十一五"普通高等教育教材《针灸学》中选择穴位及针刺手法。③其他物理治疗:包括水疗、电疗、热疗、超声波、中药熏蒸和火罐等。④行动支持:手杖、拐杖及助行器等。⑤改变负重力线:根据大骨节病所伴有的膝内翻或外翻畸形,采用相应矫形支具,以平衡各关节面负荷。

环节四:课堂总结与展望

在教师讲授完硒的生物学功能、大骨节病和克山病定义、病因、临床特征、诊断、治疗、预防措施等内容之后,通过一部电影《信念一生》和一块墓碑,讲述大骨节病防治专家殷培璞教授及其团队扎根渭北山区半个多世纪,消除大骨节顽疾的故事。殷培璞教授作为一名共产党员,唱响社会主旋律,体现出当代医务人员扎根基层、为民解忧的家国情怀,提升群众的获得感和幸福感,把党中央对地方病防治工作政策进一步落实到位,更是对"精准医疗扶贫"战略的贯彻与落实。通过对克山病和大骨节病的定义、流行特点、影响因素和防控措施的了解,我们可以看到,对于群体性环境相关疾病的防控,不仅需要深厚的理论知识和扎实的专业技能,还需要为人民、为社会无私奉献和全新服务的精神。作为新时代公共卫生人,也希望同学们以健康中国目标为己任,以"以人为本"为宗旨,以"学则恒心,医则仁心"为准则,把专业知识与社会责任相结合,成为有理想信念,有责任担当、有知识能力的新时代"公卫人"。

生态文明思想的引领作用

环境污染性疾病　慢性镉中毒

任课教师　黄　辉

第一部分　教学简况

教学目标

1. 知识目标:全面掌握土壤重要污染物对人群健康的潜在危害性。痛痛病的概念及临床表现。土壤污染的来源、方式及特点。了解土壤中元素的背景值、土壤的环境容量、腐殖质及其卫生学意义。

2. 能力目标:帮助学生掌握污染物污染土壤的方式和基本特点;提高学生通过运用环境流行病和环境毒理学知识技能发现和解决土壤污染防治工作中的实际问题。

3. 价值观和社会责任感目标:通过课程引导学生树立"人民至上""一切为了人民"的核心价值观,深刻理解从事疾病预防控制工作的社会责任。

教学重点

1. 与土壤的特征相结合谈谈土壤的卫生学意义。

2. 土壤中元素的背景值、土壤的环境容量、腐殖质及卫生学意义。

3. 土壤污染的来源、方式及特点。

教学难点

1. 土壤重要污染物对人群健康的潜在危害性。

2. 痛痛病的概念及临床表现。

教学方法

案例导入,问题引导,理论联系实际。以案例导入课程,教师讲授为主,提出问题讨论,理论联系实际并引入思政内容。

参考文献

杨克敌.环境卫生学[M].8版.北京:人民卫生出版社,2017.

第二部分　教学过程设计

环节一:案例导入课程内容

前面的课程我们重点介绍了大气和水污染及其对人群健康的影响。今天,我们重点介绍第三种环境介质——土壤,重点关注土壤污染的特点和其对健康的危害。

在日本中部的富山平原上,一条名叫"神通川"的河流穿行而过,注入富山湾。它不仅是居住在河流两岸人们世世代代的饮用水源,也灌溉着两岸肥沃的土地,是日本主要粮食基地的命脉水源。

然而,谁也没有想到,多年后这条命脉水源竟成了"夺命"水源。

20 世纪初期开始,人们发现这个地区的水稻普遍生长不良。1931 年,这里又出现了一种怪病,患者病症表现为腰、手、脚等关节疼痛。病症持续几年后,患者全身各部位会发生神经痛、骨痛现象,行动困难,甚至呼吸都会带来难以忍受的痛苦。到了患病后期,患者骨骼软化、萎缩,四肢弯曲,脊柱变形,骨质松脆,就连咳嗽都能引起骨折。患者不能进食,疼痛无比,常常大叫"痛死了",有人甚至因无法忍受痛苦而自杀。这种病由此得名为"骨癌病"或"痛痛病"(itaiitai disease)。

环节二:提出问题

1.案例中的疾病是什么原因造成的?
2.为什么这类疾病会在特定地区出现?
3.这类疾病可对人群健康造成哪些危害?
4.对于这类疾病我们应该如何防控?
5.目前我国土壤污染现状怎样? 防治措施有哪些?

环节三:讲授内容与思考

一、事件详情

痛痛病事件,指 1955 年至 1977 年发生在日本富山县神通川流域的公害事件。1946—1960 年,日本医学界从事综合临床、病理、流行病学、动物实验和分析化学的人员经过长期研究发现,"痛痛病"是由神通川上游的神冈矿山废水引起的镉(Cd)中毒。

镉是对人体有害的重金属物质。镉不能生物降解,土壤的环境容量小,其中水稻对镉具有较强的富集作用。据记载,富山县神通川上游的神冈矿山从19世纪80年代成为日本铝矿、锌矿的生产基地。矿产企业长期将没有处理的废水排入神通川,污染了水源。用这种含镉的水浇灌农田,生产出来的稻米成为"镉米"。"镉米"和"镉水"把神通川两岸的人们带进了"骨痛病"的阴霾中。

1961年,富山县成立了"富山县地方特殊病对策委员会",开始了国家级的调查研究。1967年研究小组发表联合报告,表明"痛痛病"主要是由重金属尤其是镉中毒引起的。1968年开始,患者及其家属对金属矿业公司提出民事诉讼,1971年法院判决原告胜诉。被告不服上诉,1972年再次败诉。

二、发病原因及流行病学特征

工业厂矿排放到环境中的含镉废水是造成日本富山县痛痛病暴发的原因。从天上到地下,镉广泛地存在于环境中,环境中的镉主要是由被污染的水、食物、空气通过消化道与呼吸道摄入体内的,进入人体后主要与富含半胱氨酸的胞质蛋白结合,形成金属硫蛋白,蓄积于肾、肝、胰、甲状腺和毛发。代谢后80%从粪便排出,20%从尿液排出。镉在体内的生物半衰期长达10~25年,为已知的最易在体内蓄积的有毒物质。1993年国际癌症研究机构(IARC)将镉列为人类致癌物。

慢性镉中毒(chronic cadmium poisioning)是长期暴露于受镉污染的环境,主要是水体与土壤镉污染和由此导致的稻米和鱼贝类食物镉含量增高,造成摄入者体内镉蓄积并超过一定阈值所引起的以肾脏和骨骼损伤为主要中毒表现的环境污染性疾病。主要症状是骨质疏松,全身疼痛,四肢弯曲变形,脊柱受压也缩短变形;全身多发性骨折,行动困难,最后可因全身极度衰弱和并发其他疾病而死亡。简而言之:松骨疼痛易变形,骨折衰弱趋死亡。

(一)流行病学特征

1. 年龄、性别与发病的关系:多在营养不良的条件下发病,镉污染区四十多岁的妇女高发,发病缓慢,最短潜伏期为2~4年。

2. 地区分布:环境镉污染是引起区域性慢性镉中毒的主要原因。

3. 镉摄入量与发病的关系:尿镉达5~10 μmol/mol肌酐时,肾小管功能异常的患病率可达5%~20%。

(二)镉污染健康危害区的判定原则

1. 镉污染观察区:明确的工业镉污染源,长期受到镉污染;粮食、蔬菜、饮水等镉超标;

2. 镉污染健康危害区:尿镉水平高于15 ug/g肌酐,β2微球蛋白高于

1000 ug/g 肌酐,N-乙酰-β-D 氨基葡萄糖苷酶大于 17 U/g,联合反应率大于 10%。

三、防治原则

"痛痛病"无特效疗法,病死率很高。其防治措施如下:

1. 消除污染源,保证土壤中镉含量不超过 1.0 mg/kg。

2. 加强监测,控制摄入量。成人每周摄入的镉不应超过 400~500 μg;为了早期发现镉污染对健康的危害,我国制定了《环境镉污染所致健康危害区判定标准》(GB17211—1998)。

3. 保护高危人群:加强对镉污染区居民的定期健康检查,建立健康档案,实施高危人群健康动态监控。

4. 对症治疗中毒患者,以对症支持治疗为主。用大量维生素 D 并补充钙、磷,同时给予高蛋白高热量富营养膳食,可使病情缓解。

四、回顾与反思

在整个"痛痛病"事件的过程中,从科学家们对病因的努力探索并最终形成一条严谨的证据链,到当地患者为争取自己权利的反抗与团结,都给人们留下了深刻印象。无论是最早只有 3 名病人起诉,到最后胜诉时原告人数达 506 人,辩护团律师达 345 名,还是媒体舆论及时的监督与配合,以及事后受害者自发成立的协议会,都为所有"痛痛病"患者赢得最后的胜诉做出了不可磨灭的贡献,同时,也拉开了环保运动在日本兴起的序幕。从一定程度上说,通过这次公民运动,促进了 1971 年日本环境省的成立,也使日本政府意识到:与经济发展相比,阻断环境污染的可能性无疑更为重要。

总结"痛痛病"的历史教训时不难发现,政府的及时介入,解决问题的态度、方式,对整个事件的解决起到了不可或缺的作用。"科学证明和政府决策是两个事情",政府要做到及时介入并制止可能引起公害的污染事件。如前所述,在"痛痛病"病因仍存在疑问的情况下,政府就应该做到具体情况具体分析。四大公害病之首的水俣病事件,也正是因为政府在这方面的失职,才酿成了巨大的工业灾难。不过对于"痛痛病"而言,富山县地方特殊疾病对策委员会和痛痛病对策协议会等组织的成立、"国家认定"过程启动的情况下,日本政府及时的支持、环境省的成立等,都说明了当时的日本政府是对此极其重视的,其解决问题的决心也是有目共睹的。

回过头来看,在当代的中国社会,由镉引起的重金属污染事件也日益引起人们的关注。2009 年,陕西凤翔铅污染、湖南浏阳镉中毒、山东临沂砷污染等,土壤重金属污染强烈刺痛人们的神经。

事实上,在全国各地重金属污染事件集中暴发之前的 2005 年,由环保部、国土资源部等国家部委牵头,已经在全国范围内展开了一次超大规模的土壤重金属污染调查。这也是中国历史上第一次针对土壤开展健康调查。参与调查的科研人员,都经过专门培训,通常按照平均 8 公里×8 公里的调查范围取样,成网格状在全国调查各种土地现状,包括青海、新疆等地在内,除各地明显的山地、荒地、人类干扰活动少的地区外,所有调查都是标准取样。根据国务院决定,2005 年 4 月至 2013 年 12 月,我国开展了首次全国土壤污染状况调查。

此次调查范围为中华人民共和国境内(未含我国香港特别行政区、澳门特别行政区和台湾地区)的陆地国土,调查点位覆盖全部耕地,部分林地、草地、未利用地和建设用地,实际调查面积约 630 万平方公里。调查采用统一的方法、标准,基本掌握了全国土壤环境质量的总体状况。

全国土壤环境状况总体不容乐观,部分地区土壤污染较重,耕地土壤环境质量堪忧,工矿业废弃地土壤环境问题突出。工矿业、农业等人为活动以及土壤环境背景值高是造成土壤污染或超标的主要原因。全国土壤总的超标率为 16.1%,其中轻微、轻度、中度和重度污染点位比例分别为 11.2%、2.3%、1.5% 和 1.1%。污染类型以无机型为主,有机型次之,复合型污染比重较小,无机污染物超标点位数占全部超标点位的 82.8%。

从污染分布情况看,南方土壤污染重于北方;长江三角洲、珠江三角洲、东北老工业基地等部分区域土壤污染问题较为突出,西南、中南地区土壤重金属超标范围较大;镉、汞、砷、铅 4 种无机污染物含量分布呈现从西北到东南、从东北到西南方向逐渐升高的态势。

环节四:课堂讨论

土壤污染的防治事关老百姓舌尖上的安全,直接或间接地会影响到我们的食品和饮用水安全,关系到广大人民群众的切身利益,甚至关系到国家能否可持续发展的问题。对那些重金属污染最严重的土地,法律应该怎么规范呢?

1. 建立土壤污染档案,连续跟踪这些土壤的情况。

2. 设立土壤污染的管治区或者整治区。如果一个区域的土壤受到污染比较严重,我们就把它设立为管制区,用特殊方法管理。比如适当限制经济活动,不适合农业种植的限制农业种植,同时为了不令土壤污染状况恶化,可以限制一些工业活动。如果土壤污染非常严重,就完全禁止经济活动。

环节五:课堂总结与展望

通过对慢性镉中毒的定义、流行特征以及防控措施的学习,我们可以看到,对于环境污染性疾病的防控,不仅需要深厚的理论知识和扎实的专业技能,还需要土壤污染防治领域的专门性法律加以约束。近几年,我国土壤污染防治工作从"土壤法""土壤保护法""土壤环境保护法""土壤整治法"到"土壤修复法",看似简单的名称变化,内容上却存在很大的差别,体现了决策制定思考的过程。

土壤污染防治立法最初考虑只解决已经受到污染的土地的整治问题,有一个原因,土壤污染太严重了。这是一种思路,比如我国台湾地区就叫"地下水和土壤污染整治法",把整治的主体、技术采纳、结果验收都规定得很明确。最初我们的专家组草案也依照这一思路;后来我们发现,规划、调查、监测,都是防的活动;最后我们得出了"防治兼顾,以治为主"的思路。

2015年3月7日,时任环保部部长陈吉宁表示,"正在起草《中华人民共和国土壤污染防治法》,制订土壤污染行动计划"。2018年8月27日下午,第十三届全国人大常委会第五次会议在京召开。《中华人民共和国土壤污染防治法》(草案)提请全国人大常委会三次审议。三审草案进一步加大对土壤污染违法行为的处罚力度,提高违法成本,严惩重罚,形成威慑。2018年8月31日下午,十三届全国人大常委会第五次会议全票通过了《中华人民共和国土壤污染防治法》(以下称《土壤防污染治法》)。这是一部为防止土壤污染、进行土壤环境整治与污染土壤修复而制定的法律。对预防与治理被污染的土壤、提高对土壤的可持续利用,实现经济、社会与环境的协调发展具有极其重要的意义。该法规定,污染土壤损害国家利益和社会公共利益,有关机关和组织可以依照《中华人民共和国环境保护法》《中华人民共和国民事诉讼法》《中华人民共和国行政诉讼法》等法律的规定向人民法院提起诉讼。该法自2019年1月1日起施行。

该法主要解决五大方面的问题:第一,要建立完善土壤污染防治管理体制,明确政府各部门的职责分工。第二,按照习近平总书记关于创新驱动的要求,促进科技能力建设,建立健全土壤污染防治调查、监测标准体系。第三,明确经济政策,加大资金投入力度。第四,重点针对农用地和建设用地,保障农产品质量安全和农民居住环境安全。第五,建立全社会共同参与机制,明确各级政府和企业的责任,明确公众参与途径和内容等。

在"蓝天、碧水、净土三大保卫战"中,净土保卫战被称为"看不见硝烟的战争"。《土壤污染防治法》是继《水污染防治法》《大气污染防治法》之后,土壤污染防治领域的专门性法律,填补了环境保护领域特别是污染防治的立法空白。良好生态环境是最公平的公共产品,是最普惠的民生福祉。这一理念源自我们党全心全意为人民服务的根本宗旨。在我们党百年奋斗历程中,改善民生、造福人民始终是目标追求。习近平总书记强调,生态环境是关系党的使命宗旨的重大政治问题,也是关系民生的重大社会问题。坚定走生产发展、生活富裕、生态良好的文明发展道路,建设美丽中国,提供更多优质生态产品以满足人民日益增长的优美生态环境需要,是新时代我们党始终把人民放在心中最高位置,始终全心全意为人民服务,始终为人民利益和幸福而不懈奋斗的必然选择。

人民至上理念背景下的室内空气污染防控

室内空气污染对健康的影响

任课教师　霍文倩

第一部分　教学简况

教学目标

1. 知识目标:通过本章的学习,要求掌握室内空气污染的来源、特点及主要污染物的健康危害;室内空气污染引起的疾病;室内空气污染对健康影响的调查。熟悉住宅设计的卫生要求,住宅小气候对健康的影响及其卫生学要求;居室空气清洁度常用的评价指标及其相应的卫生措施;控制室内空气污染的对策;办公场所的概念、分类和卫生学要求;办公场所污染物的分类和危害;了解住宅的卫生学意义及基本卫生要求;办公场所的卫生学特点;住宅和办公场所的卫生管理与卫生监督。

2. 能力目标:帮助学生掌握住宅对居民健康的影响;提高学生运用环境流行病调查研究方法对室内空气污染与健康影响的调查技能,掌握办公场所卫生监测技术要点。

3. 价值观和社会责任感目标:通过课程内容引导学生树立"人民至上""一切为了人民"的核心价值观,深刻理解从事疾病预防控制工作的社会责任感。

教学重点

1. 室内空气污染对健康的影响,包括室内空气污染的来源和特点,室内空气主要污染物的种类、来源及危害,居室空气清洁度的评价指标及其相应的卫生措施,室内空气污染引起的疾病,以及室内空气污染的控制对策。

2. 住宅小气候对健康的影响及其卫生学要求。

3. 办公场所的概念、分类、卫生要求和卫生学特点。

4. 室内空气污染对健康影响的调查。

教学难点

1. 理解大气污染与室内空气污染的关系以及不同来源污染物的甄别及其对人体健康影响的特点。

2. 正确理解《室内空气质量标准》《室内空气质量卫生规范》《室内空气中污染物卫生标准》等规范、标准,以及其在控制室内空气污染中的作用。

教学方法

案例导入,问题引导,理论联系实际。以案例导入课程,教师讲授为主,提出问题讨论,理论联系实际并引入思政内容。

参考文献

[1]杨克敌.环境卫生学[M].8版.北京:人民卫生出版社,2017.

[2]张志勇,杨克敌.环境卫生学学习指导与习题集[M].2版.北京:人民卫生出版社,2017.

第二部分　教学过程设计

环节一:案例导入课程内容

前面的课程我们重点介绍了大气污染可能对人群健康带来的影响,同时也介绍了不同的大气污染物的种类、来源及对健康的危害表现。但除了大气污染外,还有一种环境是我们经常接触,且和我们人类健康更加密切相关的——室内空气。可以说人的一生当中有三分之二以上的时间都是在室内度过的,室内环境无处不在。只要是由屋顶、地板、门窗和墙壁之类的围护结构构成的环境就叫室内,因此室内包括住宅、办公场所和公共场所等多种环境,这些环境与人类的工作和生活息息相关。因此这三种环境的卫生状况的好坏与其他三大类环境介质一样与人类的健康密切相关。下面通过我国云南宣威肺癌的环境流行病学调查案例来了解室内空气污染的调查过程及其发生、发展和预防控制措施。

在20世纪70年代,位于中国西南的云南省宣威市是一座人口130多万的小城,但它却受到了中国医学界的强烈关注,其原因就在于20世纪70年代全国恶性肿瘤死因调查中发现云南宣威是我国肺癌死亡率最高的地区之一。疾控部门的资料显示,1973年至1975年,宣威肺癌死亡率为0.231‰,是全国农村地区的6.4倍;男、女死亡率分别为全国平均水平的4倍和8倍,女性肺癌死亡率居全国首位,并且女性肺癌死亡率接近男性肺癌死亡率。而按照我们以往的认知,由于抽烟问题,男性的肺癌死亡率往往要高于女性,且疾控中心关于全国范围的肺癌死亡率数据也显示出男性是女性的2倍。另一个比较奇怪的现象是当地收入水平较低的农民肺癌死亡率也非常高,是全国最高地区之一;另外肺癌发病人群年龄普遍提前:男、女性死亡率高峰年龄组较全国水平均提前2~3个年龄组。甚至当地有这样一个五口之家,家中三人由于患肺癌都去世了,给这个家庭带来了沉重的打击。

宣威市位于云南东北部乌蒙山区,该地区经济落后,生活水平低,人口中90%是农民,汉族占94%以上。这样一座经济欠发达的西部小城,居民肺癌发病率为何超过了北京、上海等发达城市?当地疾控中心就对此开始展开调查,并提出了几个可能的猜测。首先他们猜测是否是工业污染引起宣威地区肺癌高发。但调查结果发现当地工业规模小,投产时间短,且不存在特别致癌物,并且该地区肺癌死亡率有明显地域差异,死亡率较高的乡镇中病死者大多是农民,与职业接触无关,农民的死亡率是厂矿、机关职工及家属的9.8倍——结果并不支持这个猜测。第二,他们怀疑是否是吸烟引起当地居民肺癌高发,然而调查结果发现当地男性吸烟率为32.6%~42.7%,女性吸烟率为0.01%~0.23%,男性是女性的200多倍,但肺癌死亡率两性差别不大;并且通过病例—对照研究发现,有吸烟史和无吸烟史的两组人群,肺癌发病死亡率无明显差别;再加上当地居民多用装水竹筒或细长旱烟锅做工具,很少吸纸卷烟或香烟,这类特殊的方式可减少吸烟的健康危害,因此上述发现也否定了吸烟引起肺癌高发的假设。

最后,调查人员发现肺癌高发可能和当地居民使用的生活燃料有关。结果显示不同区域的肺癌发病率有区别,使用木柴或无烟煤为主的周围区域,其肺癌发病率低,而使用当地自产烟煤为主的中部区域,其肺癌发病率较高。通过对自产烟煤的燃烧排放物进行收集和检测,发现其成分中含有细颗粒物多、有机物含量高,其中含有大量苯并芘(BaP),且流行病学调查发现室内 BaP 浓度与肺癌死亡率存在显著的剂量—反应关系;接着又使用烟煤燃烧排放物进行毒理学实验,发现烟煤燃烧排放物染毒组的动物其肺癌发病率远高于对照组,与流行病学结果一致。研究人员又发现当地居民的生活习惯比较特殊,他们使用没有烟囱和进风口的"火塘"进行做饭和燃煤取暖,这种特殊的室内结构设计容易造成燃煤产生的煤烟在室内积聚,造成严重的室内空气污染。因此可以推断出,宣威肺癌发病率和死亡率极高就是因为使用当地质量较差的自产烟煤作为主要的生活燃料和室内的不合理设计导致。

由于肺癌是一个慢性进展性疾病,往往多数病人在临床发现时已失去治疗机会,只能对症处理,使患者生活受到极大影响,治疗效果差,预后不佳。因此积极采取预防医学中的三级预防措施中的一级预防才是减少宣威肺癌发病率和死亡率的核心策略。当地医学专家接着开始对居民进行健康宣传教育,提高整体人群的健康意识。对居民的炉灶进行改造,给他们添加烟囱,消除无烟囱炉灶的使用;再让居民改变生活燃料使用的种类,不再使用自产劣质烟煤,积极推动农村地区使用沼气和一些更加清洁的能源;最后加强室内外环境中有害污染物的监测和人群健康监测,提高对肺癌发生的预警能力,保护高危人群。通过一系列干预措施,宣威地区肺癌发病率和死亡率得到有效降低。

环节二:提出问题

1. 案例中的疾病是什么原因造成的?
2. 这种污染可对人群健康造成哪些危害?
3. 对于室内发生的空气污染我们应该如何有效评价和防控?

环节三:讲授内容与思考

一、室内空气污染的概念

在第三章《大气卫生》中,我们学习了大气污染的定义:即当大气接纳污染物的量超过其自净能力,对人们健康和生态环境造成直接、间接的或潜在的不良影响,称为大气污染。套用大气污染的定义,室内空气污染则是由于室内引入能释放有害物质的污染源或室内环境通风不佳导致空气中有害物质在浓度和/或种类上不断增加,当有害物质在有限的空间达到一定浓度后,对人体身心健康产生直接或间接的、近期或远期的,或者潜在的有害影响,称为室内空气污染。从这个定义中我们可以得出两种影响室内空气质量的可能原因,一是室内引入了能释放有害物质的污染源,二是由于室内环境通风不佳而导致室内空气污染物的浓度增加所致。

二、室内空气污染对健康的影响越来越受关注的原因

首先,是因为室内环境是人们接触最频繁、最密切的外环境之一。人的一生有三分之二以上的时间都会在住宅内度过,而婴幼儿、儿童、青少年和老弱病残由于有学习的需要或者行动不便而导致活动范围小的特点,他们在住宅内度过的时间甚至更长。再加上现代网络技术的普及,居家办公已逐渐成为现实,尤其是席卷全球的新冠肺炎疫情将人们在家实现网络学习、网络办公的可能性进一步提升。由此可看出住宅室内环境已成为人类接触最密切的环境。其次,由于科学技术的发展,新的化学品的产生速度也越来越快,不时会有新型污染物的出现,室内污染物的来源及种类日益增多也给

人体健康带来了威胁。再次，住宅对密闭程度的要求越来越高。如果室内不能够保温，和室外一样冷或一样热，就失去了它的功能。与此同时如果室内出现了污染物，由于其密闭程度高，那么污染物就不容易扩散到室外去，其浓度和含量发生不断积累，此时我们在室内其实就像处在染毒柜一样，不停吸入这些污染物。综上所述，除了大气污染，室内空气污染也已成为研究的热点，受到大众的关注。

三、室内空气污染的来源

室内空气污染的主要来源，无外乎室外来源和室内来源。室外来源包括五部分：第一是室外空气，这一点我们可以概括为室外有什么室内就会有什么，也可以简称为"从天而来"。第二是建筑物自身。最经典的一个例子是建筑物地基本身含有超量的放射性元素镭，镭经过衰变后，会形成氡及其子体。氡和其子体形成室内空气污染。这一点可概括为"从地而来"。第三是人为带进室内的，这类污染物主要是那些可以沉降或吸附在我们衣物上或皮肤表面上的污染物。典型的就是吸烟的烟气。烟气中含有的一些颗粒物会附着在衣服上，即便避开他人吸烟，别人也可从吸烟者身上闻到所谓三手的烟味。第四是从邻居家传来的，这类污染物主要是一些气态污染物。比如邻居家做饭煤气燃烧不完全产生了一氧化碳，可以通过管道传到自家；邻居家进行熏蒸杀虫时部分杀虫剂也可逸散到自家。第五是来源于生活用水污染，主要是一些致病微生物。比如我们后面会重点讲到的来自空调冷凝水中的军团菌。

室内来源的空气污染也非常多。第一就是室内燃烧或加热。每家每户在生火做饭时都会燃烧燃料，燃料不同，产生的燃烧产物也不同。第二是人体室内活动或从体内排出而带来的空气污染，如吸烟或者病人、病毒携带者通过说话、咳嗽、打喷嚏等途径，由飞沫传播病原微生物。第三是室内装饰材料及家具带来的污染，这已成为室内空气污染的重头戏。常见的污染物为挥发性有机污染物，如甲醛、苯等。第四是室内生物污染，比如真菌、螨虫。如果家里床单被罩和地毯不经常清洗，且房间湿度大，就容易滋生这类生物。第五，近年来家用电器的使用也可带来空气污染，如打印机、复印机及消毒柜可产生臭氧，带来臭氧污染。

四、室内空气污染的特点

室内空气污染来源多、成分复杂，其主要特点包括五条。第一，当室外污染物对室内空气造成污染时，室内污染程度低于室外。第二，当室内和室外同时存在同类污染物的发生源时，室内污染程度高于室外。这两条实际就是根据空气污染物的来源来判断它与室外污染物浓度的关系,而且也很好理解。因为只有室外来源时,污染物进入室内需经过门窗和墙壁的阻隔,容易发生衰减。当室内室外同时有污染源时,由于室内的密闭性,室内污染物并不容易排出到室外,同时还有室外污染源的污染,导致室内污染程度更高。因此当我们检测到室内污染程度大于室外时,就可判断污染物不仅来自室外,室内还存在同类污染物的发生源。其他三条,分别是吸烟、装修建材和空调。这三条反映了室内空气污染的独特性,与室外空气污染相比,后者不会出现这三类污染特征。室外由于环境空阔,即便吸烟也不会引起像室内吸烟引发的严重污染。吸烟产生的烟雾,其中90%是气体,包括氮、一氧化碳、挥发性亚硝胺等;8%是颗粒物,包括煤焦油、尼古丁,另外可能还存在镉等重金属污染和放射性物质的污染。建筑材料会带来放射性物质污染,如氡;装饰材料里添加的各种助剂,可释放甲醛、苯、二甲苯、三氯乙烯、三氯甲烷等挥发性气体污染物。空调常常因为清洗不到位导致风管系统积尘量和积尘中的细菌含量超标,还有冷却水可滋生军团菌,导致军团菌病的暴发流行。

通过前面内容的介绍,请大家思考一下,室内空气污染该如何去预防和控制?

毫无疑问,一定是以"预防为主"为宗旨,主要包括五个对策:建立健全室内空气质量标准;加强建筑施工工程室内环境质量管理;加强能源利用的管理;合理使用空调设备和加强卫生宣传教育。

在党和国家"以人为本,人民至上"理念的贯彻下,我国从标准制定上予以重视,针对室内空气污染采取一系列全过程的预防措施,保护人民健康。接着我们来逐条了解以下对策。

1.建立健全室内空气质量标准:为保证室内空气清洁,我国政府先后制定了《公共场所卫生标准》《室内空气中二氧化碳卫生标准》《室内空气中二氧化硫卫生标准》《室内装饰装修材料有害物质限量》《室内空气质量卫生规范》《民用建筑工程室内环境污染控制规范》《室内空气质量标准》等一系列规范和标准。国家之所以制定这么多标准,正是体现了"以人为本,人民至上"的理念,从"全心全意为人民服务",到"人民至上,人民利益高于一切",我们党始终把人民的利益放在第一位。也正是有了一切为人民的信念,我们才能够全身心投入到为了人民的健康去解决一切困难的工作中。在党和国家的领导下,立法先行,做到有法可依,有法可据。

2.加强建筑施工工程室内环境质量管理:①在勘察设计和施工过程中严格执行《民用建筑工程室内环境污染控制规范》;②建立民用建筑工程室内环境竣工验收检测制度。

3. 加强能源利用的管理：①改变能源结构，提高居民天然气、液化石油气的使用比重，大力发展集中供热系统；②合理选用炉具、灶具、提高抽油烟机的排烟效果，对于节省能源，防止室内空气污染具有重要意义。

4. 合理使用空调设备。

5. 加强卫生宣传教育：纠正个人不良卫生习惯，提倡不吸烟，禁止室内吸烟。

环节四：课堂讨论

通过本堂课的学习，请学生讨论以下问题。

1. 根据室内空气污染的五大特点，讨论如何进行室内空气污染来源调查。

2. 结合室内空气污染的控制对策，讨论如何积极参与到国家的"蓝天保卫战"和建立绿色生态家园的环境保护行动中。

环节五：课堂总结与展望

通过对室内空气污染相关知识的掌握，建立扎实的专业技能和深厚的理论知识，培养全心全意为人民服务、为社会无私奉献的精神。在从总论中掌握室内空气污染的来源和特点后，接下来我们将重点学习各个主要的室内空气污染种类及它们各自的来源和健康危害。

牢记预防为主使命，促进全体人民健康

预防医学 概述

任课教师 张慧珍

第一部分 教学简况

教学目标

1.知识目标:掌握卫生学研究的对象与任务,医学模式的转变及意义,健康的概念,三级预防策略,初级卫生保健的概念与基本内容,社区卫生服务的概念、特点、工作内容及实施。了解卫生学的发展简史,卫生学的内容组成,学习卫生学的目的和要求。

2.能力目标:使临床医学生获得卫生学的基本理论知识和技能,牢固树立"预防为主"和"人群健康"的观点,深刻认识外界环境因素与人群健康的相互关系,了解和掌握主要环境因素对人体的危害和卫生评价的方法,通过改善和利用环境因素来预防疾病、促进个体和群体健康,以适应社区卫生服务的需要。

3.价值观和社会责任感目标:对临床医学专业的学生以"三基"(基本理论、基本知识、基本能力)和"五性"(思想性、科学性、先进性、启发性、适用性)为目标,使学生掌握环境与健康关系,树立预防为主的思想,掌握三级预防的策略,掌握预防疾病的技能,并能自觉地运用到临床服务中,适应社区卫生服务的需要。

教学重点

1.卫生学的概念和战略地位。

2.卫生学研究的对象与任务。

3.医学模式的转变及意义。

4.健康概念及影响健康的主要因素。

5.三级预防策略。

教学难点

1.三级预防观念的树立。

2.慢性非传染性疾病的三级预防。

教学方法

案例导入,问题引导,理论联系实际。以案例导入课程,教师讲授为主,提出问题讨论,理论联系实际并引入思政内容。

参考文献

杨克敌.环境卫生学[M].8版.北京:人民卫生出版社,2017.

第二部分 教学过程设计

环节一:"问题—案例"引出疾病预防的重要性

作为医学生,我们都曾经宣誓过《医学生誓言》。来到这里,我们都负有"健康所系,性命相托"的重任。作为一代精英,医学事业要求我们不但要积极献身医学,热爱伟大的祖国,忠于广大的劳动人民,而且要恪守医德;医学事业也要求我们在学习生涯中,尊敬师长,遵守纪律。专业学习上要刻苦钻研,孜孜不倦地追求更好的发展。不但要使自己的医术精益求精,而且要全面发展,做一个有预防观念的全科医师。这样你才有能力拼尽你的全部力量去帮助人类去除病痛,让人类拥有完美的健康,从而维护医术的圣洁和荣誉。在今后救死扶伤的过程中,一定要不辞艰辛,执着追求,为社会医药卫生事业的发展和人类身心健康奋斗终生!

而《爱丁堡宣言》也提出,现代医学教育的目的是"培养促进全体人民健康的医生"。这样的医生应该是世界卫生组织提出的"五星级医生",有五个方面的功能。一是卫生保健提供者:能根据病人预防、治疗和康复的总体需要,提供高质量、综合的、持续的和个体化的卫生服务。二是保健方案决策者:能从伦理、费用与病人等多方面的情况,综合考虑和合理选择经费效益比较好的诊疗新技术。三是健康知识传播者:医生不只是诊疗疾病,更应承担健康教育的任务,通过主动、有效的揭示和劝告,增强群体的健康保护意识。四是社区健康的倡导者:能参与社区保健决策平衡,协调个人、社区和社会对卫生保健的需求。五是健康资源管理者:协同卫生部门及其他社会机构开展卫生保健,真正做到人人享有卫生保健。

提问:你认为怎样才能成为一名合格的医生?

要成为合格的临床医生,不仅要精于医术,而且要同时胜任服务于个体和群体,承担疾病预防、保健、康复、健康教育与健康促进综合服务的职责。合格的临床医师是专心的倾听者、仔细的观察者、敏锐的交谈者和有效的临床医师,而不再是仅仅满足于治疗某些疾病。

我们接下来看一个案例:

李某:男,49 岁,公司经理,在一次商务会议上,突然手捂胸部跌倒在地,45 分钟后被送进了急诊室。心电图显示前导联 ST 段压低 3 mm,随即进行溶栓治疗,但病情发展为室颤,抢救无效而死亡。家人和单位员工无比悲痛。尸检发现:这位病人的血胆固醇高达 356 mg/dl(参考值 240 mg/dl),心脏的左总和前降支有大块血栓。询问其家人得知:该病人近几年体重持续增加,吸烟量越来越多。他的两个姐姐正在治疗高胆固醇血症,而病人的父亲和叔叔均早死于无兆的心脏病。该病人成年后只看过三次医生,主要为了治疗间断性的慢跑所致的关节损伤,在医生的记录中只注明了关节损伤,但未提及病人的吸烟史、家族史、饮食习惯及体力活动较少等问题,病史中无有关病人血胆固醇水平的记录。

环节二:提出问题及讨论问题

(一)提出问题

1.案例中的疾病是什么原因造成的?

2.为什么会发生死亡的现象?

3.上述案例的特点是什么?

4.作为一名医生,你对案例的现象有何感想?

5.对于案例中的疾病我们该如何预防?

6.面对突发公共卫生事件,我们临床医师该怎么做?

(二)小组讨论

经过同学讨论,各组发表观点,老师总结得出以下结论。

1.病人所经历的疾病或死亡都是在疾病的早期可以进行有效预防的。

2.在发生疾病如冠心病的几个月、几年或几十年以前就可能发现一定的危险因素或亚临床疾病状态,但都没有得到很好的检查和干预治疗。

3.在疾病预防工作上投资 1 元钱,就可以节省 8.5 元的医疗费和 100 元的抢救费用。"一盎司的预防胜过一磅的治疗"。

4.2017 年的数据显示:中国现患心血管病人数为 2.9 亿,其中脑卒中 1300 万,冠心病 1100 万,肺源性心脏病 500 万,心力衰竭 450 万,风湿性心脏病 250 万,高血压 2.7 亿。仍有大量未被发现的人由于高血压、糖尿病、高血脂、吸烟、参与体育活动少和不合理的饮食结构而处于心脑血管疾病的危险之中。

5.本案例病人有遗传倾向,是高危人群,平时要对他进行健康生活方式和合理膳食结构的健康教育与健康促进。还要督促其进行定期体检,进行疾病的筛检,以期早期发现疾病;在发现疾病的早期应对病人进行及时有效的治疗,同时应配合心理和躯体的康复措施,减少并发症,避免致残,提高其生活质量,延长寿命。

6.科学地做出判断,要"快、准、齐、实"做出初步判断并快速反应,处理时要做到全面、细致、冷静、果断,具体事件具体对待等。

环节三:讲授内容与思考

学习卫生学,首先要清楚,现代医学学科体系是包括基础医学、临床医学、预防医学、医学工程技术以及医学人文学等在内的完整体系。其中预防医学是基础医学过渡到临床医学的一门学科,它的研究内容主要包括:生活环境与健康、生产环境与健康、社会环境与健康、流行病与医学统计学、儿少卫生与妇幼保健、公共卫生政策与策略。而卫生学则涵盖了除流行病学以外的预防医学大部分二级学科的主要内容。

卫生学是人类在生存和发展过程中与各种危害人类健康因素斗争中逐步形成和发展起来的学科,它以"环境与人群健康"为主线,运用基础医学、临床医学、环境医学、社会医学理论和方法,研究环境因素与人群健康的关系,阐明有益的环境因素和有害环境因素对健康的影响以及与环境因素相关疾病发生、发展和流行规律,以达到改善环境、预防疾病、促进健康、延长寿命和提高生命质量的目的。卫生学是现代医学的重要组成部分,是现代医学教育的必修课程。

一、卫生学的研究对象、任务与目的

卫生学的研究对象是人群健康及其周围的环境因素,环境包括自然环境和社会环境。对人群健康不仅要关注有疾病的人群,而且要关注亚健康人群和没有疾病的人群。

卫生学的任务是研究环境因素与人类健康之间的关系;阐明环境因素对人类健康影响的机制和规律;提出改善环境的理论依据和措施。

卫生学的最终目的是要改善环境,预防疾病,促进健康,延长寿命,提高生命质量。

二、公共卫生与预防医学的发展简史

卫生学的发展简史其实和预防医学的发展是同步的,分为三个阶段:经验预防医学阶段、实验预防医学阶段和社会预防医学阶段。

第一个阶段是经验预防医学阶段,即18世纪中叶以前。在西方,希波克拉底(Hippocrates)提出医生不仅要治疗疾病,还要注意研究气候、空气、土壤、水质及居住条件等环境因素对健康的影响。希波克拉底著名的医学著作《论风、水和地方》,就论证了自然环境对人体健康的影响,提出城市的方向、土壤、气候、风向、水源、水质、饮食习惯、生活方式等都会对人体健康产生影响。在我国古代,有诸多关于养生的论著及观点。如《左传》之"土厚水深,居之不疾"和"土薄水浅,其恶易觏";《易经》之"君子以思患而豫(预)防之";《黄帝内经》之"圣人不治已病治未病";《千金要方》之"上医治未病之病,中医治欲病之病,下医治已病之病"。这个时期是个体养生时期,人们认识到了疾病与环境关系,形成了预防为主的朴素思想,发明了养生除病之道。对于个体的疾病预防以及寿命的延长,起到了积极的作用。

第二个阶段是实验预防阶段,即8世纪中叶到20世纪中叶,这个阶段是预防医学的近代成型时期,也是群体疾病的防治阶段。16世纪后,欧洲文艺复兴和17世纪的工业革命,推动了自然科学的发展。随着一大批科学巨匠的出现,自然科学得到了长足的发展。例如荷兰布商列文虎克(Antony van Leeuwenhoek)利用高倍显微镜,观察到了血细胞、池塘水滴中的原生动物、人类和哺乳类动物的精子,这是人类第一次观察到完整的活细胞。

法国微生物学家、化学家巴斯德(Louis Pasteur)是近代微生物学的奠基人。像牛顿(Issac Newton)开辟经典力学一样,巴斯德开辟了微生物领域。他认为每一种发酵作用都是由于一种微生物的发展,每一种传染病都是一种微生物在生物体内的发展,传染疾病的微菌,在特殊的培养之下可以减轻毒力,变成防病的药苗。1889年,巴斯德发明了狂犬病疫苗,可使人抵御可怕的狂犬病。

有意识地培养、制造免疫疫苗,并广泛应用于预防多种疾病,巴斯德堪称第一人。巴斯德有一段关于成功的至理名言:"意志、工作、成功,是人生的三大要素。意志将为你打开事业的大门;工作是入室的路径;这条路径的尽头,有个成功来庆贺你努力的结果。只要有坚强的意志、努力地工作,必定有成功的那一天。"这句话拿来与大家共享,学习巴斯德在工作上的态度。

实验预防医学时期的特点是,城市人口集中,环境恶化;职业病、传染病、寄生虫病、营养不良等疾病大肆流行,这就要求群体疾病须得到有效的防治。在此时期,病原学和病理学得到快速发展,公共卫生措施得到改进,环境改善、杀虫灭菌、预防接种、制定卫生法规等一系列举措得到实施。实验预防医学阶段运用实验医学的方法,达到了群体疾病防治的目的,人类平均寿命得到了不断提高。

第三个阶段是社会预防医学阶段,也是综合预防保健阶段,从20世纪中叶至今。在这个阶段,疾病谱从以传染病为主转变为以慢性非传染性疾病为主,医学发展处于学科高度交叉融合、社区医学迅速发展的时期,病原也由单纯的生物性过渡到生物性、化学性、物理性同时存在,还受到社会环境的影响。因此这个阶段的医学模式发生了变化,健康观也随之发生了变化。这些变化都要求疾病的预防应该是综合预防对策与措施,以达到预防疾病、促进健康、提高生命质量的目的。

三、三级预防策略

预防疾病和健康维护不仅是预防医学工作目标,也是临床医学工作者职责所在。预防疾病既包括防止疾病发生,也包括防止疾病的发展和阻止或减轻伤残。即分别在疾病的发病前(易感期)、病中(疾病前期)和病后(发病期和康复期)三个不同阶段采取预防保健干预措施,常称之为"三级预防"。

第一级预防也称病因预防,是指在疾病前期或无病期,针对病因或危险因素采取综合性预防措施,目标是防止或减少疾病发生。

第二级预防又称临床前期预防或"三早预防",指在疾病早期做好早发现、早诊断和早治疗,目标是防止或减缓疾病发展。

第三级预防又称临床预防,即在临床期或康复期,采取积极的治疗和康复措施,目标是防止伤残,促进功能恢复,提高生命质量,延长寿命。第三级预防措施实质上也是一种"疾病管理"措施。

四、卫生学的主要内容

1.环境与健康重点阐述生活环境、食物、职业环境以及社会行为、心理因素对健康的影响,讲授利用有益环境因素和控制有害环境因素的卫生要求、预防措施的理论依据及实施原则。

2.预防保健策略与措施重点阐述在国家卫生工作方针指导下,我国卫生工作取得的成就、贯彻三级预防策略、加强卫生立法与执法、通过建立公共卫生服务体系、促进公共卫生服务均等化、实现人人享有基本医疗卫生服务的战略目标,以及其他预防疾病、促进健康的策略与措施。

3.医学统计学方法的主要任务是利用统计学原理分析人群健康状况及疾病发生与分布的规律,揭示病因,评价预防疾病,促进健康措施的效果等。

五、医学生学习卫生学的必要性和学习目的

(一)医学生学习卫生学的必要性

1.适应医学模式和健康观的转变。

2.弥补预防医学与临床医学之间裂痕。

3.参与突发公共卫生事件预防与控制。

4.应对当前卫生工作面临的新任务、新挑战。

（二）医学生学习卫生学的目的

1.加深对"生物—心理—社会"医学模式的理解和掌握。

2.学会预防医学的思维方法,并能运用三级预防策略处理医疗保健服务中的有关问题。

3.掌握利用有益环境因素及控制有害环境因素预防疾病、促进个体和群体健康的方法。

4.了解我国卫生改革与发展中有关防病和保健的政策和措施。

环节四:课堂讨论

学习了本次绪论的主要内容,了解疾病谱的转变,掌握了三级预防策略,同学们可以讨论以下问题,以检验学生对本次知识点的掌握和灵活运用情况,以及对树立"预防为主"核心价值观的认识和作为"临床医师恰当运用三级预防策略"的社会责任感的理解。

问题:如何实施慢性非传染性疾病三级预防策略?

环节五:课堂总结与展望

通过卫生学绪论的学习,我们可以看到,卫生学是随着预防医学的发展而发展的。在预防医学的发展过程中,贯穿了整个人类社会的健康及疾病预防的思想,其间经历了三次卫生革命,大大促进了我国乃至全世界的卫生事业的发展。新中国成立以来,我国建立了公共卫生、医疗服务、医疗保障、药品供应四大体系,有效控制了重大疾病,持续改善了城乡居民健康水平;不断地健全了卫生服务体系和基本医疗保障体系建设,城乡居民医疗保障水平不断提高;深入推进卫生法制化建设,进一步保障了群众健康权益;深入推进了医药卫生体制改革,努力推进人人享有基本医疗卫生服务。

近年来,国家制定发布了一系列重要方案,明确了新时期我国医药卫生事业改革和发展的方向和重大方针政策,强调把基本医疗卫生制度作为公共产品向全民提供,实现人人享有基本医疗卫生服务的总要求。2016年8月中共中央、国务院召开了全国卫生与健康大会。进一步明确要把人民健康放在优先发展的战略地位,以普及健康生活、优化健康服务、完善健康保障、建设健康环境、发展健康产业为重点,加快推进健康中国建设,努力全方位、全周期保障人民健康,为实现"两个一百年"奋斗目标、实现中华民族伟大复兴的中国梦打下坚实健康基础。确立了"以基层为重点,以改革创新为动力,预防为主,中西医并重,将健康融入所有政策,人民共建共享"卫生与健康工作方针。

《"健康中国2030"规划纲要》《全民健身计划(2016—2020年)》《"十三

五"卫生与健康规划》《"十三五"深化医药卫生体制改革规划》等一系列规划纲要,是国家为了全方位、全生命周期保障人民健康而制定的。目的就是要建立覆盖城乡居民的中国特色基本医疗卫生制度,促进全民健康的制度体系更加完善,并最终建成与社会主义现代化国家相适应的健康国家。

现代医学以健康为目标,具有促进健康、预防疾病、治疗和康复四个功能的重要意义。作为现代临床医师,我们要牢记促进全民健康的使命,结合三级预防,进行健康知识的传播,真正做到预防为主,从而实现人人享有卫生保健。临床医生有保护人群健康的重要作用,作为公共卫生突发事件的第一报告人、疾病监测的前哨、日常各种个体化预防服务和疾病管理服务的提供者,在保障公共卫生健康中起到非常重要的作用。因此,注重预防在临床和公共卫生服务中的作用是非常重要的。

营养与食品卫生学

新形势下的国民营养

营养学基础　矿物质

任课教师　崔玲玲

第一部分　教学简况

教学目标

1. 知识目标:掌握碘的生理功能、吸收与代谢、缺乏与过量、营养学评价,以及参考摄入量及食物来源。了解碘缺乏的流行病学特点。

2. 能力目标:通过碘缺乏症状以及碘缺乏流行病学特点帮助学生掌握碘作为营养素对人体的重要性,尤其是特殊人群。

3. 价值观和社会责任感目标:通过课程内容引导学生树立"人民至上""一切为了人民"的核心价值观,深刻理解从事疾病预防控制工作的社会责任感。

教学重点

1. 碘在体内主要参与甲状腺素的合成;甲状腺素是人体重要的激素(该激素的生理功能)。

2. 长期碘摄入不足可引起碘缺乏,碘缺乏的典型症状为甲状腺肿大;长期高碘摄入可导致高碘性甲状腺肿。

3. 碘缺乏的营养学评价方法。

4. 碘的参考摄入量及主要食物来源。

教学难点

1. 碘缺乏的症状。

2. 全球及我国碘缺乏的流行病学特点。

教学方法

案例导入,问题引导,理论联系实际。以案例导入课程,教师讲授为主,提出问题讨论,理论联系实际并引入思政内容。

第二部分 教学过程设计

环节一:案例导入课程内容

前面的课程我们重点介绍了人体需要的各种矿物质对人体的重要生理功能。碘作为营养素之一,对人体的重要功能如何？请通过下面的案例进行初步的了解。

以甲状腺肿流行区印度的坎格拉区为例,1956年甲状腺肿的患病率是55%,实施食盐加碘措施5年后(1961年),甲状腺肿的患病率降至20%~30%,到1973年进一步降至8.8%~9.1%,2000年迫于民间压力,暂停食盐加碘政策,但在随后几年里,碘缺乏病又在各地重现,因此2005年印度政府再次实施食盐加碘,禁止销售非加碘食盐。

环节二:提出问题

1.案例中印度的坎格拉区甲状腺肿是什么原因造成的?
2.实施食盐加碘措施后,甲状腺肿的患病率呈现什么趋势?
3.针对因缺碘引起的甲状腺肿,我们应该如何防控?
4.目前我国因缺碘导致的甲状腺疾病患病率如何?

环节三:讲授内容与思考

一、碘的重要生理功能

1.成人体内含碘15~20 mg,其中70%~80%存在于甲状腺组织内,其余分布在骨骼肌、肺脏、肝脏、淋巴结、肝脏、睾丸和脑组织中。血液中含碘30~60 μg/L,主要为蛋白结合碘。

2.碘是合成甲状腺激素的主要原料,其生理功能主要通过甲状腺素的生理作用显示出来。甲状腺素是人体重要的激素,该激素的生理功能主要有以下几个方面:①促进生物氧化,参与磷酸化过程,调节能量转换;②促进蛋白质合成和神经系统发育;③促进糖和脂肪代谢;④激活体内许多重要的酶;⑤调节组织中的水盐代谢;⑥促进维生素的吸收和利用。

二、碘的吸收与代谢

首先,食物中的碘有两种存在形式:无机碘在胃和小肠几乎100%被迅速吸收;有机碘在消化道被消化、脱碘后,以无机碘形式被吸收。此外,与氨基酸结合的碘可直接被吸收。进入血液中的碘分布于各组织器官中,如甲状腺、肾脏、唾液腺、乳腺、卵巢等,但只有甲状腺组织能利用碘合成甲状腺素。

其次,碘供应稳定和充足条件下,人体排出的碘几乎等于摄入的碘。人体碘主要经肾脏排泄,约90%随尿排出,约10%由粪便排出,极少量通过肺脏和皮肤排出。此外,哺乳期妇女通过乳汁排出碘,满足婴幼儿对碘的需求。

三、碘缺乏与过量

(一)不同人群碘缺乏引起的症状

人群中缺碘可引起甲状腺肿的流行,且低碘时碘摄入越少甲状腺肿患病率越高。碘缺乏的典型症状为甲状腺肿大。由于缺碘造成甲状腺素合成分泌不足,引起垂体大量分泌促甲状腺激素(TSH),导致甲状腺组织代偿性增生而发生腺体肿大。不同人群碘缺乏引起的症状也不同。

1. 胎儿期:流产、死胎、先天畸形、围产期死亡率增高、婴幼儿期死亡率增高,地方性克汀病,神经运动功能发育落后,胎儿甲状腺功能减退。

2. 新生儿期:新生儿甲状腺功能减退,新生儿甲状腺肿。

3. 儿童期和青春期:甲状腺肿,青春期甲状腺功能减退,亚克汀,智力发育障碍、体格发育障碍,单纯聋哑。

4. 成人期:甲状腺肿及其并发症,甲状腺功能减退,智力障碍。

(二)碘缺乏的原因

1. 自然环境碘缺乏。

2. 植物性食物含碘量较低。

3. 膳食因素:低蛋白膳食影响碘的吸收和利用;膳食中某些因素影响碘的利用;抑制甲状腺摄取碘化物的膳食因素;高钙、磷膳食。

4. 特殊人群需要量增加:孕妇、乳母、儿童少年是碘缺乏的高危人群。

5. 人体储备碘的能力有限。

(三)碘过量

1. 既可以导致甲状腺功能亢进,也可以导致甲状腺功能减退、桥本甲状腺炎。

2. 孕妇暴露于高碘可导致新生儿甲状腺肿和甲状腺机能减退。

3. 河北、山东、山西等省(区、市)的部分地区,约3000万居民生活在高水碘地区。

四、碘缺乏的流行病学特点

(一)全球碘缺乏状况

1. 1990 年统计数据显示:全球 118 个国家存在碘缺乏病,15.7 亿人口受碘缺乏威胁,有 6.5 亿地方性甲状腺肿患者,1120 万地方性克汀病患者,4300 万不同程度的智力障碍者。

2. 2002 年国际控制碘缺乏病委员会统计,全世界有 84 个国家,3.03 亿人口不同程度受到碘缺乏病威胁。

(二)中国碘缺乏状况

1. 1970—1979 年全国性普查结果:29 个省、市、自治区存在碘缺乏病,1762 个县有碘缺乏病,4.25 亿人口生活在碘缺乏地区,3500 万人口患甲状腺肿,25 万人患克汀病。

2. 20 世纪 90 年代:全国各省、市、自治区均存在程度不同的碘缺乏,约有 7.2 亿人口生活在碘缺乏地区。

(三)补碘

1. 1990 年联合国召开的"世界儿童问题 71 国首脑会议"上,通过了《儿童生存、保护和发展世界宣言》及《行动计划》,明确提出了要在 2000 年全球消除碘缺乏病的目标。

2. 1991 年 3 月 18 日,李鹏代表中国政府在文件上签字、承诺。

3. 为改善人群碘缺乏状况,我国于 1995 年开始在全国范围内实施普遍食盐加碘防治碘缺乏病策略。

4. 1994 年,国家颁布《食盐加碘消除碘缺乏危害管理条例》。

5. 每年的 5 月 15 日是全国碘缺乏病防治日。

通过世界卫生组织公布的 1993—2006 年全球人群尿碘水平的示意图(课堂展示),我们可以看出自从 1995 年开始进行全民补碘后,中国人群尿碘处于较高水平(200～299 μg/L),然而还有许多国家人群处于碘缺乏状态,尤其是和中国接壤的一些国家,如俄罗斯和东南亚一些国家。这更加证实了我国全面实施食盐加碘的举措取得了良好效果。

五、碘缺乏的营养学评价方法

1. 垂体–甲状腺轴系激素 T3 及 T4 或 FT4 下降,TSH 升高等甲状腺功能异常,提示碘缺乏或碘过量。其中 TSH 可作为筛查评估婴幼儿碘营养状况的敏感指标。

2. 尿碘是评价碘摄入量的良好指标。

3. 甲状腺肿大率——甲状腺肿大是长期碘营养不良的主要症状。

4. 其他儿童生长发育指标如身高、体重、性发育、骨龄等，可反映过去与现在甲状腺功能。通过检测智商及其他神经系统功能，了解碘缺乏对脑发育的影响。

六、碘的参考摄入量及食物来源

1. 参考摄入量：中国营养学会推荐成人膳食碘的 RNI 为每天 120 μg，UL 为每天 600 μg。

2. 主要食物来源：海产品，如海带、紫菜、海鱼等。

七、具体措施

通过前面内容的介绍，请我们大家思考一下，对于我国的碘缺乏病，作为"公卫人"是如何去控制的？对于目前控制的效果，大家有何感想呢？

首先，以"预防为主"为宗旨，通过全面加碘来补充碘。

我们国家自从 1995 年开始全民补碘后，把每年的 5 月 15 日定为全国碘缺乏病防治日，我国居民的尿碘水平已经取得了显著的效果，缺碘导致的疾病也显著下降，我国地方性甲状腺肿病人下降到 700 万人，克汀病人下降到 19 万人。

其次，补碘要科学，因地制宜。

我们刚刚学过，碘过量也会导致高碘性甲状腺肿。我们国家河北、山东、山西等省（区、市）的部分地区，约 3000 万居民生活在高水碘地区。由于水源性高碘地区呈片状分布，在有些县内高碘地区和缺碘地区是混杂分布的，这给缺碘地区供应碘盐、高碘地区供应无碘盐增加了难度，也给碘营养干预策略带来了新的挑战，同时也为公共卫生干预政策从粗放走向精准提供了发展机遇。同时，随着改水工程建设等客观环境的变化，高碘地区的分布也在发生变化。如北京、内蒙古实施改水工程建设后，原来的高碘乡镇水碘含量已经达不到高碘地区的判定标准，需要在这些地区加强监测，根据监测结果决定是否需要供应碘盐，以保证人群碘营养处于适宜水平。

党和国家本着"以人为本，人民至上"的理念，采取了一系列科学的有效措施，因地制宜，科学补碘，具体措施如下。

1. 2012 年已全部停止高水碘地区居民碘盐供给，同时一些高水碘地区已采取改水措施来降低居民的碘暴露水平，保障居民健康。

2. 2009 年，卫生部与工业和信息化部印发了《关于进一步做好无碘食盐供应和管理工作的通知》，要求各地盐业主管部门要在现有无碘食盐销售网点基础上，结合人口分布和交通状况，适度增设布局合理的销售点。

3.1995 年以来中国建立和完善了碘缺乏病监测系统,包括每年开展 1~2 次覆盖所有县的碘盐监测,对碘盐浓度、用户水平碘盐覆盖率和非碘盐进行动态监测;每 2~3 年开展一次以省级为单位的碘营养和病情监测,对碘盐、尿碘水平、甲状腺肿大率等进行动态评估;一年一度进行碘缺乏病高危地区调查评估工作。根据监测发现的问题,原卫生部适时对防治策略进行了必要调整,供应不加碘食盐。

截至 2018 年,全国 94.2% 的县保持消除碘缺乏病状态,在全球采取食盐加碘措施的 128 个国家和地区中处于领先水平。这主要源于党中央、国务院高度重视人民健康工作。习近平总书记指出,健康是促进人的全面发展的必然要求,是经济社会发展的基础条件,是民族昌盛和国家富强的重要标志,也是广大人民群众的共同追求。2016 年 10 月 25 日,中共中央、国务院印发了《"健康中国 2030"规划纲要》(以下简称《纲要》),并发出通知,要求各地区各部门结合实际认真贯彻落实。《纲要》是新中国成立以来首次在国家层面提出的健康领域中长期战略规划。编制和实施《纲要》是贯彻落实党的十八届五中全会精神、保障人民健康的重大举措,对全面建设小康社会、加快推进社会主义现代化建设具有重大意义。同时,这也是我国积极参与全球健康治理、履行我国对联合国"2030 可持续发展议程"承诺的重要举措。针对补碘措施,1994 年,全民食用加碘盐,与计划生育政策相类似,作为一项国策在中国强制推行。当年国家颁布《食盐加碘消除碘缺乏危害管理条例》。在"食用加碘盐,健康全家人"标语传播下,各地碘营养的复杂情况被严重低估。在全国范围尤其是沿海地区,食盐加碘政策受到越来越严重的质疑。2002 年的"两会"期间,时任全国人大代表的滕卫平教授领衔提交了一份议案,建议修改全民食盐加碘法规。议案受到国家的高度重视,有关部门及时修改了食盐加碘国家标准,下调了食盐碘含量的下限标准。同年的"防治碘缺乏病"日,国家提出了"因地制宜、分类指导、科学补碘"的新方针。前面讲的关于印度坎格拉区补碘的案例中一刀切的做法,与我们国家采取的科学措施大相径庭,这也是我国解决碘缺乏状况处于全球领先水平的原因。

环节四:课堂讨论

在教师讲授完这一节内容之后,学生围绕以下三个问题展开讨论,检测学生对本次及以往知识点的掌握情况,以及对树立"人民至上"核心价值观的认识和对作为"公卫人"的社会责任感的理解。

1.根据本次课程内容以及碘元素对人体的功能,讨论目前和今后我国碘缺乏预防控制工作中应关注的焦点和注意问题。

2.以科学补碘为例,思考如何将所学理论知识和技能应用到疾病预防控制的实际工作中。

3.结合前期所学的营养素知识,以及《"健康中国 2030"规划纲要》内容,讨论党和国家在提高妇幼健康水平方面采取了哪些措施。

环节五:课堂总结与展望

通过对碘的生理功能、碘缺乏和碘过量,以及我国采取的科学补碘措施的学习,我们可以看到,群体性疾病的预防控制不仅需要深厚的理论知识和扎实的专业技能,还需要为人民、为社会无私奉献的精神。作为新时代公共卫生人,也希望同学们坚持以人民为中心的发展思想,以健康中国目标为己任,坚持建设健康中国的信心,把专业知识与社会责任相结合,成为有理想信念、有责任担当,有知识能力的新时代"公卫人"。

同学们,今天我们主要学习了人体需要的重要矿物质元素——碘的基本概况。另外还有一些人体需要的其他的元素,如铜、锰、氟、钴、镍、钼等。这些元素的功能是什么,缺乏与过量对人体有什么影响?我们将在下次课继续讨论。

健康中国 2030 的基础性工作

公共营养 概述

任课教师 余增丽

第一部分 教学简况

教学目标

1. 知识目标:本章节阐述了公共营养的知识体系,内容包括公共营养的概念、内容、特点;膳食营养素参考摄入量;膳食结构和膳食指南。要求学生掌握公共营养的基本概念、基本理论和基本方法;熟悉公共营养工作的主要内容、程序和要求,以及我国公共营养的发展状况。培养学生开展人群营养监测和人群营养干预的思维和技能。

2. 能力目标:①帮助学生掌握营养调查的目的、内容与步骤。营养调查是指运用各种手段准确地了解特定人群或个体各种营养指标的水平,并以此判断其营养和健康状况。该方法可用于了解不同地区、年龄和性别人群的能量和营养素摄入情况;获取与能量和营养素摄入不足、过剩等相关营养问题的分布和严重程度;分析营养相关疾病的病因、影响因素;监测膳食结构变迁及发展趋势;提供居民营养与健康状况数据;进一步为国家或地区制定干预策略和政策提供指导信息。②帮助学生掌握营养食谱的制定原则。膳食应提供人体所需能量、蛋白质、脂肪、碳水化合物及各种矿物质和维生素。营养食谱不仅要求食物种类多样,而且食物数量要充足;膳食既要满足就餐者需要,又要防止过量;各营养素之间的比例要适宜;食物的搭配要合理;注意主食与副食、杂粮与精粮、荤与素等食物的平衡搭配;膳食中能量在三餐中的配比要合理;膳食中能量来源在各餐中的分配比例也要合理;注意饮食习惯和饭菜口味;考虑季节和市场供应情况,也要兼顾经济条件。

3. 价值观和社会责任感目标:以《国民营养计划(2017—2030 年)》为切入点,使学生充分理解我国对公民营养和健康的重视,以此引起学生对国民营养需求及营养现状的思考和关注。通过本课程学习,使学生理解合理膳食和平衡营养在疾病预防和健康促进中的重要作用,引导学生树立"一切为了人民""以民为本"的核心价值观,以及拥有从事疾病预防控制工作的社会责任感和自豪感。

教学重点

1. 营养调查(nutritional survey):运用各种手段准确地了解某类人群或特定个体各种营养指标的水平,以判断其营养和健康状况。

2. 营养监测(nutrition surveillance):长期动态监测人群的营养状况,同时收集影响人群营养状况的有关环境和社会经济条件等方面的资料,探讨从政策、社会措施上改善营养状况和条件的途径。在营养监测中往往同时收集与食物生产、食物消费、食物分配有关的信息,因此营养监测又称食物营养监测(food and nutrition surveillance,FNS)。

教学难点

1. 营养调查和营养监测的区别和联系。

2. 开展营养教育的步骤和方法。

3. 营养配餐和食谱制定的概念、依据和原则。

教学方法

以案例导入教学内容,以问题引导学生对国民营养状况的思考,理论联系实际。具体方式是:以《健康中国行动(2019—2030 年)》《国民营养计划(2017—2030 年)》,以及我国目前国民营养现状和慢性非传染性疾病的发病情况导入课程,教师讲授为主,根据社会现实提出问题讨论,理论联系实际,并引入思政内容。

第二部分　教学过程设计

环节一:案例导入课程内容

食物是人类生存和繁衍的物质基础。在前面章节中,我们重点讲解了人体营养、食物营养,以及特殊人群营养和膳食指南的内容。但是,食物也是一把双刃剑,在为人体提供必需营养素的同时,不合理的膳食结构和生活方式也会危害人体健康。对于整个国家而言,国民营养水平在一定程度上影响着国民素质的发展及整体经济的走向。与此同时,我国营养健康服务体系中存在着许多突出问题,尤其是膳食结构不合理、公众营养知识缺乏、不科学不文明的餐饮方式等,这些都严重阻碍了我国国民营养的健康发展。

目前,我国国民营养问题复杂多样,突出的营养问题是营养不足与过剩并存、营养相关疾病多发、营养知识尚未普及等。2015 年卫生部发布的《中国居民营养与慢病报告》指出：我国居民宏量营养素和能量摄入比较充足，特别是蛋白质和脂类方面，但微量营养素，例如钙、锌、铁、维生素 C 和维生素 B 等摄入不足；贫困地区儿童营养不良、贫血、生长发育迟缓；城市青少年超重和肥胖等营养问题严重；各类食品营养强化的比例较低。2012 年全国居民营养调查报告显示，在我国 18 岁及以上人群中，与前一次全国营养调查的结果相比，慢性非传染性疾病，特别是高血压、糖尿病的患病率呈现上升趋势。2017 年，第四次全国口腔健康流行病学调查情况显示，加工食品中糖摄入量可显著增加口腔疾病和 2 型糖尿病的风险。这些都已成为影响国民健康的重要风险因素。

公共营养正是以人群为对象，将营养科学原理、理论和技术应用于指导国民生活的社会实践性学科。这门学科融合了食品营养学、食品安全、临床营养学、疾病营养学、社会学、基础医学等多门课程，内容非常丰富。这部分内容应该结合《健康中国行动（2019—2030 年）》和《国民营养计划（2017—2030 年）》的目标和任务，使教学内容与时俱进，阐释和实现本章节的教学目标。

环节二：提出问题

1. 营养相关疾病主要包括那些？

2. 肥胖有什么危害？其发生的主要风险因素是什么？

3. 我国近年来慢性非传染性疾病的发病趋势和经济发展有何关联？影响其因果关系的主要因素是什么？

4. 如何发现慢性非传染性疾病与膳食结构之间的关系？

5. 提高国民健康素养，预防营养相关疾病发生的有效方法是什么？

环节三：讲授内容与思考

一、公共营养的概念

随着营养学和社会的不断发展，公共营养的概念和范畴也在发生变化。一般认为，公共营养又称社会营养，是研究饮食与营养的社会动态的科学，主要工作是进行社会营养监测，组织营养调查和食品经济因素调查，制订膳食营养供给量标准，制订和修订以改善营养为目标的营养政策，对消费者和营养部门进行营养宣传和咨询，进行全社会规模的食物资源开发、利用等，以使营养科学在社会实践中造福人民。

1997 年 7 月，第 16 届国际营养大会为"公共营养"确定新的科学含义："公共营养是基于人群营养状况，有针对性地提出解决营养问题的政策和措施,它阐述人群或社区的营养问题,以及造成和决定这些营养问题的社会和经济等条件。与临床营养相比,其工作重点从个体水平转向群体水平,从微观营养研究转向范围广泛的宏观营养研究,更加关注营养不良的消除战略、政策与措施等。"

二、公共营养的特点

1. 实践性:公共营养的突出特点是实践性。若想使人民真正受益,公共营养工作就不能仅停留在对营养状况的分析评价上,而是注重将营养学基础理论知识运用于实践中,在人群层面开展调查研究和营养干预,将营养学的研究成果转化为提高人群营养与健康的社会措施,于社会实践中寻找改善居民营养状况的策略,并分析其效果。

2. 宏观性:公共营养研究旨在从总体(人群)健康状况的影响上分析营养中可能存在的问题。以整个国家或地区的各类人群为对象,需要针对人群的营养状况,分析营养与经济购买力、食品经济结构、经济发展趋势、国家或地区的营养政策、食品经济政策之间的关系,制定宏观的国家或地区性营养政策,引导公众平衡膳食。

3. 社会性:探索解决人群营养问题的途径,保证公共营养目标的顺利实施,不仅需要研究制定营养改善政策,而且需要多部门紧密协作和全社会参与。因为,人们的饮食行为受社会经济、法律、政策、制度、文化、行为习惯、政治背景和宗教信仰等方面的影响。因此,公共营养对人群营养问题的思考、研究都超出了公共卫生领域,涉及政治、经济发展、农业政策、环境、人道援助等方面,甚至影响了营养相关法律法规的制定、修订与执行。同时,解决营养问题的方法还要考虑到卫生领域之外的贸易、农业等与食物相关的公共政策。

4. 多学科性:公共营养是营养学的一个重要部分,但是其宏观性、实践性和社会性的特点决定了公共营养涉及自然科学和社会科学。公共营养学广泛结合了自然科学,如基础医学、临床医学和预防医学,社会科学如人类学、社会学、经济学和政治等学科的相关方法和论点。当前,公共营养专业人员所从事的食品与家庭安全、食品和营养政策等工作,正是综合应用了上述多种学科理论。

三、我国公共营养发展历史及工作内容

在古代,我国著名的中医经典论著《黄帝内经·素问篇》就曾提出"五谷为养,五果为助,五畜为益,五菜为充,气味合而服之,以补精益气"的原则。

20世纪初,我国开始建立现代营养学;1913年前后我国首次发表营养状

况调查报告；1917 年前后，许多医学院校曾开展膳食调查等研究工作；1925—1936 年，公共营养的教学与科研有较大发展。在抗日战争的艰难时期，我国老一辈营养科学工作者仍然对当时的普通市民、学生、工人、农民等群体的营养状况做了调查研究工作，并编著了当时仅有的教材《实用营养学》。

我国公共营养事业的快速发展是从 20 世纪 80 年代开始。中国营养学会通过与全国三十多个省、市、自治区的卫生部门积极合作，组织和开展了多项公共营养工作，在营养调查、营养监测、营养教育、营养改善以及制定我国居民膳食指南等方面开展了全国性研究。

目前我国公共营养的工作内容包括以下几个方面。

1. 开展营养调查，全面了解人群膳食结构和营养状况。

2. 开展营养监测，从环境与社会经济方面分析影响人群营养状况的因素，探讨改善人群营养状况的社会措施。

3. 制/修订膳食营养素参考摄入量，并应用它评价和计划膳食。

4. 分析居民的营养状况和膳食结构，制/修订膳食指南，倡导平衡膳食。

5. 为制定国家食物与营养的政策、法规提供技术咨询。

6. 开展营养教育，倡议科学的饮食行为（合理选择食物、科学烹调等）。

7. 高度重视食品安全问题，为加强食源性疾病的管理提供技术咨询。

通过上述内容的介绍，现在请大家思考这样一个问题：如何防治营养相关疾病，从而提高我国人民健康素养和生活品质？

四、相关防控措施

以西方发达国家为例，长期以来的"三高"（高能量、高脂肪、高蛋白）膳食结构，致使其慢性非传染性疾病的患病率居高不下，严重威胁着人民的生命质量，至今仍是重大公共卫生难题。反观我国公共营养现状，目前营养不良人群比例依然较大，儿童营养不良问题尤为突出。此外，由于经济发展不平衡，我国城乡间的营养水平也存在明显差异。避免重蹈西方国家的覆辙，完成上述计划中的工作内容，达到既定工作目标，这是我们"公卫人"所面临的挑战。因此，我们一定要围绕"预防为主"的宗旨，认真履行自身使命，提出切实可行的防控措施。主要包括以下几个方面。

（一）思想重视

我国历来重视国民健康。新中国成立以来，我国分别于 1959 年、1982 年及 1992 年进行了三次全国营养调查。在 2002 年的"中国居民营养与健康状况调查"工作中，我国创新性地将第四次全国营养调查与肥胖、高血压、糖尿病等慢性病调查一起进行，这有助于全面了解我国不同经济发展时期人们的膳食结构和营养状况的变化。2017年,为了引起人们对公共营养的重视,国务院办公厅发布了《国民营养计划(2017—2030年)》。主要内容包括6个方面。①生命早期营养行动:从孕期开始注重营养补充,提升婴幼儿营养。②学生营养改善行动:重视学生营养改善,指导学生正确就餐,防止超重、肥胖等。③老年群体营养平衡行动:根据身体营养状况及时补充所需营养,预防疾病。④临床营养行动:对患者的身体进行检查,补充营养成分,让病人可以增强抵抗力和加快恢复速度。⑤落后地区营养干预行动:给予落后地区人群科学的营养干预和指导,增强他们的营养观念。⑥吃动平衡行动:提倡人们追求健康的生活方式,重视通过运动来促进营养的吸收以及提升效果。

(二)突出重点难点

习近平总书记强调,没有全民健康,就没有全面小康。维护全生命周期健康,是实施健康中国行动的重要任务。生命早期1000天、学龄期、老年期和病患临床期,是全生命周期的关键时间点。学校,贫困地区,临床和养老机构,是健康养护的重点区域。孕产妇、儿童、学生、老人和慢性疾病患者,是健康养护的重点人群。把妇幼人群营养干预、学生营养指导、老年人群营养改善、慢病营养防治、贫困地区营养干预、满足国民对营养健康多元化需求,作为学习的重点和难点,为服务社会奠定扎实的基础。

(三)注重营养教育

合理膳食是健康的基础,也是公共营养的要求与重要手段。在教学内容中将"少盐少油,控糖限酒"作为合理膳食的重要指导原则,通过配餐实践教学提高学生解决居民油脂等高热能食物摄入过多、微量营养素摄入偏低,以及营养不足与过剩并存等问题的能力。同时,在教学中以全民营养周、全国食品安全宣传周、"5·20"全国学生营养日等为契机,安排合理的膳食指导科普宣教活动,提高全民的食物营养、食品安全知识知晓率,提高学生的科普宣传能力。

(四)提高自身营养素养

让健康知识、行为和技能成为全民普遍具备的素质,这是健康中国的重要目标。同学们要注意理论联系实际,以国民营养计划为指导,熟练掌握公共营养技能,包括医学基础、营养学基础、食物营养基础、膳食营养指导、人群营养、营养教育、食品安全、膳食调查与评价、人体营养状况、食谱编制、食品营养评价、营养管理、科普宣传等各模块,实现理论与实践紧密结合,使课堂学习、现场训练和社会应用环环相扣,提高自身公共健康服务的能力。

环节四:课堂讨论

教师讲授完"公共营养"内容之后,让学生结合《健康中国行动(2019—2030 年)》和《国民营养计划(2017—2030 年)》的目标和任务,围绕以下三个问题展开讨论,从而检测学生对本次及以往知识点的掌握情况,以及对树立"公民健康至上"的核心价值观的认识和对作为"公卫人"的社会责任感的理解。

1. 采取哪些有效措施能够进一步降低重点人群贫血率。例如,如何将 5 岁以下儿童贫血率和孕妇贫血率控制在 10% 以下。

2. 如何通过膳食调查和营养评估,提高住院病人营养筛查率和营养不良住院病人的营养治疗比例。

3. 制订一项营养教育方案,在 2020 年的基础上,使你所在社区的营养知识知晓率继续提高 10% 。

环节五:课堂总结与展望

通过对公共营养的概念、特点、国内外发展史,我国居民营养相关疾病发生现状、膳食影响因素,以及公共营养防控措施的了解,我们可以看到,对于群体性营养相关疾病的防控,不仅需要深厚的基础营养学知识、多学科交叉理论知识和扎实的专业技能,还需要有为人民、为社会无私奉献和全心服务的精神。作为新时代公共卫生人,希望同学们以《健康中国行动(2019—2030 年)》《国民营养计划(2017—2030 年)》的目标和任务为己任,以"以人为本"为宗旨,以"学则恒心,医则仁心"为准则,把专业知识与社会责任相结合,成为有理想信念,有责任担当,有知识能力的新时代"公卫人"。

新时代国民的膳食营养需求

公共营养　膳食结构和膳食指南

任课教师　刘欣欣

第一部分　教学简况

教学目标

1.知识目标:掌握当今世界的膳食结构和《中国居民膳食指南(2016)》的核心推荐内容,熟悉中国居民平衡膳食宝塔中所对应的食物种类及参考摄入量,掌握我国的膳食结构问题和应对措施。

2.能力目标:帮助学生了解专业知识以及现行的政策、方针以及实施计划、方案,充分发挥营养相关工作者的主观能动性,响应国家号召,因地制宜地实施膳食结构的优化和宣传。

3.价值观和社会责任感目标:通过授课内容,建立学生的职业责任感,培养学生以后工作中的社会价值观。

教学重点

1.掌握当今世界的膳食结构类型和特点。

2.《中国居民膳食指南(2016)》核心推荐内容。

教学难点

目前我国居民的膳食结构问题以及如何采取应对措施,有哪些建议。

教学方法

1.以与本章节所讲内容相关的时事政治及热点话题为导入点,层层递进引入本章节的授课内容;理论联系实际让学生理解和领会本章节的知识点;贯穿国家相关政策和思想道德理论,培养学生职业荣誉感和社会责任感;以随堂测试的方式检验学生学习效果,并总结课堂学习要点。

2.将思想政治教育的理论知识、价值理念以及精神追求巧妙、有效地找到切入点融入专业课程中,一方面有助于学生深刻地理解所学内容,另一方面潜移默化地对学生的思想意识、行为举止产生积极影响。

第二部分 教学过程设计

环节一:课程内容导入

通过播放短视频结合课堂讲解介绍《"健康中国 2030"规划纲要》《国民营养计划(2017—2030 年)》及 2020 年全民营养周活动,理论联系实际让学生们了解本章节所涉及的相关国家政策,理解本章节将要讲述的公共营养的重要性,培养学生职业荣誉感和社会责任感,并明确本章节知识要点——膳食结构营养均衡的重要性。层层递进引入本节课的讲授内容。

1.《"健康中国 2030"规划纲要》是为推进健康中国建设,提高人民健康水平,根据党的十八届五中全会战略部署而制定的,由中共中央、国务院于 2016 年 10 月 25 日印发并实施。中共中央政治局 2016 年 8 月 26 日召开会议,审议通过《"健康中国 2030"规划纲要》。中共中央总书记习近平主持会议。会议认为,健康是促进人的全面发展的必然要求,是经济社会发展的基础条件,是民族昌盛和国家富强的重要标志,也是广大人民群众的共同追求。党的十八届五中全会明确提出推进健康中国建设,从"五位一体"总体布局和"四个全面"战略布局出发,对当前和今后一个时期更好保障人民健康做出了制度性安排。编制和实施《"健康中国 2030"规划纲要》是贯彻落实党的十八届五中全会精神、保障人民健康的重大举措,对全面建成小康社会、加快推进社会主义现代化具有重大意义。同时,这也是我国积极参与全球健康治理、履行我国对联合国"2030 可持续发展议程"承诺的重要举措。通过贯穿授课内容的文件学习,建立学生的职业责任感,培养学生今后工作中的社会价值观。

2.《国民营养计划(2017—2030 年)》是为贯彻落实《"健康中国 2030"规划纲要》,提高国民营养健康水平而制定的,由国务院办公厅于 2017 年 6 月 30 日印发并实施。其指导思想是全面贯彻党的十八大和十八届三中、四中、五中、六中全会精神,深入贯彻落实习近平总书记系列重要讲话精神和治国理政新理念、新思想、新战略,紧紧围绕统筹推进"五位一体"总体布局和协调推进"四个全面"战略布局,认真落实党中央、国务院决策部署,牢固树立和贯彻落实新发展理念,坚持以人民健康为中心,以普及营养健康知识、优化营养健康服务、完善营养健康制度、建设营养健康环境、发展营养健康产业为重点,立足现状,着眼长远,关注国民生命全周期、健康全过程的营养健康,将营养融入所有健康政策,不断满足人民群众营养健康需求,提高全民健康水平,为建设健康中国奠定坚实基础。明确学生学习、工作的目标,尽快跟上社会节奏、与国家导向保持一致。

3.2020 年全民营养周活动以"健康中国,营养先行""合理膳食,全民营养新时代"为宣传口号于 2020 年 5 月 17 日至 23 日在全国开展。各省市同步组织启动仪式,组织咨询、讲座演讲等线上活动,并落实科普公益等线下活动。2020 年的传播主题是"合理膳食,免疫基石"。全民营养周活动以贯彻落实国务院《健康中国行动(2019—2030 年)》、宣传落实《国民营养计划(2017—2030 年)》为主要内容。每年一次的全民营养周活动依据《中国居民膳食指南(2016)》其中的一个主题,为大众宣讲营养知识。本次营养周旨在普及合理膳食对于增强免疫的基石作用和相关知识技能,重点宣传优质蛋白来源,倡导合理膳食,推广全民分餐制,摒弃陋习,推动国民健康饮食习惯的形成和巩固。学生通过了解现行的各种社会活动,初步理解并确定营养相关工作者的社会责任和社会价值,增强自我的社会认同感。

环节二:课程具体内容

课堂讲解两大内容:膳食结构和中国居民膳食指南。

一、膳食结构

(一)定义

膳食结构(dietary pattern)是一个国家、一个地区或个体日常膳食中各类食物的种类、数量及其所占的比例。膳食结构的形成是一个长期的过程,受一个国家或地区人口、农业生产、食品加工、饮食习惯等多因素的影响。理想的膳食结构应该是平衡膳食。平衡膳食是制定膳食指南的科学依据和基础。

(二)世界上典型的膳食结构

依据动、植物性食物在膳食构成中的比例,世界上典型的膳食结构主要包括以下四种类型。

1.东方膳食结构:以植物性食物为主,动物性食物为辅。以大多数发展中国家如印度、巴基斯坦、孟加拉国和非洲一些国家为代表。该膳食结构特点是谷类食物消费量大,动物性食物消费量少,植物性食物提供的能量占总能量近90%,动物性食物蛋白质一般少于蛋白质总量的 10% ~ 20%。这类膳食容易出现蛋白质、能量营养不良,但心血管疾病、2 型糖尿病、肿瘤等慢性病的发病率较低。

2.经济发达国家膳食结构:以动物性食物为主,以多数欧美发达国家如美国、西欧、北欧为代表。该膳食结构特点是谷类食物消费量小,动物性食物及食糖的消费量大。以高能量、高脂肪、高蛋白、低膳食纤维为主要特点。

这种膳食模式容易造成肥胖、高血压、冠心病、糖尿病等慢性疾病发病率上升。

3. 日本膳食结构：动植物食物较为平衡的膳食结构，以日本为代表。该膳食结构特点是既保留了东方膳食的特点，又吸取了西方膳食的长处，少油、少盐、多海产品，蛋白质、脂肪和碳水化合物的功能比合适，有利于避免营养缺乏病和营养过剩性疾病，膳食结构基本合理。

4. 地中海膳食结构：以意大利和希腊为代表。该膳食结构特点是以富含植物性食物，包括谷类、水果、蔬菜、豆类等为主；每天食用适量鱼、禽，少量蛋、奶酪和酸奶；主要食用油是橄榄油；大部分成年人有饮用葡萄酒的习惯。此膳食结构的突出特点是饱和脂肪摄入量低，不饱和脂肪摄入量高，膳食含大量复合碳水化合物，蔬菜水果摄入量高。地中海居民心脑血管疾病、2 型糖尿病的发生率较低。

地中海膳食模式充分诠释了因地制宜的哲学思想——应充分利用本地特有资源。我国幅员辽阔，各地的饮食习惯及物产不尽相同，只有因地制宜充分利用本地资源，才能有效地应用平衡膳食理论。例如牧区奶类资源丰富，可适当提高奶类摄入量；农村山区则可利用山羊奶以及花生、瓜子、核桃、榛子等资源。在某些情况下，由于地域、经济或物产所限无法采用同类互换时，也可以暂用豆类代替乳类、肉类，或用蛋类代替鱼、肉等方法。

（三）我国的膳食结构

当前我国居民存在 3 种膳食结构，即贫困和偏远地区居民保持了东方膳食结构，经济发达地区居民已经是西方发达国家膳食结构，其他地区的居民则从原来的东方膳食结构向西方经济发达国家膳食结构过渡。尽管我国居民营养缺乏和营养过剩并存，但是目前由于营养过剩引起的肥胖、心血管疾病等慢性病的迅速增加更受关注。《国民营养计划（2017—2030 年）》指出：到 2020 年，重点人群营养不良状况明显改善，吃动平衡的健康生活方式进一步普及，居民营养健康素养得到明显提高。到 2030 年，居民营养健康状况显著改善。例如，进一步降低重点人群贫血率；5 岁以下儿童贫血率和孕妇贫血率控制在 10% 以下；5 岁以下儿童生长迟缓率下降至 5% 以下；0~6 个月婴儿纯母乳喂养率在 2020 年的基础上提高 10%；进一步缩小城乡学生身高差别；学生肥胖率上升趋势得到有效控制等。因此，我国需要完善营养法规政策标准体系，加强营养建设能力，强化营养和食品安全检测与评估，发展食物营养健康产业等一系列措施。让学生了解这些专业内容以及现行的政策、方针以及实施计划、方案，充分发挥营养相关工作者的主观能动性，响应国家号召，因地制宜地实施膳食结构的优化和宣传，正是营养相关工作者的社会责任的体现。

（四）应采取的措施

1.加强政府的宏观领导。

2.发挥农业、食品加工、销售等领域在改善居民营养中的重要作用。

3.加强营养健康教育，广泛宣传《中国居民膳食指南》(2016)。

4.加强营养和食品领域专业队伍建设，培养高素质专业人才。

二、《中国居民膳食指南》(2016)

膳食指南(dietary guidelines,DC)是由政府和科学团体根据营养科学的原则和人体的营养需要，结合当地食物生产供应情况及人群生活实践，专门针对食物选择和身体活动提出的指导意见。

《中国居民膳食指南》(2016)是以理想膳食结构为导向，汇集了近年来国内外最新研究成果及近10年我国居民膳食营养结构及疾病谱变化新资料，参考了国际组织及其他国家膳食指南的制定依据，充分考虑我国营养和社会经济发展状况，最终提出的符合我国居民营养与健康状况和基本需求的膳食指导建议。

（一）一般人群膳食指南

一般人群膳食指南适用于2岁以上健康人群，结合我国居民的营养问题，提出6条核心推荐条目，明确平衡膳食、能量平衡、多吃的食物、少吃的食物和限制的食物。一般人群膳食指南的内容包括以下几个方面。

1.食物多样，谷类为主。

（1）每天的膳食应包括谷薯类、蔬菜水果类、畜禽鱼蛋奶类、大豆坚果类等食物。

（2）平均每天摄入12种以上食物，每周25种以上。

（3）每天摄入谷薯类食物250～400克，其中全谷物和杂豆类50～150克，薯类50～100克。

（4）食物多样、谷类为主是平衡膳食模式的重要特征。

我国中医经典著作《黄帝内经》提出了"五谷为养、五果为助、五畜为益、五菜为充、气味合而服之，以补精益气"的原则，这就是最早提出的膳食平衡理念。这一理念依据祖国传统医学理论，站在哲学的高度，用辩证、综合、联系和发展的观点研究饮食与健康的关系。

2.吃动平衡，健康体重。

（1）各年龄段人群都应天天运动、保持健康体重。

（2）食不过量，控制总能量摄入，保持能量平衡。

（3）坚持日常身体活动，每周至少进行5天中等强度身体活动，累计150分钟以上；主动身体活动最好每天6000步。

(4)减少久坐时间,每小时起来动一动。

3.多吃蔬果、奶类、大豆。

(1)蔬菜水果是平衡膳食的重要组成部分,奶类富含钙,大豆富含优质蛋白质。

(2)餐餐有蔬菜,保证每天摄入 300～500 克蔬菜,深色蔬菜应占 1/2。

(3)天天吃水果,保证每天摄入 200～350 克新鲜水果,果汁不能代替鲜果。

(4)吃各种各样的奶制品,相当于每天液态奶 300 克。

(5)经常吃豆制品,适量吃坚果。

唯物辩证法认为,在复杂的矛盾中有主要矛盾和次要矛盾,主要矛盾对事物的发展起决定性作用,次要矛盾影响事物的发展。目前,我国居民膳食结构有诸多不合理的地方,但是最突出的问题即主要矛盾是蔬菜、水果、奶类及大豆制品摄入较少,而且这几类食物人体需要量较大,因此膳食指南提出应多吃蔬果、奶类、大豆。

4.适量吃鱼、禽、蛋、瘦肉。

(1)鱼、禽、蛋和瘦肉摄入要适量。

(2)每周吃鱼 280～525 克,畜禽肉 280～525 克,蛋类 280～350 克。

(3)摄入总量 120～200 克。

(4)优先选择鱼和禽。

(5)吃鸡蛋不弃蛋黄。

(6)少吃肥肉、烟熏和腌制肉制品。

5.少盐少油,控糖限酒。

(1)培养清淡饮食习惯,少吃高盐和油炸食品。成人每天食盐不超过 6 克,每天烹调油 25～30 克。

(2)控制添加糖的摄入量,每天摄入不超过 50 克,最好控制在 25 克以下。

(3)每日反式脂肪酸摄入量不超过 2 克。

(4)足量饮水,成年人每天 7～8 杯(1500～1700 毫升),提倡饮用白开水和茶水;不喝或少喝含糖饮料。

(5)儿童少年、孕妇、乳母不应饮酒。成人如饮酒,男性一天饮用酒的酒精量不超过 25 克,女性不超过 15 克。

6.杜绝浪费,兴新时尚。

(1)珍惜食物,按需备餐,提倡分餐不浪费。

(2)选择新鲜卫生的食物和适宜的烹调方式。

(3)食物制备生熟分开、熟食二次加热要热透。

（4）学会阅读食品标签,合理选择食品。

（5）多回家吃饭,享受食物和亲情。

（6）传承优良文化,兴饮食文明新风。

勤俭节约是我们中华民族的传统美德,历来被当作修身之要、持家之宝、兴业之基、治国之道。诸葛亮倡导"静以修身,俭以养德",朱熹把"一粥一饭,当思来之不易;半丝半缕,恒念物力维艰"作为家训;毛泽东以"力行节俭,勤俭建国"为治国经验。中华民族也正是具有这种精神,才生生不息,兴旺发达。我们要建设节约型校园,不仅是学校自身发展的需要,也是全体师生应尽的社会责任。

（二）中国居民平衡膳食宝塔

中国居民膳食宝塔是根据《中国居民膳食指南》(2016)的核心内容和推荐,结合中国居民膳食的实际情况,把平衡膳食的原则转化为各类食物的数量和比例的图形化表示,体现了一个在营养上比较理想的膳食模式。平衡膳食宝塔共分为5层,各层面积大小不同,体现了5类食物和食物量的多少,其食物数量是根据不同能量需要而设计的。唐代医学家孙思邈曾经在饮食养生方面强调要顺应自然,特别要避免"太过"或"不足"的危害,在营养素的摄入中的确存在"营养过剩"和"营养不足"两个极端,营养过剩可能导致肥胖及相关慢性非传染性疾病,而"营养不足"可能导致营养素缺乏疾病。因此,我们要基于前面所讲的中国居民膳食营养素参考摄入量的概念来理解和把握事物的"度"。各类食物按需摄取,顺应自身的生理和健康需求。

环节三:随堂检测

随堂检验学生对知识点的掌握情况(单选)。

1. 属于东方膳食结构特点的是(　　)。

A. 使用海产品较多　　　　B. 谷类食物消费量很少

C. 食用畜肉较多　　　　　D. 易出现能量过剩

E. 膳食纤维充足

2.《中国居民膳食指南》(2016)中一般人群膳食指南的适用人群是指(　　)。

A. 2 岁以上健康人群　　　B. 6 岁以上健康人群

C. 14 岁以上健康人群　　　D. 18 岁以上健康人群

E. 所有人群

3. 按照中国居民平衡膳食宝塔的要求,每天鱼、禽、肉等动物性食物的摄入量应为(　　)。

A. 25 ~ 30 克　　　　　　B. 40 ~ 75 克

C. 75 ~ 120 克   D. 120 ~ 200 克

E. 250 ~ 400 克

环节四:课程小结

希波拉底曾说过:"医学的目的就是用恰当的膳食和卫生确保人类的健康。"营养与食品卫生学是一门注重理论和实践相结合的应用型学科。营养与食品卫生在增进我国人民体质、预防疾病、提高健康水平等方面起着重要作用。这节课正是理论联系实际的具体体现,结合我国膳食结构出现的问题,依据《中国居民膳食指南》(2016),贯彻合理营养、均衡膳食的原则,通过辩证的哲学思维,结合传统医学优秀的理论,以引导居民形成科学的膳食习惯,推进健康饮食文化建设为载体,通过理论联系实际的具体操作,引导学生学习营养与食品卫生学这门课程,并在专业授课的过程中逐步树立学生的社会价值观和责任感。

以人民健康为中心的疾病防治

营养与营养相关疾病　营养与肥胖

任课教师　张晓峰

第一部分　教学简况

教学目标

1. 知识目标:了解肥胖的定义、分类、流行特点和危险因素,熟悉肥胖的产生机理和影响因素,掌握肥胖的营养防治原则和饮食调控措施。

2. 能力目标:帮助学生掌握营养相关疾病的基本理论和基本知识,了解我国防控营养相关疾病的政策方针,培养学生的科学思维方法和疾病预防的基本技能,为今后独立工作奠定坚实的基础。

3. 价值观和社会责任感目标:通过授课内容,引导学生树立"人民至上""一切为了人民"的核心价值观,深刻理解从事疾病预防控制工作的社会责任感。

教学重点

1. 掌握肥胖的定义、分类、诊断方法。

2. 熟悉肥胖对健康的影响,培养学生建立正确健康观。

3. 掌握营养与肥胖的关系,巩固前期知识,引导学生重视健康的生活方式。

4. 掌握肥胖的营养防治原则,树立"以人民为中心"的发展思想,树立"大卫生、大健康"理念,坚持预防为主、防治结合的原则。

教学难点

1. 肥胖的诊断方法。

2. 营养与肥胖的关系。

3. 肥胖的营养防治措施。

教学方法

案例导入,问题式学习(problem-based learning,PBL),互动式教学,理论联系实际。以多媒体手段为主,实时插入短视频,结合当前研究热点以案例导入课程并提出问题,引导学生思考并分组展示对问题的理解;教师归纳知识要点并引入思政内容,结合生活实际激发学生的学习兴趣和积极性,以学生为主体进行讨论,培养学生的自主学习能力。

第二部分　教学过程设计

环节一:案例导入课程内容

营养与食品卫生学是一门主要研究饮食与机体相互作用及其对健康的影响、作用机制以及据此提出预防疾病、保护和促进健康的措施、政策和法规等的学科。这门课程具有相当程度的社会实践性和应用性,要求培养出的学生应具有良好的职业道德,能系统掌握医学基础知识、临床技能和营养及食品卫生知识,并从事于营养食品卫生监督、检测、生产管理等相关专业工作。营养失衡与一系列营养相关疾病的发生密切相关,合理营养是维护机体免疫防御功能的重要基础,有助于抵抗病原体感染、加快疾病的康复。2020年,在感染新型冠状病毒肺炎的患者中,我们发现:重症病人主要集中于有基础疾病或有营养问题者,而改善和强化营养也是重要的治疗内容,营养与疾病防治具有相当重要的关系。

人民健康是民族昌盛和国家富强的重要标志。随着社会经济的发展,物质供应极大丰富,人们工作与学习压力的增加,生活方式和膳食结构也有了较大的改变,肥胖及其相关慢性病的发病率逐渐增加,这些营养相关疾病已经成为威胁人类健康的重要公共卫生问题。党的十八大以来,我国卫生健康事业取得新的显著成绩,医疗卫生服务水平大幅提高,居民主要健康指标总体优于中高收入国家平均水平。随着工业化和城镇化的加速、人口老龄化及生态环境、生活行为方式变化,慢性非传染性疾病已成为我国居民的主要死亡原因和疾病负担,成为制约健康预期寿命提高的重要因素。党的十九大做出了实施健康中国战略的重大决策部署,充分体现了维护人民健康的坚定决心。为积极应对当前突出的健康问题,必须关口前移,采取有效干预措施,努力使人民群众不生病、少生病,提高生活质量,延长健康寿命。这是以较低成本取得较高健康绩效的有效策略,是解决当前健康问题的现实途径,是落实健康中国战略的重要举措。

教师播放《健康中国行动(2019—2030年)》视频,之后通过PPT给出我国人群超重肥胖率和其他主要慢病的发展变化图,展示当前我国肥胖等慢性非传染性疾病的流行现状和社会经济负担占比,使学生充分理解党和国家对人民健康的重视及本节内容的重要性,将课程导入本章第一节"营养与肥胖"。

环节二:提出问题

1. 什么是标准(理想)体重?
2. 体重超过标准体重就是肥胖吗?
3. 肥胖是什么原因造成的?
4. 肥胖可对人体健康造成哪些危害?
5. 营养与肥胖的关系。
6. 应该如何进行肥胖的营养防治?

环节三:讲授内容与思考

一、概述

(一)肥胖的定义

肥胖(obesity)是一种由多因素引起的慢性代谢性疾病,是指体内脂肪堆积过多和(或)分布异常并达到危害健康程度的状态。

需要特别指出的是,虽然肥胖表现为体重超过标准体重,但超重并不一定都是肥胖。机体肌肉组织和骨骼如果特别发达,重量增加也可使体重超过标准体重(如举重运动员等)。

(二)肥胖的分类

1. 遗传性肥胖:主要指遗传物质发生改变而导致的肥胖。
2. 继发性肥胖:主要指内分泌紊乱或障碍而导致的肥胖。
3. 单纯性肥胖:是一种多基因和环境因素相互作用导致的复杂性疾病,常表现为家族聚集性。

(三)肥胖的诊断方法

针对肥胖的定义,目前已建立了许多诊断或判定肥胖的标准和方法,常用的方法分为三大类:人体测量法、物理测量法和化学测量法。其中人体测量法(anthropometry)应用最多,包括身高、体重、腰围、臀围和皮褶厚度等参数的测量。其中身高标准体重法和体质指数(BMI)法最常用,腰围与臀围之比常用于判断中心性肥胖。

(四)肥胖的发生机制及影响因素

肥胖发生的根本原因:机体的能量摄入大于能量消耗,从而导致多余的能量以脂肪形式贮存。

1.肥胖发生的内因:肥胖发生的内因主要是指肥胖发生的遗传生物学基础。遗传因素表现在两个方面,其一是遗传因素起决定性作用,从而导致一种罕见的畸形肥胖;其二是遗传物质与环境因素相互作用而导致肥胖。

2.肥胖发生的外因:主要是指影响肥胖发生的因素。社会因素、饮食因素和行为心理因素均可参与肥胖的发生发展。

(五)肥胖对健康的影响

1.肥胖对儿童健康的危害:肥胖症对儿童的身心健康有许多不良的影响。①对心血管系统的影响,肥胖可导致儿童血脂紊乱、血压升高。②对呼吸系统的影响,肥胖症能降低肺功能,导致混合型肺功能障碍。③对内分泌系统与免疫系统的影响,可能导致性早熟、免疫功能下降等。④对体力智力、生长发育的影响。

2.肥胖对成年人健康的危害:肥胖可引起脂类及糖代谢紊乱,可促进氧化应激、导致低度慢性炎症反应的发生,是心血管疾病、呼吸系统疾病、肿瘤等多种慢性病的独立危险因素。

通过前面内容的介绍,请大家思考一下:

营养不良指的就是营养缺乏吗?

国民审美转向"以瘦为美"的经济、社会因素。

什么是真正的健康?

何为"健康中国"?

根据党的十八届五中全会战略部署,为推进健康中国建设,提高人民健康水平,中共中央、国务院于 2016 年 10 月 25 日印发了《"健康中国 2030"规划纲要》。党和国家历来高度重视人民健康。新中国成立以来特别是改革开放以来,我国健康领域改革发展取得显著成就,城乡环境面貌明显改善,全民健身运动蓬勃发展,医疗卫生服务体系日益健全,人民健康水平和身体素质持续提高。2015 年我国人均预期寿命已达到 76.34 岁,婴儿死亡率、5岁以下儿童死亡率、孕产妇死亡率分别下降到 8.1‰、10.7‰和 0.201‰,总体上优于中高收入国家平均水平,为全面建成小康社会奠定了重要基础。同时,工业化、城镇化、人口老龄化、疾病谱变化、生态环境及生活方式变化等,也给维护和促进健康带来一系列新的挑战。因此,有必要提高全民健康素养,建立健全健康促进与教育体系,引导预防医学专业的同学提高健康教育服务能力,在生活中积极普及正确的健康科学知识。

二、营养与肥胖的关系

1.生命早期营养对成年后肥胖发生的影响:生命早期机体对外界各种刺激非常敏感,并且会产生记忆(又称代谢程序化),对成年后的肥胖及相关慢性病的发生、发展有重要影响。

2. 膳食能量过剩对肥胖的影响。

3. 营养素对肥胖的影响。

结合本课程第一、二章的内容,探讨宏量营养素、维生素和矿物质、膳食纤维等营养素与肥胖的关系。

三、食物与肥胖的关系

结合本课程第三章的内容,探讨全谷物、薯类、蔬菜和水果、畜肉、大豆及其制品、含糖饮料等各类食物与肥胖的关系。

结合本课程第四、五、六章的内容,重点讨论膳食结构不合理对肥胖发生的影响。

四、肥胖的营养防治

预防肥胖的首要措施是在公众中宣传肥胖对人类健康的危害,教育、指导居民合理平衡膳食的可操作方法,改掉不良饮食习惯、生活习惯,多参加户外活动和体育锻炼。肥胖治疗原则是达到能量平衡、促进脂肪分解,其方法主要包括控制总能量摄入和加强体育锻炼。

(一)控制总能量的摄入

1. 成人:一般6个月内体重降低5%～15%;重度肥胖者可减重20%。对于极度肥胖者,可短时间给予极低能量饮食,但须密切监测。

2. 儿童:年龄很小或轻中度肥胖儿童,可不按照严格的膳食调整方案治疗,并不要求绝对限制能量摄入。对于中重度肥胖儿童,对其摄食量应适当限制,能量控制一定要循序渐进。

(二)调整膳食模式和营养素的摄入

1. 调整宏量营养素的构成比和来源:①蛋白质,建议多摄入优质蛋白,含嘌呤高的动物内脏应加以限制。②脂肪,可选用含 MUFA(单不饱和脂肪酸)或 PUFA(多不饱和脂肪酸)丰富的油脂和食物,少食富含 SFA(动力的性饱和脂肪酸)的动物油脂和食物。③碳水化合物,应选择谷薯类食物,多选择全谷物和杂粮,减少精加工谷物,严格限制糖、巧克力、含糖饮料及零食。

2. 保证维生素和矿物质的供应,增加膳食纤维的摄入,每天 25～30 克为宜,高膳食纤维食物包括粗粮、蔬菜、水果等。

3. 补充某些植物化学物,如异黄酮、皂苷等。

4. 三餐合理分配及烹调:以少食多餐为好,三餐的食物能量分配为早餐27%、午餐49%、晚餐24%。将动物性蛋白和脂肪含量多的食物尽量安排在早餐和午餐,晚餐以清淡为主,利于消化。烹调方法宜采用蒸、煮、烧、汆等,忌用油煎和炸的方法。

（三）增加体力活动

任何肥胖的膳食治疗方案都应配合运动，以期取得更好的减肥效果。增加体力活动包括减少久坐和增加运动量，建议每天进行 30~60 分钟中等强度的体力活动。

环节四：课堂讨论

在教师讲授完第七章第一节内容之后，学生们分小组讨论本章节需要掌握的概念和知识点，提出感兴趣的点或有疑问的地方。

这个过程相当于"头脑风暴"环节，充分激发学生们的学习热情、创新思维及思考能力。教师解答学习过程中碰到的疑难点，并围绕以下三个问题请同学们拓展思维、讨论增强对"人民至上"的核心价值观的认识和"以人民健康为中心"的公共卫生专业人员的社会责任感的理解。

1.根据本次课程内容以及营养相关疾病特点，讨论当前营养相关疾病预防控制中应关注的焦点问题。

2.以肥胖防治为例，思考如何将所学营养学理论知识和技能，应用到疾病预防控制的实际工作中。

3.结合我国经济社会发展现状和趋势，讨论我们党和国家坚持"一切为了人民"，以促进健康为中心的"大健康观""大卫生观"，全方位、全生命周期维护人民群众健康。

营养是人类维持生命、生长发育和健康的重要物质基础，国民营养事关国民素质提高和经济社会发展。要"以人民健康为中心"，以普及营养健康知识、优化营养健康服务、完善营养健康制度、建设营养健康环境、发展营养健康产业为重点，关注国民生命全周期、健康全过程的营养健康，将营养融入所有健康政策，提高国民营养健康水平。2017 年 7 月，国务院办公厅印发《国民营养计划（2017—2030 年）》（以下简称《计划》），从我国国情出发，立足我国人群营养健康现状和需求，明确了今后一段时期内国民营养工作的指导思想、基本原则、实施策略和重大行动。《计划》提出，到 2030 年营养法规标准体系更加健全，营养工作体系更加完善，在降低学生肥胖率、提高居民营养健康知识知晓率等具体指标方面，取得明显进步和改善。

为推进健康中国建设，提高人民健康水平，公共卫生与预防医学专业师生更应增强责任感、使命感，塑造自主自律的健康行为，引导形成科学的膳食习惯，推进健康饮食文化建设，全力推进健康中国建设，为实现中华民族伟大复兴和推动人类文明进步做出更大贡献。

环节五：课堂总结与展望

习近平总书记提出，"没有全民健康，就没有全面小康"。党和政府明确将"全民健康"作为"建设健康中国的根本目的"，强调"立足全人群和全生命周期两个着力点"，强化对生命不同阶段主要健康问题及主要影响因素的有效干预，惠及全人群、覆盖全生命周期，实现更高水平的全民健康。

通过分析肥胖与其他慢病的关系，拓展学生的思维，引出后续章节慢性病与营养的学习内容。通过对营养相关疾病的定义、分类、流行特点、影响因素以及营养防治措施的学习，同学们作为公共卫生与预防医学的专业人才，不仅需要深厚的理论知识和扎实的专业技能，而且需要服务人民、服务社会的无私奉献精神，真正成为提升国民营养素质、建设健康中国的重要力量。

做好民众食品安全的守护者

食源性疾病　食物中毒

任课教师　王　玲

第一部分　教学简况

教学目标

1.知识目标:掌握食源性疾病的定义、病因、流行特点;食物中毒的定义、分类、流行病学特点及防治措施;细菌性食物中毒的定义、分类、发病特点、流行病学特点、临床表现和防治原则。熟悉化学性食物中毒、有毒动植物食物中毒的病因、发生机制和防治措施。

2.能力目标:帮助学生掌握食物中毒的分类、病因、发病机制、临床表现和防治原则;提高学生用所学知识识别食物中毒发生的风险环节,能做到防患于未然;遇到突发的食物中毒公共卫生事件能够及时有序地进行排查、分析,解决生活中常见的食物中毒问题。

3.价值观和社会责任感目标:通过课程内容引导学生树立"食品安全重如山""敬佑生命"的价值观,加强从事食品安全工作的社会责任感。

教学重点

1.食源性疾病的定义、病因、流行病学特点及主要防控措施。

2.食物中毒的定义、分类、流行病学特点、主要临床表现、现场处理、流行病学调查及防治措施。

3.细菌性食物中毒的定义与分类、流行病学和临床表现特点、现场处理、流行病学调查和防治措施。

教学难点

1.细菌性食物中毒的病因与发病机制、诊断、流行病学调查及防治原则。

2.化学性食物中毒(亚硝酸盐、砷、有机磷中毒)的发病机制。

3.食物中毒调查处理。

教学方法

案例导入,问题引导,理论联系实际。以案例导入课程,教师讲授为主,提出问题讨论,理论联系实际并引入思政内容。

第二部分　教学过程设计

环节一:案例导入课程内容

党的十九大报告指出,"人民健康是民族昌盛和国家富强的重要标志"。这体现了我们党对人民健康重要价值和作用的认识达到新高度。实施健康中国战略,增进人民健康福祉,事关人的全面发展、社会全面进步,事关"两个一百年"奋斗目标的实现,必须从国家层面统筹谋划推进。全面贯彻落实十九大提出的"实施健康中国战略",要求坚持预防为主,预防控制重大疾病。加强健康促进工作,广泛开展"三减三健"行动,倡导健康文明生活方式,引导公民形成自主自律的健康行为。坚持因病施策,防治结合,有效防控重大疾病。加强老年人、妇幼、流动人口等重点人群健康服务。深入开展爱国卫生运动,推进健康城市、健康村镇建设,建设有利于健康的环境。发布《食品安全标准管理办法》,加强食源性疾病监测工作。

前面的课程我们已经介绍了食品污染及其预防和各类食品的卫生及其管理。尽管有现代化的食品加工、运输、贮藏方法,但是全球范围内食品安全问题仍然是严峻的公共卫生乃至公共安全问题,同时,随着病原体的变异、新的化学品的出现,"买全球、卖全球"的贸易全球化使得食品供应链分布区域广泛,食品安全问题不断面临着新的挑战。请大家通过回顾德国"毒黄瓜"事件,了解细菌性食物中毒的特点、传播途径、致病机理及其预防控制。

[**案例**]　2011 年 5 月中旬,德国出现罕见的肠出血性致病性大肠杆菌食物中毒,随后逐渐蔓延到欧洲其他国家。当时德国有约千人感染,14 人死亡,主要表现为溶血性尿毒综合征,此外包括瑞典、丹麦、英国和荷兰在内的多个国家均已报告感染病例,欧洲一时陷入恐慌。由于德国方面在从西班牙进口的黄瓜样本中检测到肠出血性致病性大肠杆菌,随即宣布西班牙进口的黄瓜为食物中毒源头,后扩展到番茄、莴苣和其他菜叶沙拉;导致与西班牙蔬菜有贸易往来国家纷纷下架其进口的蔬菜并取消订单,严重影响了西班牙的农业经济。后续深入调查发现食物中毒的源头为豆芽等芽苗菜,而非之前认定的黄瓜和番茄等。

这一食品安全事件充分显示了食品安全对人类健康的影响,以及对国民经济造成的损失。案例的引入提醒学生食源性疾病的防控非常重要,加深对公卫人社会责任感的认识。

以人民为中心是习近平新时代中国特色社会主义思想核心内涵的体现。我们将深入分析新时代我国社会主要矛盾在卫生领域的具体表现,精准对接人民群众健康服务需求,抓改革、谋发展、补短板,促进卫生事业更加均衡更加充分发展,为人民群众提供更优质的医疗和健康服务。

环节二:提出问题

1.案例中的食物中毒产生的原因是什么?

2.导致初期误判的原因是什么?

3.此类食物中毒应如何开展流行病学调查?

4.对于此类涉及跨国贸易的食物中毒我们该如何防控?

5.常见的致病性大肠杆菌食物中毒有哪些? 临床表现特点是什么?

环节三:讲授内容与思考

一、食源性疾病的概念

食源性疾病,顾名思义,这类疾病起源于食物,但食物并不一定是直接的致病原,而是疾病发生的载体,因此,我们将通过摄入食物进入人体的各种致病因子引起的、通常具有感染或中毒性质的一类疾病称为食源性疾病。世界卫生组织对食源性疾病的定义为"通过摄入食物进入人体的各种致病因子引起的、通常具有感染或中毒性质的一类疾病"。《中华人民共和国食品安全法》对食源性疾病的定义为"食品中致病因素进入人体引起的感染性、中毒性等疾病,包括食物中毒"。该类疾病包括三个基本要素:携带和传播病原物质的媒介——食物;食物中所含有的各种致病因子——导致人体患病;临床特征——急性、亚急性中毒或感染。

食物是人类赖以生存和繁衍的重要物质基础,提供能量、结构成分、重要的生理和代谢调节因子,但食物具有双重性,在其上述的正性作用的同时,不可忽略其另一面——致病性,如致敏原导致的食物过敏、过量摄入导致的肥胖等代谢相关疾病、本身含有的抗营养因子或有毒物质导致的健康危害,以及作为媒介导致的食源性疾病。食物中毒是发生率最高、最常见、影响面很大的食源性疾病。

二、食物中毒的概念、分类与特点

食物中毒指摄入含有生物性、化学性有毒有害物质的食品或把有毒有

害物质当作食品摄入后所出现的非传染性的感染或中毒性急性、亚急性疾病。其中,细菌性食物中毒最为高发,而化学性食物中毒预后更差。

食物中毒按发病原因可以分为细菌性食物中毒、真菌及其毒素食物中毒、有毒动物中毒、有毒植物中毒和化学性食物中毒。从上述定义可以看出,食物中毒的病因包括生物性和化学性两大类,其表现主要为非传染性感染或中毒的急性或亚急性疾病。细菌性食物中毒具有一定的流行病学特点。

1. 发病率及病死率:细菌性食物中毒在国内外都是最常见的食物中毒,发病率高,但病死率则因致病菌的不同而有较大的差异。常见的细菌性食物中毒,如沙门氏菌、葡萄球菌、变形杆菌等食物中毒,病程短、恢复快、预后好、病死率低。但李斯特氏菌、小肠结肠炎耶尔森菌、肉毒梭菌、椰毒假单胞菌食物中毒的病死率较高,且病程长,病情重,恢复慢。

2. 季节性:细菌性食物中毒全年皆可发生,但在夏秋季高发,5～10月较多。这与夏季气温高,细菌易于大量繁殖和产生毒素密切相关,也与机体的防御功能降低,易感性增高有关。

3. 地区性:肉毒梭菌食物中毒在新疆地区、副溶血性霍乱在沿海地区相对高发,与当地人群的饮食习惯、环境条件等有关,这些信息可作为食物中毒流行病学调查时判断病源的重要参考依据。

4. 中毒食品种类:动物性食品是引起细菌性食物中毒的主要食品,其中畜肉类及其制品居首位,其次为禽肉、鱼、乳、蛋类。植物性食物,如吃剩的米饭、米糕、米粉则易引起金黄色葡萄球菌、蜡样芽孢杆菌食物中毒。

上述特点为细菌性食物中毒的流行病学调查分析提供了重要的参考依据,有助于快速锁定可疑食物,避免中毒范围的进一步扩大。

三、产生细菌性食物中毒的主要原因

作为食源性疾病的一类,食物中毒也具备三要素:病源(致病因子)、媒介(食物)、临床表现。我们的思路可以从以下三个方面展开。

1. 食品的细菌污染:从养殖(种植)到餐桌的各个环节都可能发生食品安全问题,以动物性食物为例,动物的养殖环境(饲料、水、圈舍等)、动物体带菌情况、动物健康状况、屠宰环境(环境清洁度、温湿度、周边污染源、操作人员的健康及带菌情况)、储藏(温湿度、清洁度、容器等)、包装(包括包装材料的卫生状况)、运输(温湿度、车辆清洁度)、销售(环境卫生、温湿度、销售人员的健康状况)、烹饪(环境卫生条件、是否存在交叉污染、从业人员健康状况、食物加工制作设备卫生条件等)、供餐(温度、环境卫生、餐具卫生、供餐和就餐人员卫生状况等)等各个环节都可能出现食品的细菌性污染,分析细菌性食物中毒不可放过其中的任何环节。同时,这些环节也是预防细菌性食物中毒的重要点。

2.导致食物中毒的媒介与条件:细菌性食物中毒是污染了食物的细菌或其毒素导致的,那么预防食品污染就非常重要,生活中常见的细菌性食物中毒发生的环节在烹饪与供餐,前者主要由生熟交叉污染、从业人员带菌、食物没有彻底煮熟热透等导致,后者常由餐具不清洁、食物处于危险温度(4 ℃~55 ℃)过久、就餐人员卫生问题等导致。细菌在水分充足、营养素丰富的食物中,适宜的温、湿度条件下更加容易繁殖。所以,食物中毒的流行病学调查需要注意这些方面,同时,合理保存食物(包括干燥、盐腌、低温保存等)可以有效预防细菌性食物中毒。

3.食物中毒的临床表现与处理:胃肠道症状(恶心、呕吐、腹痛、腹泻等)是食物中毒常见的临床表现,结合不洁饮食史、群体发病、封存可疑食品后流行即终止有助于判断食物中毒,如果从封存的食物或病人的呕吐物、排泄物中检测到致病菌可帮助确诊。一些特殊类型的食物中毒,如肉毒梭菌食物中毒具有特有的对称性中枢神经受损的症状,结合病史有助于判断病因。对于变异的细菌或未曾报道的细菌性食物中毒,由于缺少参考依据,在病源的判断和分析中难度很大,需要在抽丝剥茧逐步排除已知病原菌的情况下,考虑新病原体致病的可能性。前述德国"毒黄瓜"事件就是一个很好的例子。

四、细菌性食物中毒的溯源与防治

通过前面内容的学习,我们可以总结一下,如何进行细菌性食物中毒的溯源与防治?

食物中毒是由"因"及"果"的事件,而溯源则为由"果"及"因"的推断过程,常常需要在得到事件报告后开始进行溯源调查分析,找出问题的产生原因与环节,才能有效控制事态的进一步发展和今后的预防。

1.溯源:根据获得的食物中毒报告信息,初步判断中毒的类型和可疑食物,及时开展现场流行病学调查,采集样本进一步分析确定病原体。

2.防治:任何类型的食物中毒调查均不可妨碍患者的救治,病人的治疗中,病原体未明确时首先对症治疗并维持生命体征稳定,如果能够判定为毒素型食物中毒且明确何种毒素,应及时给予相应的抗血清治疗(这点在神经毒素中毒抢救中尤为重要);如为明确的或高度怀疑的细菌导致,则及时给予相应的抗生素治疗。对于突发的食品安全公共卫生事件,积极治疗是必须的,但属于相对被动的举措,预防食物中毒的发生才是积极的手段。根据食物生产、加工、销售、消费各个环节可能出现的问题,严格按照食品安全管理规范进行操作和严格监管可以在很大程度上预防细菌性食物中毒的发生。

"人民对美好生活的向往,就是我们的奋斗目标"——这是习近平总书记在十八届中央政治局常委同中外记者见面时对全国人民的庄严承诺。中共十八大以来,我们党履行承诺,在全面建成小康社会的征程上为谋民生之利、解民生之忧做出很大努力。"民惟邦本,本固邦宁"。随着生活水平的提高,人们对健康的要求也越来越高。民生连着民心,人民的健康问题是习近平总书记一直关注的民生工作。

以习近平总书记为核心的党中央坚持以人民为中心的发展思想,从党和国家事业发展全局、实现中华民族伟大复兴中国梦的战略高度,把食品安全工作放在"五位一体"总体布局和"四个全面"战略布局中统筹谋划部署,在体制机制、法律法规、产业规划、监督管理等方面采取了一系列重大举措。各地区各部门认真贯彻党中央、国务院决策部署,食品产业快速发展,安全标准体系逐步健全,检验检测能力不断提高,全过程监管体系基本建立,重大食品安全风险得到控制,人民群众饮食安全得到保障,食品安全形势总体保持稳中向好。

但是,我国食品安全工作仍面临不少困难和挑战,人民日益增长的美好生活需要对加强食品安全工作提出了新的更高要求。推进国家治理体系和治理能力现代化,推动高质量发展,实施健康中国战略和乡村振兴战略,为解决食品安全问题提供了前所未有的历史机遇。必须深化改革创新,用最严谨的标准、最严格的监管、最严厉的处罚、最严肃的问责,进一步加强食品安全工作,确保人民群众"舌尖上的安全"。

国以民为本,民以食为天,食以安为先。食物中毒种类繁多,食品安全重于泰山。新中国成立以来,党和各级政府组织重视人民的健康、重视预防医学,在人民的生活环境极大地改善的同时,食品供应也丰富起来,近年来随着互联网的发展,食品网络经营也占据一定的市场份额,为食品安全的监管带来新的挑战。2009年《中华人民共和国食品安全法》开始实施,经过十多年来不断的修订与完善,对于食品安全的管理分工也越来越明确,由之前的食品药品监督管理局转为目前的市场监督管理局监管,合理配备相应的各级组织机构和人员,以保障民众"舌尖上的安全"。

但是,食品安全单靠监管是不够的,作为公共卫生专业人士,我们应本着对人民负责的态度,坚守预防为主、维护和提高人民健康水平的初心,向大众进行广泛的食品安全宣传教育,生产经营者应严格遵守食品安全相关法律,消费者要注意保护自己的合法权益,掌握食品安全知识,了解食物中毒的原因与预防措施。对于不符合食品从业人员条件者及时予以清除,对于违反食品安全法的人员绝不徇私情,要出"重拳"进行打击。同时要求广大临床医生及时报告食物中毒事件,不隐瞒、不漏报,并积极协助监管部门的调查取证。

细菌性食物中毒属于生物源性食物中毒的一种,还有多种化学性食物中毒的病况,包括食物掺伪、掺假、违规添加、化学污染等。尽管发生的例数不多,但预后差,死亡率相对高。我们需要加强食品安全法的贯彻落实,强化食品生产经营者的责任,普及法律知识,提高人们的认识,同时加强监管,才能有效预防各类食物中毒,保障人们的饮食安全与身心健康。

环节四:课堂讨论

在教师讲授完第十二章内容之后,让学生围绕以下三个问题展开讨论,检测学生对本次及以往知识点的掌握情况,以及对树立"预防为主"的价值观的认识和对作为"公卫人"的社会责任感的理解。

1.根据本次课程内容,讨论细菌性食物中毒的防治要点。

2.以德国"毒黄瓜"事件为例,思考如何进行细菌性食物中毒的溯源。

3.结合前期所学的食品污染的预防和各类食物的卫生内容,讨论如何预防食源性疾病,保护百姓"舌尖上的安全"。

环节五:课堂总结与展望

食品安全关系人民群众身体健康和生命安全,关系中华民族未来。党的十九大报告明确提出实施食品安全战略,让人民吃得放心。这是党中央着眼党和国家事业全局,对食品安全工作做出的重大部署,是决胜全面建成小康社会、全面建设社会主义现代化国家的重大任务。保障食品安全是建设健康中国、增进人民福祉的重要内容,是以人民为中心发展思想的具体体现。

通过学习食源性疾病的定义、分类,食物中毒的溯源与防治,我们应该明确食品安全的重要性,保护人民"舌尖上的安全"既需要我们具有食品安全专业的理论知识和扎实的专业技能,还需要拥有一颗"敬佑生命""预防为主"的初心,以及为公众健康和安全奉献的精神。只有"德才"兼备,我们才能成为一名合格的公共卫生"卫士",我们肩负着党和国家的期望、人民的重托,理应不辱使命,践行社会主义核心价值观,以坚定的信念、高度的责任心、精湛的业务技术,履行"公卫人"的职责,护佑公众健康。

从舌尖上的安全看以人民为中心的治国理政理念

合理营养与食品安全

任课教师　宋雅林

第一部分　教学简况

教学目标

1. 知识目标:全面掌握合理营养、食品安全的定义、特点、影响因素。营养不均衡不合理的相关疾病,典型食品中毒症状及抢救措施。食品安全事件的预防措施。

2. 能力目标:帮助学生掌握合理营养的基本原则,了解常见食物中毒的发生情形,掌握常见食物中毒的处理方法;提高学生通过运用合理营养原则改善个体或群体营养膳食的基本方法;提高学生运用知识预防食物中毒和紧急处理食物中毒事件的能力。

3. 价值观和社会责任感目标:通过课程内容引导学生树立"民以食为天""食以安为先""人民健康,营养先行"的价值观,深刻理解从事疾病预防控制工作的社会责任感。

教学重点

1. 营养膳食的定义、影响因素及主要措施。

2. 食物中毒的定义、常见类型及特点、主要临床表现及预防和抢救措施。

3. 绿色食品、有机食品等的定义。

教学方法

案例导入,问题引导,理论联系实际。以案例导入课程,教师讲授为主,提出问题讨论,理论联系实际并引入思政内容。

课前准备:学生自带各种类型的食品包装袋;课前询问家长购买肉类、鱼类及其他食品时是怎样挑选的。

教师:课前收集若干食品的包装袋和包装盒,以备学生需要;媒体报道中关于食品安全的信息;课前培训学生。

第二部分　教学过程设计

环节一:案例导入课程内容

从消化和吸收角度认识营养物质对于人体的重要性,引入本节课合理营养平衡膳食教学。

人类为了维持生命与健康,必须每天从食物中获取身体所必需的各种营养物质。以往许多人往往看重营养不良的危害,认为营养不足可致体弱多病,会影响人体健康;相反对营养过度及营养不平衡的危害却认识不足。如中国传统文化中人们往往认为肥胖是福相、富贵体型,是营养好的象征和健康的标志,而实际上肥胖是热量摄入超标导致的营养不平衡的结果。肥胖有许多危害,使活动能力减弱自不必说,还与高血压、高血脂、冠心病等心血管疾病及糖尿病的发生有密切关系。因此,讲究营养要讲合理营养,也就是每日由食物摄入的营养物质要适度,既不能缺乏,也不能过度。缺乏,则不能满足机体生理活动的需要,严重时可引起机体生理机能的改变和生化活动异常,甚至发生机体形态结构的异常,影响人体健康;过度,也会引起机体异常改变,或体内积聚过多,或干扰其他营养物质的利用,使代谢异常,有时甚至可产生中毒现象,而这对人体的危害也绝不能低估。被人们称为现代文明的疾病,其中许多疾病包括癌症在内,就同营养过剩或营养不平衡有关。老年时期这种营养过剩或营养不平衡对健康的危害就更大。这已引起越来越多人的重视。

环节二:提出问题

1.案例中的肥胖是什么原因造成的?
2.为什么现在肥胖现象越来越严重?
3.营养不平衡会造成哪些危害?
4.日常生活中你见过食物中毒现象吗?
5.我国有哪些加强食品安全的措施?

环节三:讲授内容与思考

一、合理营养

(一)什么是合理营养

合理营养是指全面而平衡的营养,"全面"是指摄取的营养素(六类营养物质和膳食纤维)种类要齐全;"平衡"是指摄取的各种营养素的量要合适(不少也不多,比例适当),与身体的需要保持平衡。

(二)良好的饮食习惯

一日三餐,按时进餐;不偏食不挑食;不暴饮暴食。

①食物多样,谷类为主;②多吃蔬菜水果和薯类;③每天吃奶类、豆类及其制品;④经常吃适量鱼禽蛋瘦肉,少吃肥肉和荤油;⑤食量与体力活动要平衡,保持适宜体重;⑥吃清淡少盐的膳食;⑦饮酒应适量;⑧吃清洁、卫生、不变质的食物。

合理营养的饮食日均衡地吃"平衡膳食宝塔"中的五类食物,每日的早、中、晚餐能量的比例合理,并按时进餐。

(三)运用知识指导生活,设计午餐食谱

营养配餐就是按人们身体的需要,根据食品中各种营养物质的含量,设计一周或一个月的食谱,使人体摄入的蛋白质、脂肪、碳水化合物、维生素和矿物质等几大营养素比例合理,达到均衡膳食。简单讲,就是要求膳食结构多种多样,谷、肉、果、菜无所不备。

(四)设计:为家长设计一份午餐食谱

目的与要求:为家长设计一份营养合理的午餐食谱,尝试运用有关合理营养的知识关心长辈的饮食。提示:设计的食谱只要求含有五类食物且比例合理,不要求计算能量。设计应考虑食物种类、营养成分、价格等。同学之间进行交流讨论,再进行修改完善。

二、食品安全

(一)怎样购买安全食品

包装食品的安全(应当关注食品包装上的哪些内容):关注食品包装上的生产日期、保质期、生产厂家、厂址、是否有添加剂和有关营养成分等内容。

非包装食品的安全(有一双火眼金睛):购买蔬菜、鱼、肉等非包装食品时,应当注意以下问题:①买蔬菜、水果则先看其颜色是否新鲜,再用手摸一摸是否硬挺,就知道它的新鲜程度了;②买肉时,先看是否盖有检疫部门的印章、瘦肉颜色是否鲜红,再用手捏一下肉,如果手湿了,说明猪肉可能被注了水,不能买;③买鱼要挑选游动灵活、鳞片完整并且没有污物附着的。

预防食物中毒:不能吃有毒的食品(如发芽的马铃薯、毒蘑菇等)。

防止食品污染:为了防止食品污染,人们还应该怎么做?(通过讨论,认同环境保护与食品安全的统一性)首先,搞好厨房卫生,保持餐具清洁,消灭蚊蝇、蟑螂。其次,妥善保管好食物,以免受潮、霉变。对已发霉的食物,坚决不食用,也不能用来饲喂家禽家畜。

另外,现在很多人把垃圾往河里扔,工厂也把污水直接往河里排放,鱼虾接触了这些有害的东西,同样会受到污染,然后又会把有毒的物质通过食物链传递给吃它的人。

（二）了解绿色食品

在我国,产自良好生态环境的,无污染、安全、优质的绿色食品的标志,由上方的太阳、下方的叶片和中心的蓓蕾组成,象征自然生态;颜色为绿色,象征生命、农业、环保;整个标志为正圆形,寓意保护。

绿色食品分为 A 级和 AA 级两类。A 级绿色食品在生产过程中允许限量使用限定的化学合成物质;AA 级绿色食品在生产过程中则不允许使用任何有害化学合成物质。

通过前面内容的介绍,我们知道了合理营养和预防食物中毒的重要性,其实这两个问题也是党中央十分关注的问题,从近些年来看,随着营养问题引发的疾病越来越常见,人们对营养均衡越来越重视;随着"三聚氰胺""苏丹红"等系列食品安全事件的出现,打赢食品安全保卫战成为党和国家十分关注的问题。并且随着经济社会的发展,人们对食品质量要求越来越高,绿色食品、有机食品成为新风尚,也成为国家践行生态文明思想的一个新的途径。

三、健康中国,营养先行——党和国家从人民健康角度重视全民营养

国民营养计划和健康中国合理膳食行动的实施,开创了国民营养健康的新局面。2017 年,国务院办公厅印发的《国民营养计划(2017—2030 年)》指出,营养是人类维持生命、生长发育和健康的重要物质基础,并以问题、目标、需求、创新为导向,部署了 7 项实施策略和 6 项重大行动,覆盖全人群、生命全周期的营养和健康。自此,全民健康有了营养计划。两年后发布的《国务院关于实施健康中国行动的意见》又提出了合理膳食行动,明确合理膳食是健康的基础,从政府、社会、家庭 3 个层面提出了相应要求,特别突出了个人对自己的合理膳食应当负责的理念,呼吁人人都要行动起来。如今,营养与健康的教育实践正在得到有效落地,既满足了人民群众日益增长的营养健康渴望,更顺应了全民共建共享大健康的时代需求。

保障食品安全是中国共产党以"人民为中心"思想的基本体现。

党的十八大以来,习近平总书记坚持以人民为中心的发展思想,与时俱进地提出了一系列关于食品安全工作的新思想新理念新论断,深刻揭示了

食品安全基本判断、基本职责、基本要求、基本方法和基本规律,成为习近平新时代中国特色社会主义思想的重要组成部分,是做好新时代食品安全工作的行动纲领。

必须牢牢把握食品安全形势依然严峻的基本判断。习近平总书记在2016年国务院食品安全委员会第三次全体会议上指示强调:"我国食品安全形势依然严峻,人民群众热切期盼吃得更放心、吃得更健康。"当"地沟油""毒奶粉"等食品安全问题引起百姓忧虑不安时,习近平总书记选择了人们日常吃的食品尝一尝、看一看、问一问。2013年12月,习近平总书记在庆丰包子铺亲自排队买包子吃,同时询问并叮嘱店长:"食品原料是从哪里进来的?安全有没有保障?""一定要把老百姓的食品安全放在第一位。""食品安全是最重要的,群众要吃得放心,这是我最关心的。"2014年1月,习近平总书记来到内蒙古伊利集团液态奶生产基地,叮嘱他们要高度重视食品安全问题。

正是由于习近平总书记始终把食品安全挂在心上,始终忧心食品安全,才做出了食品安全形势依然严峻的科学判断,指明了当前食品安全工作的主要矛盾,明确了新时代食品安全工作的重点任务。我国作为发展中国家,人口多、底子薄,食品安全问题产生的原因深刻而复杂,食品安全的治理任重而道远,必须认清食品安全的严峻形势,见机早、行动快,不放松、不懈怠,坚决打好这一场食品安全保卫战。

必须认真践行食品安全是守护公众健康的基本职责。人民对美好生活的向往最基本的一点就是食品安全。社会主要矛盾的转化,在食品领域有着充分体现,吃饱问题解决后,吃得安全、吃得健康已成为人们追求美好生活的基本需要。民生连着民心,人民的健康问题是习近平总书记一直关注的民生工作。"人民身体健康是全面建成小康社会的重要内涵。""没有全民健康,就没有全面小康。""加强食品安全监管,关系全国13亿多人'舌尖上的安全',关系广大人民群众身体健康和生命安全。"习近平总书记的重要指示,充分体现了以人民为中心的食品安全理念,明确了食品安全是守护公众健康的基本职责。十九大报告提出实施健康中国战略,人民健康是民族昌盛和国家富强的重要标志;实施食品安全战略,让人民吃得放心。顶层设计的治理思路,意味着食品安全已被提升到国家战略的高度。在新时代,只有源源不断地为人民群众提供安全放心的食品,只有坚守食品安全是守护公众健康这一基本职责,才能实现中华民族伟大复兴的中国梦。

必须充分运用食品安全"四个最严"的基本方法。习近平总书记在2013年12月中央农村工作会议上首次提出:"用最严谨的标准、最严格的监管、最严厉的处罚、最严肃的问责,确保广大人民群众'舌尖上的安全'。"在此后一系列重要讲话和批示中，习近平总书记又多次反复强调要求把"四个最严"落到实处。"四个最严"明确了食品安全工作的方法、原则，为我们做好食品安全工作提供了基本方法和手段。2015年通过的新修订的《中华人民共和国食品安全法》被称为"史上最严"的食品法典，充分体现了食品安全"四个最严"基本要求。新法用"四个最严"保障食品和食用农产品质量安全，加重了对食品违法犯罪行为的民事、行政、刑事法律责任，以重拳出击、重典治乱，更好地威慑、打击食品违法犯罪行为。

食品安全"四个最严"要求，有机结合、自成体系，集中反映了党和政府在整个食品生命周期安全监管上的一个综合责任体现，成为新时代食品安全战略思想的核心理念。

食品安全战略思想，秉持人民至上的坚定信念，体现了以人民为中心的情怀和担当，是做好新时代食品安全工作的思想灯塔和前进方向。我们必须坚持以习近平新时代中国特色社会主义思想为指引，发扬钉钉子精神，深入实施食品安全战略，捍卫舌尖上的安全，使人民获得感、幸福感、安全感更加充实、更有保障、更可持续。

儿童少年卫生学

政治格局变迁中的科学发展观

生长发育影响因素 社会决定因素

任课教师 辛永娟

第一部分 教学简况

教学目标

1.知识目标:初步掌握生长发育影响因素的多维性;掌握遗传决定生长发育的潜力,环境决定生长发育的速度及可能达到的程度。熟悉研究遗传对生长发育影响的主要方法;熟悉自然地理环境因素、环境污染、社会环境因素、行为生活方式因素对生长发育的影响。了解社会环境变化对儿童少年健康的影响。

2.能力目标:通过学习生长发育的影响因素,使学生掌握生长发育影响因素的多维性和复杂性;培养学生评价生长发育过程的全局观和动态观;培养学生进行科学研究的思维力和鉴别力;发展学生发现问题和解决问题的能力;培养学生科学的思维方式和严谨的求学态度。

3.价值观和社会责任感目标:通过课堂引入全国体质调研的启动和发展过程,使学生认识到新中国成立后,尤其是改革开放以来,在党的正确领导下,儿童少年的整体生长发育水平和速度都在显著提升,接近或者赶超世界发达国家水平。通过课程的学习,使学生充分理解"儿童少年生长发育是社会经济发展状况的一面镜子"。

4.思政元素:中国特色社会主义对促进儿童少年生长发育的决定作用。

教学重点

1.遗传因素对儿童少年生长发育的影响。

2.环境因素对儿童少年生长发育的影响。

3.社会因素对儿童少年生长发育的影响。

4.行为生活方式因素对儿童少年生长发育的影响。

教学难点

1.遗传因素、社会因素及环境因素在儿童少年生长发育中的作用。

2. 表观遗传对儿童少年生长发育的影响。

教学方法

案例导入,问题引导,理论联系实际。以案例导入课程,教师讲授为主,启发式教学:讲授法和提问法结合。提出问题讨论,理论联系实际并引入思政内容。

参考文献

[1]陶芳标.儿童少年卫生学[M].8 版.北京:人民卫生出版社,2017.

[2]季成叶.现代儿童少年卫生学[M].2 版.北京:人民卫生出版社,2010.

第二部分　教学过程设计

环节一:复习遗传因素和环境因素所学内容

上节课程我们学习了遗传因素和环境因素在儿童少年生长发育中的作用。我们对重点内容进行回顾。

一、遗传的家族种族影响需要掌握的关键名词

1. 遗传度:区分出遗传和环境因素各自对表型性状总变异相对作用的大小。遗传度越相近1,提示遗传的作用越大;反之,越接近0,则表明环境作用越大。

2. 家族聚集性:父母与子女身高的相关系数呈现随年龄上升的趋势,提示遗传因素在个体越接近成熟的阶段表现得越充分,此现象称为生长发育的"家族遗传性"。

3. 表观遗传学:遗传方式特点包括 DNA(脱氧核糖核酸)序列不变而表型改变,改变具有可遗传性和可逆性,不遵循孟德尔遗传定律。

4. 双生子研究:通过比较同卵双生子之间和异卵双生子之间在身体形态、心理发展特征上的相似程度,来了解遗传和环境因素对其生长发育的影响程度。

二、生长发育的物质环境因素

1. 地理气候因素:气候对生长发育的影响是长期作用的结果,国内外调查数据显示,北方地区男女青少年的身高、体重均值大于南方。

2. 季节因素:季节对生长发育有明显影响,春季身高增长最快,秋季体重增长比较明显。

3. 环境污染物因素:环境污染物种类繁多,包括化学性、物理性和生物

性环境污染物。其中化学性污染最常见,其危害最直接、最严重,而儿童青少年处于生长发育过程中,对环境污染物有高于成人的易感性。物理性环境污染是由于现代工业生产、通信信息生产与使用、现代生活等过程中由物理因素引起的环境污染,包括噪声污染、电磁辐射污染和放射性污染等。

环节二:提出问题

1. 学内容,谈谈除了遗传和环境因素之外,还有哪些因素可能影响儿童少年生长发育?
2. 社会变革对儿童生长发育的影响有哪些?
3. 母亲受教育程度对儿童生长发育的影响有哪些?

环节三:授课内容

一、社会经济状况

社会经济可完全独立于自然环境因素,对儿童少年生长发育产生直接影响。伴随一个国家或者地区社会经济状况的不断改善,儿童少年的生长发育水平会逐步提高;反之,则出现停滞或下降。儿童少年生长发育是社会经济发展状况的一面镜子,而从一个较长的历史时期来看,儿女的身高等明显高于父母,并且这种趋势长期存在,这种现象称为生长的长期趋势。在对某类人群的生长长期趋势进行分析时,不能满足于一些数字的简单罗列,如平均身高体重增长了多少等,而应对其各种影响因素深入剖析,从而真正发挥生长发育研究在促进一个国家/地区社会经济健康发展中的所起到的重要参考作用。

(一)我国与世界其他国家的比较

生长长期趋势可以是正向的,也可以是负向的,呈现明显的时代特征。如日本在对外侵略战争期间所出现的本国儿童生长的负向趋势是其最生动的表现。战争、经济萧条、饥荒等极端情况给人类生存、发展带来的不利影响是巨大的;生长发育中的儿童对这些因素极其敏感,因为它们破坏了儿童赖以生存的社会环境,毁灭了无数家庭,使儿童得不到最基本的物质营养,也因疾病而影响生长进程。人口占世界半数以上的南亚、非洲国家迄今未出现生长长期变化;非洲撒哈拉以南国家因艾滋病的侵害,导致儿童体格发育水平倒退,生长迟滞儿童大量增加,都反向证实了儿童生长发育与社会经济发展的密切关联。

(二)我国不同历史时期的比较

新中国成立初期,条件非常艰苦,所以当时的目标就是提高出生率,降低死亡率。

[案例1] 联合国儿童基金会1991年《世界儿童发展报告》指出,新中国成立初期我国5岁以下儿童死亡率为203‰,接近发展中国家220‰的水平,但是远远高于发达国家38‰的水平;到了1989年我国5岁以下儿童死亡率已降低为43‰,远远低于发展中国家114‰的水平,接近发达国家11‰的水平。自2000年以来,我国5岁以下儿童死亡率呈持续下降趋势,已经提前完成联合国千年发展目标。到2017年我国5岁以下儿童死亡率下降到9.3‰,而同年美国5岁以下儿童死亡率是6.6‰,英国5岁以下儿童死亡率是4.3‰,德国5岁以下儿童死亡率是3.7‰;法国5岁以下儿童死亡率是4.2‰;日本5岁以下儿童死亡率是2.6‰;从数据来看我国跟世界发达国家还存在一定差距,但是这个差距已经非常之小。

相关数据的演变进程是跟不同时期社会经济状况密切相关的。改革开放40多年来,中国经济取得了前所未有的增长。在从计划经济向市场经济转轨的过程中,中国实施了一系列以市场为导向的改革,包括农业方面的家庭联产承包责任制、创造有利环境以支持农村乡镇企业的兴起、国有工业部门的重组、对全球贸易和投资实行开放,这些改革措施推动了中国经济快速增长。经济水平快速增长促进了我国5岁以下儿童死亡率的大幅度降低,而我国可以快速超越其他发展中国家,追赶发达国家水平,更是中国特色社会主义制度优越性的体现。

更进一步来说,人民生活水平提升了,也对生活质量提出了更高的要求,其中最重要的一项就是对下一代成长质量的关心。结合当时的社会背景,为了让学校和家庭更好地了解学生的体质发展状况,由国家体委联合教育部和卫生部等多部门,从1979年开始,开展大规模中小学生普查,也就是现在每5年一次的全国学生体质与健康调研。在体质检测的数据中,身体形态的指标是所有指标中占比最大的,也是非常重要的。从监测数据来看,我国7~18岁儿童少年各年龄段的平均身高2015年显著高于2005年,也显著高于1985年。随着时间的进行,全国儿童青少年各个年龄段的身高都呈现普遍上升的趋势。这些都得益于营养状态的改善,最终得益于这个时期社会经济和医疗条件的发展。

(三)国内不同地区之间的比较

在经济快速发展、都市化进程迅猛的国家/地区,社会经济因素对儿童生长发育发挥直接的影响作用;该影响可完全独立于自然环境因素。胡佩瑾等对江西、上海学生体格发育水平进行比较。两地同处华东,地理、气候、气温日照、降水量等自然条件相似,但社会经济发展、生活水平有明显差异。上海中小学生的身高、体重、BMI(身体质量指数)等指标都显著高于江西;两地城、乡男生身高的最大差距分别达 7.6 厘米和 10.7 厘米,女生分别达 5.7 厘米和 8.0 厘米;BMI 也显示上海学生身体充实度更高。分析社会经济发展状况发现:上海是我国经济最发达的地区,人均 GDP 超过世界中等国家水平;江西则是传统农业大省,都市化水平仅 27.6%,城乡人均收入均不及上海的 1/2。上海学生的膳食摄入总热量比江西平均高 35%,优良蛋白质摄入量与总热量之比为 23.3%,而江西仅 16.7%。江西学生人均牛奶摄入量、肉禽蛋摄入量分别为 15.6 克/天和 117 克/天,而上海分别达 43 克/天和 145 克/天。此类现象在像我国这样正处于经济转型的发展中国家中是普遍存在的,提示在种族背景相同的人群中社会经济发展水平是影响生长发育最关键的因素。

（四）母亲的受教育程度

当社会经济发展到一定阶段时,一些直接与生活水平挂钩的指标(如热量、优良蛋白质摄入等)将逐步失去灵敏性;取而代之的是另一些与社会文化素质密切关联的指标,如父母职业、受教育程度和子女数量等。它们和上述反映生活水平的指标都属社会经济状况(socio economic status,SES)范畴,此 SES 已成为发达国家中使用最广泛的反映社会影响因素的指标,其中最重要的指标就是母亲的受教育程度。原因很简单,母亲作为儿童第一养育人,其受教育程度越高,越易获得科学知识和信息并贯彻于生活实践,对儿童生长发育的促进作用越大。

[案例2] 随着时代的变迁,中国女性的社会地位不断发生着变化。从昔日"大门不出、二门不迈"的居家"大婶",到竞技职场的"女汉子",这些称谓的巨变,也见证着女性社会角色的演变。女性尤其是农村女性受教育程度对儿童健康状况有显著正向影响。张科静(2016)等的研究数据显示,受教育程度为小学的女性,儿童健康状况为非常好的比例为 26.29%;受教育程度为高中以上的女性,儿童健康状况为非常好的比例可高达 55.81%。而农村女性受教育程度是小学的,儿童状况为一般的比例为 10.80%,大专及以上的女性的儿童状况为一般的比例的 2 倍多。此外农村女性受教育程度还对儿童的身高体重状况、开始上小学的年龄等有微弱正向影响,对出生时体重超出正常范围的比重有显著正向影响。

女性的受教育程度在家庭下一代的养育中如此重要,但是在中国古代漫长的教育史上,广大妇女长期被排斥在学校教育之外。鸦片战争之后,女学才开始兴起,但能够上学的也只是少数,绝大多数妇女只能通过家庭和社会接受封建的伦理道德教育,旧中国 90% 的妇女是文盲。新中国成立后,国家根除了在教育制度中歧视、限制妇女接受教育的不平等规定,从法律上赋予了女性接受学校教育的权利,使女性的文盲率从 1949 年的 90% 降到 1993

年的32%。到1998年,北京市女性接受高等教育的比例为19.4%,高出全国平均水平3.7倍,位居全国首位,女性文盲率为1.9%,位于全国最低水平;全国女性文盲率最高的地区是西藏,为70.4%,女性接受高等教育的比例为0.2%,也就是说每1万名妇女中仅有两名女大学生,居全国最低水平。之后女性接受高等教育的比例逐年上升,2000年北京普通高校中在校女大学生的比例已达到43.5%,2016年高等教育在校生中女研究生超过100万人,占全部研究生的比重首次超过一半,达到50.6%;普通本专科女生1416万人,占52.5%;成人本专科女生338万人,占57.8%。

随着女性受教育程度的提升,在家庭中的地位越来越重要,拥有更多自主选择的权利,更多人会倾向于生育更少的下一代,但会花费更多的精力去培养更高质量的下一代。这些数据的增长是中国共产党从提升全民素质的长远角度出发做出的重要战略决策,是以人为本的思想的具体体现。

环节四:思考题

1. 从生长长期变化探讨,如何应对人类将面临的公共卫生学挑战?
2. 论述女性受教育程度的提高对儿童少年成长的促进作用。

环节五:下一节课程提示

行为生活方式对儿童少年生长发育的影响:①饮食行为;②体育锻炼;③睡眠行为。

"保护孩子的明眸",习近平总书记的牵挂

儿童少年常见病 儿童少年视力不良与近视

任课教师 王 鲜

第一部分 教学简况

教学目标

1.知识目标:掌握儿童少年视力不良与近视的流行特征和趋势;熟悉导致儿童少年视力不良与近视的危险因素;掌握儿童少年视力不良与近视的防控措施。

2.能力目标:帮助学生掌握预防和控制视力不良与近视的方法。

3.价值观和社会责任感目标:通过课程内容引导学生认识到近视的防控需要全社会的共同努力,深刻理解预防医学专业预防为主、防治结合、联防联控、群防群控的专业特色和学科特点。

教学重点

1.视力不良的概念、判定、流行特点。

2.近视的分类、流行特点、预防控制。

教学难点

1.视力不良的原因。

2.近视的发生机制。

教学方法

案例导入,问题引导,理论联系实际。以案例导入课程,教师讲授为主,提出问题讨论,理论联系实际并引入思政内容。

参考文献

[1]陶芳标.儿童少年卫生学[M].8版.北京:人民卫生出版社,2017.

[2]董彦会,刘慧彬,王政和,等.2005—2014年中国7~18岁儿童青少年近视流行状况与变化趋势[J].中华预防医学杂志,2017,51(04):

285-289.

[3]教育部,国家卫生健康委员会,国家体育总局,等.教育部等八部门关于印发《综合防控儿童青少年近视实施方案》的通知[EB/OL].(2018-08-30)[2020-12-24].http://www.moe.gov.cn/srcsite/A17/moe_943/s3285/201808/t20180830_346672.html.

第二部分　教学过程设计

环节一:案例导入课程内容

前面的课程我们重点介绍了儿童少年的常见病——肥胖。今天我们介绍中国儿童少年患病率居高不下的常见病——视力不良,其中绝大多数是近视。近30年来,中国儿童少年视力不良的检出率逐年增长,且严重程度逐年加重,并呈现出低龄化的趋势,表现为城市高于农村,女童高于男童的特点。

据全国学生体质与健康调研资料,2005、2010、2014年中国7~18岁儿童青少年平均近视检出率不断上升,分别为47.4%、55.6%、57.2%,分别升高了8.0%和1.6%。中国儿童青少年的近视检出率不断增长,高流行区不断增多,整体处于高流行区,提示全国儿童青少年的近视现状不容乐观。2005—2010年近视增长较为迅速,全国绝大多数省份处于增长态势,但是,2010—2014年全国近视增长放缓,近50%的省份出现负增长,而且大多数增长省份为低增长区,提示近5年来我国近视防控的工作取得的成效显著。这可能与近年来国家对学生预防近视工作的重视和相关政策的实施有关。

环节二:提出问题

1.儿童青少年视力不良检出率不断增长的原因是什么?

2.对于视力不良或近视,如何进行防控?

3.近年来我们国家采取了哪些措施来应对儿童少年近视高发的这一现状?

通过本次课程的学习,我们回答上述问题。

环节三:讲授内容与思考

一、视力不良的概念及判定

视力不良(poor vision)又称视力低下(low vision),是各种原因导致的视力低于一定水平的总称,包括近视、远视和散光等屈光不正和弱视等其他眼病。

视力不良筛查采用标准对数视力表,凡站在5米远处左右眼之一视力小于5.0即可判定为视力不良。视力不良程度判定依据中国学生体质与健康调研相关标准,分为轻度、中度和重度。

二、视力不良的流行现状和趋势

现状:城市>农村,女生>男生,检出率和严重程度均在青春期表现得最为迅猛。

趋势:逐年增长,年龄提前。

三、近视的概念、诊断标准、分类

近视指眼睛辨认远方(5米以上)目标的视觉能力低于正常。此时,远处来的平行光线经过眼屈光系统,在视网膜前提前聚焦成像,故看不清该物体的形象。鉴于假性近视是由于睫状肌调节过度引起的,故更严格的近视定义是:在不使用调节功能状态下,远处来的平行光线在视网膜感光层前方聚焦。

诊断标准:近视(等效球镜度数≤-0.50D)、高度近视(等效球镜度数≤-6.0D)。

按近视的屈光度分类,可分为低度(-0.25D～-3.0D)、中度(-3.25D～-6.0D)、高度近视(-6.25D～-9.0D)。按有无调节因素参与分类,可分为假性、真性、半真性近视三类。若是假性近视,用睫状肌麻痹药前为近视,用药后近视消失,成为正视或远视;若是真性近视,用药后近视屈光度不变;若是半真性近视,用药后屈光度下降,但仍为近视。按屈光要素的改变分类,可分为轴性和屈光性近视两类。轴性近视是指晶状体屈折力正常,因眼球前后轴过长而使物体成像在视网膜前而导致的近视。屈光性近视表现为眼轴长度正常,但由于晶状体等屈光因素改变而导致的近视,一种原因是角膜或晶状体曲率半径缩短,致使晶状体屈折力过强,使物体成像在视网膜前;还有一种原因是房水、晶状体屈光指数的增高而导致的屈光力增加,形成近视。

四、近视的发生机制

眼轴长度、角膜屈光力、晶状体屈光力是三个重要的、决定是否近视及其严重程度的屈光参数。大部分儿童出生时远视,伴随身体的发育、眼轴的变长,晶状体、角膜弯曲度逐渐变平,使眼睛屈光能力变强,发展为正视,这一过程称之为正视化。正视化在多数人群中于6岁左右完成(东亚人群最为典型),少数人群正视化过程可延至青春期早期。正视化完成后,角膜曲率基本不再变化,但是眼轴长度却可以继续增长,构成了近视形成的生理基础。与此同时,晶状体调节能力的下降过程与近视发展密切相关。刚开始读写的儿童,由于晶状体调节能力很强,读书时眼睛与书的距离只有5~6厘米才能看清楚,此时儿童为使书上的字或图能被清晰辨识常不由自主把书放得很近。随着年龄增长,晶状体弹性逐渐减弱,调节能力逐步下降。若不及时纠正儿童近距离读写习惯,加之学习时间过长、光照条件不良等因素,可使眼睛经常处于高度调节紧张状态,即使在看远处时睫状肌仍然处于收缩状态,引起悬韧带放松、继而晶状体的屈光力过强,形成近视。这种因过度视近工作而形成的近视称为调节紧张性近视,属功能性改变,常称为假性近视;若立即采取积极的视力保护措施,纠正不良的用眼习惯,放松睫状肌,视力可恢复正常。如果依然不注意用眼卫生,可引起眼球充血、眼压增高,眼球壁的弹性下降,进而刺激眼轴伸长,形成轴性近视(属于器质性,不可逆变化),即真性近视。儿童少年由于视近工作时间过长,往往调节紧张性近视与轴性近视并存。

五、近视的影响因素

1. 遗传因素:双生子研究(遗传度达70%~80%);2013年GWAS(全基因组关联研究)发现24个位点,只能解释5%的变异;家族性高度近视多呈单基因遗传,学校中发展起来的中低度近视及高度近视以多基因遗传为主,且多个基因作用均较微弱。

2. 环境因素:用眼习惯、采光照明、教育程度、户外活动(重在户外而非活动)。

3. 体质健康因素:体质弱、早产儿、低出生体重、青春期发育、微量元素与维生素的摄入不足。

六、近视的流行特点

2010年全球约有19.5亿人患有近视,占世界总人口的28.3%,其中高度近视2.77亿人;2020年全球估计有26.2亿人患有近视,占世界总人口的

34.0%,其中高度近视约3.99亿人。东亚和东南亚地区是近视患病率最高的地区。

中国儿童少年近视患病率是世界上最高的国家之一,近视检出率随年龄、学龄而上升,学龄影响比年龄更大。近视程度在青春期(自小学高年级至高中)进展加速。近年来近视发生年龄有明显提前趋势;城市高于乡村,但乡村学生的近视率增长更快;女童高于男童,汉族高于少数民族。

通过前面内容的介绍,请我们大家思考一下,如何做好近视的预防工作?

近年来"小眼镜儿"越来越多,青少年视力健康一直牵动着习近平总书记的心。"近视"并不是"加一副眼镜"这样简单的小问题。习近平总书记做出重要指示,"我国学生近视呈现高发、低龄化趋势,严重影响孩子们的身心健康,这是一个关系国家和民族未来的大问题,必须高度重视,不能任其发展"。为贯彻落实习近平总书记关于学生近视问题的重要批示精神,切实加强新时代儿童青少年近视防控工作,教育部会同国家卫生健康委员会等八部门制定了《综合防控儿童青少年近视实施方案》。

方案提出:到2023年,力争实现全国儿童青少年总体近视率在2018年的基础上每年降低0.5个百分点以上,近视高发省份每年降低1个百分点以上。到2030年,实现全国儿童青少年新发近视率明显下降,儿童青少年视力健康整体水平显著提升,6岁儿童近视率控制在3%左右,小学生近视率下降到38%以下,初中生近视率下降到60%以下,高中阶段学生近视率下降到70%以下,国家学生体质健康标准达标优秀率达25%以上。

七、相关防控

防控儿童青少年近视需要各方面共同努力,需要全社会行动起来,共同呵护好孩子的眼睛。下面列出《综合防控儿童青少年近视实施方案》中提到的家庭、学校、医疗卫生机构、学生等相关方面的行动。

(一)家庭

家庭对孩子的成长至关重要。家长应当了解科学用眼护眼知识,以身作则,带动和帮助孩子养成良好用眼习惯,尽可能提供良好的居家视觉环境,并在以下几个方面加以注意。

1.增加户外活动和锻炼:要营造良好的家庭体育运动氛围,积极引导孩子进行户外活动或体育锻炼,使其在家时每天接触户外自然光的时间达60分钟以上。

2.控制电子产品使用:家长陪伴孩子时应尽量减少使用电子产品。

3.减轻课外学习负担:配合学校切实减轻孩子负担,不要盲目参加课外培训、跟风报班,应根据孩子兴趣爱好合理选择,避免学校减负、家庭增负。

4. 避免不良用眼行为:引导孩子不在走路时、吃饭时、卧床时、晃动的车厢内、光线暗弱或阳光直射等情况下看书或使用电子产品。监督并随时纠正孩子不良读写姿势,应保持"一尺、一拳、一寸",即"眼睛与书本距离应约为一尺、胸前与课桌距离应约为一拳、握笔的手指与笔尖距离应约为一寸",读写连续用眼时间不宜超过 40 分钟。

5. 保证睡眠和营养:保证孩子睡眠时间,确保小学生每天睡眠 10 个小时、初中生 9 个小时、高中生 8 个小时。让孩子多吃鱼类、水果、绿色蔬菜等有益于视力健康的营养膳食。

6. 做到早发现、早干预:改变"重治轻防"观念,经常关注家庭室内照明状况,注重培养孩子的良好用眼卫生习惯。

(二)学校

1. 减轻学生学业负担:严格依据国家课程方案和课程标准组织安排教学活动,严格按照"零起点"正常教学,注重提高课堂教学效益,不得随意增减课时、改变难度、调整进度。

2. 加强考试管理:严禁以任何形式、方式公布学生考试成绩和排名;严禁以各类竞赛获奖证书、学科竞赛成绩或考级证明等作为招生入学依据;严禁以各种名义组织考试选拔学生。

3. 改善视觉环境:改善教学设施和条件,鼓励采购符合标准的可调节课桌椅和坐姿矫正器,为学生提供符合用眼卫生要求的学习环境,严格按照普通中小学校、中等职业学校建设标准,落实教室、宿舍、图书馆(阅览室)等采光和照明要求。

4. 坚持眼保健操等护眼措施:中小学校要严格组织全体学生每天上、下午各做 1 次眼保健操。教师要教会学生正确掌握执笔姿势,督促学生读写时坐姿端正,监督并随时纠正学生不良读写姿势。

5. 强化户外体育锻炼:强化体育课和课外锻炼,确保中小学生在校时每天 1 小时以上体育活动时间。

6. 加强学校卫生与健康教育:依托健康教育相关课程,向学生讲授保护视力的意义和方法,提高其主动保护视力的意识和能力。

7. 科学合理使用电子产品:严禁学生将个人手机、平板电脑等电子产品带入课堂,带入学校的要进行统一保管。

8. 定期开展视力监测:小学要接收医疗卫生机构转来的儿童青少年视力健康电子档案,确保一人一档,并随学籍变化实时转移。在卫生健康部门指导下,严格落实学生健康体检制度和每学期 2 次视力监测制度。

9. 加强视力健康管理:建立校领导、班主任、校医(保健教师)、家长代表、学生视力保护委员和志愿者等学生代表为一体的视力健康管理队伍,明确和细化职责。

10.倡导科学保育保教:严格落实3~6岁儿童学习与发展指南,严禁"小学化"教学。要保证儿童每天2小时以上户外活动,寄宿制幼儿园不得少于3小时,其中体育活动时间不少于1小时。

（三）医疗卫生机构

1.建立视力档案:严格落实国家基本公共卫生服务中关于0~6岁儿童眼保健和视力检查工作要求,做到早监测、早发现、早预警、早干预。

2.规范诊断治疗:县级及以上综合医院普遍开展眼科医疗服务,认真落实诊疗规范,不断提高眼健康服务能力。

3.加强健康教育:儿童青少年近视是公共卫生问题,必须从健康教育入手,以公共卫生服务为抓手,发动儿童青少年和家长自主健康行动。

（四）学生

1.强化健康意识:每个学生都要强化"每个人是自身健康的第一责任人"意识,主动学习掌握科学用眼护眼等健康知识,并向家长宣传。

2.养成健康习惯:遵守近视防控的各项要求,认真规范做眼保健操,保持正确读写姿势,积极参加体育锻炼和户外活动,每周参加中等强度体育活动3次以上,养成良好生活方式,不熬夜、少吃糖、不挑食,自觉减少电子产品使用。

环节四:课堂讨论

在教师讲授完第九章第三节的内容之后,让学生围绕以下问题开展讨论:

1.针对儿童少年近视高发的现状,我家相继采取哪些举措遏制这一态势?

2.这些举措目前取得了哪些成效?

环节五:课堂总结与展望

通过对近视的定义、流行特点、影响因素以及防控措施的了解,我们可以看到防控儿童青少年近视需要全社会各方面的共同努力。作为预防医学专业的学生,希望同学们也行动起来,强化健康意识,同时积极向周围的人宣传用眼护眼等健康知识,提升公众健康素养。

众志成城,共同守护学校一片净土

学校突发公共卫生事件应急管理

任课教师　吴翠平

第一部分　教学简况

教学目标

1.知识目标:全面掌握学校突发公共卫生事件、学校传染病事件的定义;学校传染病事件的预防与应急管理;熟悉学校突发公共卫生事件的分级和应对措施以及学校传染病事件的类型和流行病学特征;了解学校突发公共卫生事件的类型和应对学校突发公共卫生事件的工作原则。

2.能力目标:帮助学生掌握学校突发公共卫生事件的预防措施和应急管理;提高学生通过运用儿童少年卫生学知识技能发现和解决学校突发公共卫生事件工作中的实际问题。

3.价值观和社会责任感目标:通过课程内容引导学生树立"人民至上""一切为了人民"的核心价值观,深刻理解从事疾病预防控制工作的社会责任。

教学重点

1.学校突发公共卫生事件、学校传染病事件的定义。

2.学校传染病事件的预防措施。

3.学校传染病控制的应急管理措施。

教学难点

1.学校突发公共卫生事件的理解和含义。

2.如何预防学校传染病事件;出现学校传染病事件时如何应急管理。

教学方法

案例导入,问题引导,理论联系实际。以案例导入课程,教师讲授为主,提出问题讨论,理论联系实际并引入思政内容。

第二部分　教学过程设计

环节一:案例导入课程内容

[**案例1　以时间为轴,配合相关图片和视频材料,展现"全民抗疫"**]

2019 年 12 月 8 日,武汉发现不明原因的病毒性肺炎。

2019 年 12 月 27 日,武汉开始上报反常病例。

2019 年 12 月 31 日,国家卫健委第一批专家组到武汉,当日通报 27 例"病毒性"肺炎。

2020 年 1 月 11 日,通报感染 41 例肺炎病人,出现首个死亡病例。

2020 年 1 月 20 日,钟南山院士在央视《焦点访谈》中首次确定病毒"人传人"。

2020 年 1 月 21 日,累计确诊 440 例,死亡 9 例。

2020 年 1 月 23 日,武汉封城。

2020 年 1 月 28 日,累计确诊 5974 例,死亡 132 例,超过非典。

2020 年 2 月 28 日,累计确诊 79 389 例,死亡 2838 例。

2020 年 3 月 28 日,累计确诊 82 360 例,死亡 3306 例。

2020 年 4 月 8 日,武汉解除离汉离鄂通道管控措施,标志着中国阶段性战胜了疫情。

2020 年 4 月 26 日,武汉在院新冠肺炎患者清零。

在这场同严重疫情的殊死较量中,中国人民和中华民族以敢于斗争、敢于胜利的大无畏气概,铸就了生命至上、举国同心、舍生忘死、尊重科学、命运与共的伟大抗疫精神。抗击新冠肺炎疫情斗争取得重大战略成果,充分展现了中国共产党领导和我国社会主义制度的显著优势,充分展现了中国人民和中华民族的伟大力量,充分展现了中华文明的深厚底蕴,充分展现了中国负责任大国的自觉担当,极大增强了全党全国各族人民的自信心和自豪感、凝聚力和向心力,必将激励我们在新时代新征程上披荆斩棘、奋勇前进。

[**案例2　某高中肺结核疫情**]　某高中首发患者因咳嗽、胸疼,于 1 月 1 日就诊于某综合医院,以胸腔积液待查收治入院,经胸腔穿刺抽液、抗结核、化痰、平喘及营养支持等对症治疗,一周后好转出院,出院诊断为结核性胸膜炎(未进行网络疫情报告)。该患者出院自带抗结核药品,继续服药治疗,并返回学校上课。1 月 31 日该患者因出院时带的药已用完,前往县疾控中心结核门诊申领抗结核药品,经胸部 X 射线检查、痰检,被诊断为肺结核,

疾控中心进行了网络疫情直报。县疾控中心介入对该校学生进行结核病调查。截至 3 月 21 日,共发现肺结核患者 12 例(其中 3 例查出有传染性),其中 10 例集中在一个班(有 2 例传染性患者在该班)。

该起疫情具有患病例数较多、疫情聚集、传染源明确的特征,属于聚集性结核病疫情。

环节二:提出问题

1. 案例 2 中的学校为什么会出现聚集型结核病疫情?
2. 对于这类疾病我们应该如何防控?

环节三:讲授内容与思考

一、学校突发公共卫生事件的定义、类型和分级

学校突发公共卫生事件:指在学校内突然发生,造成或可能造成师生员工健康严重损害的重大传染病疫情、群体性不明原因疾病、重大食物和职业中毒以及其他严重影响师生员工身心健康的公共卫生事件。

学校突发公共卫生事件的类型:主要有重大传染病疫情、预防接种和预防服药群体性不良反应、群体性不明原因的疾病、食物中毒、其他中毒、环境因素事件和意外辐射照射事件 7 种类型。

学校突发公共卫生事件的分级:按照严重程度由高到低分为特别重大(Ⅰ级)、重大(Ⅱ级)、较大(Ⅲ级)和一般(Ⅳ级)四级。在应急预警时分别用红色、橙色、黄色和蓝色来标识。

以案例 1 新冠肺炎疫情和案例 2 学校聚集性结核为例,向学生详细讲解学校突发公共卫生事件的概念、分类以及分级。

二、学校突发公共卫生事件应对的工作原则

学校突发公共卫生事件应急应对须遵循以下六大工作原则:①以人为本,减少危害;②居安思危,预防为主;③统一领导,分级负责;④依法规范,加强管理;⑤快速反应,协同应对;⑥依靠科技,提高素质。

以新冠肺炎疫情为例,国家和地方政府在应对过程中都严格遵照了上述工作原则。习近平总书记指出:"在保护人民生命安全面前,我们必须不惜一切代价,我们也能够做到不惜一切代价,因为中国共产党的根本宗旨是全心全意为人民服务,我们的国家是人民当家作主的社会主义国家。"习总书记在全国抗击新冠肺炎疫情表彰大会上的重要讲话引起热烈反响,时任北京协和医院党委书记张抒扬表示:"救死扶伤是医务人员的天职……我们

不放弃每一个生命、不辜负每一份期待,筑起护佑人民健康的钢铁长城。"在新冠肺炎疫情应对中每一个生命都得到全力护佑,人的生命、人的价值、人的尊严得到悉心呵护。这是中国共产党执政为民理念的最好诠释! 这些都充分体现了第一个原则:以人为本,减少危害。

三、学校突发公共卫生事件的应对措施

政府层面:建立应急组织和组织机构;建立专家咨询委员会;建立应急处理专业技术机构。

教育行政部门层面:建立组织机构;制定应急预案;应急反应;信息发布。

学校层面:加强领导,实行单位领导负责制;建立健全学校各项健康管理制度,加强学生健康管理;认真落实突发公共卫生事件报告管理制度,确保报告信息畅通;配合卫生部门采取有效措施,及时控制事件的发展蔓延;加强健康教育,提高学生应对能力。

四、学校传染病事件的定义、类型和流行病学特点

学校传染病事件的定义:指学校某种传染病在短时间内发生、波及范围广泛,出现大量的病人或死亡病例,其发病率远远超过常年的发病率水平的情况。

学校传染病事件包括以下疾病的疫情:①《中华人民共和国传染病防治法》规定的3类39种法定传染病;②国务院卫生行政部门根据需要决定并公布列入乙类、丙类传染病的其他传染病;③省、自治区、直辖市人民政府决定并公布的按照乙类、丙类传染病管理的其他传染病;④新传染病,即全球首次发现的传染病;⑤我国尚未发现传染病,如埃博拉、猴痘、黄热病、人变异性克-雅病等在其他国家或地区已经发现,而在我国尚未发现过的传染病;⑥我国已消除传染病:即天花、脊髓灰质炎等。

学校传染病事件的流行病学特点:①主要病种为呼吸道和消化道传染病;②有比较明显的地域差别,社会经济相对落后的西南省份多发,学校类型上,乡村中、小学和县城小学报告的传染病暴发事件最多;③发生时间呈现双峰,分别在每年的3~6月和10~12月。

五、学校传染病事件的预防与应急管理

(一)学校传染病事件的预防措施

主要包括:①改善学校卫生环境和教学卫生条件;②提供合乎卫生要求的生活条件;③开展健康教育;④贯彻落实学校各级各项卫生管理制度;

⑤加强预警预测。

（二）学校传染病控制的应急管理措施

1.疫情报告：中、小学应设立疫情报告人。学校老师发现学生有传染病早期症状疑似传染病病人以及因病缺勤等情况的时候，应及时报告给学校传染病疫情报告人。具体的疫情报告情况为：①在同一个宿舍或者同一个班级一天内有3例或者连续3天内有多个学生（5例以上）患病，并有相似症状（如发热、皮疹、腹泻、呕吐、黄疸等）或者有共同用餐，饮水史时；②个别学生出现不明原因的高热、呼吸急促或剧烈呕吐、腹泻等症状；③发生群体性不明原因疾病或其他突发公共卫生事件时。出现上述任何情况时，学校传染病疫情报告人应当在24小时内、以最方便的通信方式（电话、传真等）向属地疾病预防控制机构报告（农村学校向乡镇卫生院防保组报告）。同时，向属地教育行政部门报告。

2.疫情调查：学校全面配合卫生部门开展疫情分析、病例诊治，以及流行病学调查和疫情处理工作。

3.控制疫情：学校应在教育、卫生行政部门及疾病预防控制机构的监督和指导下做好各项疫情控制工作。

4.信息发布：教育部门和学校要按照有关规定，做好信息发布工作，信息发布要及时主动、实事求是、准确把握、注意技巧、正确引导舆论、维护社会稳定。

5.健康教育：学校应根据事件性质，有针对性地开展相关传染病预防知识教育活动，提高师生健康意识和自我保护能力，开展心理危机干预工作，消除学生心理障碍。

6.应急反应的终止：学校传染病事件应急反应终止的条件是末例传染病病例发生后经过最长潜伏期无新的病例出现。由卫生行政部门对学校传染病事件做出应急反应的终止决定后，学校方可解除有关的应急措施。

7.评估总结：学校在传染病事件得到控制后，对本事件进行评估总结，评估内容主要包括事件概况、现场调查处理概况、病人救治情况、所采取措施的效果评价、应急处理过程中存在的问题和取得的经验及改进建议。学校将评估报告上报教育行政部门。

结合学校的传染病防控和本次新冠肺炎疫情就上述应对措施进行详细阐述，让学生对应急处理措施有个更深入的理解。

环节四：课堂讨论

在教师讲授完第十八章第一节内容之后，让学生围绕以下三个问题展开讨论，检测学生对本次及以往知识点的掌握情况，以及对树立"人民至上、生命至上"的社会主义核心价值观的认识和对作为"公卫人"的社会责任感的理解。

1.根据本次课程内容以及学校突发公共卫生事件发生的规律和流行特点,讨论目前和今后学校传染病在疾病预防控制中应关注的焦点和注意问题。

2.根据案例2,思考如何将所学理论知识和技能应用到疾病预防控制的实际工作中。

3.结合前期新冠肺炎疫情对健康的影响,讨论我们党和国家在疫情控制中如何发挥制度优势以打赢疫情阻击战。

环节五:课堂总结与展望

通过对学校突发公共卫生事件的定义、学校传染病事件的流行特点及相关防控措施的了解,我们可以看到,对于学校突发公共卫生事件的防控,不仅需要深厚的理论知识和扎实的专业技能,还需要为人民、为社会无私奉献和全心服务的精神。中国的抗疫斗争,充分展现了中国精神、中国力量、中国担当。我们要在全社会大力弘扬伟大抗疫精神,使之转化为全面建设社会主义现代化国家、实现中华民族伟大复兴的强大力量,为决胜全面建成小康社会、夺取新时代中国特色社会主义伟大胜利而不懈奋斗!

作为新时代公共卫生人,希望同学们以健康中国的目标为己任,以"以人为本"为宗旨,以"学则恒心,医则仁心"为准则,把专业知识与社会责任相结合,成为有理想信念、有责任担当,有知识能力的新时代"公卫人"。

卫生毒理学基础

责任、使命与担当

毒理学基础　绪论

任课教师　张　巧

第一部分　教学简况

课程概况

1. 课程名称——毒理学基础,英文名称——toxicology foundation。

2. 课程简介:毒理学基础是预防医学的专业基础课,开设对象和时间为预防医学专业本科生第 8 学期和医学检验专业本科生第 6 学期。该课程开设在预防医学专业课授课之前的一个学期,为预防医学专业课的学习打好基础。

3. 教材与参考资料

(1)《毒理学基础》(人民卫生出版社,2017,孙志伟、刘起展主编)。

(2)《毒理学基础(案例版)》(科学出版社,2016 年,张爱华、蒋义国主编)。

(3)《"健康中国 2030"规划纲要》。

4. 对应章节:第一章绪论(现代毒理学概述,发展简史)

教学目标

掌握毒理学的基本概念,研究对象和内容。从毒理学发展史来体会毒理学以及公共卫生预防医学专业在人类文明发展过程中所承担的社会责任,巩固学生的专业思想,增强学生的社会责任感、使命感和专业自豪感。

1. 知识目标:现代毒理学基本概念、研究对象和内容,毒理学三大研究领域,毒理学的应用。毒理学发展简史,我国目前的毒理学问题,面临的机遇和挑战。毒理学的科学与艺术。

2. 能力目标:掌握基本概念。能够从具体的案例,如常见的公害事件和公共卫生事件,来分析社会发展过程中面临的问题并提出解决方案。

3. 思政目标:从欧美国家工农业高速发展时期的公害事件入手,了解在人类文明发展的过程中,会出现各种各样的毒理学问题,毒理学工作者的责任就是发现危害、评价危害,提出控制危害的解决方案,保护环境和促进公众的健康。结合我国改革开放以来经济高速发展过程中带来的公共卫生问题,使学生认识到中国面临的机会和挑战,认识到作为我国将来公共卫生事业的专业人才所负有的社会责任。习近平总书记一再强调"绿水青山就是金山银山"。保护我们的环境和促进公众的健康,需要责任心,需要知识和技能。面对新冠肺炎疫情,习近平总书记也不断要求把公共卫生作为国家战略,加强疾病控制工作,保证公众的健康。当前,我们国家正经历着从高速发展向高质量发展的转变阶段,迫切需要大量的高层次公共卫生人才来为社会的发展保驾护航。通过本次课的教学,巩固学生的专业思想,增强学生的社会责任感、使命感和专业自豪感。相信我们专业的学生将来会大有作为。

教学重点

1.毒理学基本概念,剂量的相关概念。

2.毒理学发展过程中的公共卫生事件,其如何推动毒理学科的发展。

3.各种法律法规产生的必要性和基础。

教学难点

1.欧美国家社会发展过程带给我们的启示。

2.我国目前发展阶段面临的公共卫生问题,我们解决这些问题的制度优势。

3.毒理学工作者面临的机遇与挑战。

教学方法

1.讲授法:通过理论课学习向学生传授毒理学基本理论和基础知识,让学生认识到毒理学基础这门课程的重要性,要求学生掌握扎实的基本功,为后续专业课学习打下基础,并引导学生认识和分析问题。

2.讨论法:通过引入案例,导入知识点和需要讨论的问题,通过课堂提问和讨论的形式,启发学生思考。课间和课后,可以在教师指导下,学生以小班或小组为单位,围绕案例进行讨论,各抒己见,通过讨论或辩论活动获得知识、巩固知识。

3.结合实践教学:聘请毒理学领域著名专家学者和实际工作者来和学生面对面交流。带领学生赴实习基地进行参观学习。

教学准备

教学准备是上课的基础和决定上课成败的关键,要认真细致地做好教学前的各项准备工作。本次课程准备主要包括:

1.认真理解教学大纲,明确教学任务,认真研读教材及参考资料。

2. 撰写教案和教学 PPT、案例视频;设计教学过程和思政映射点。

3. 做好引导学生参与课堂讨论、实践的预案。

4. 课前进行讨论、说课、试讲、准备示范等。

参考文献

[1]孙志伟.毒理学基础[M].7 版.北京:人民出版社,2017.

[2]张爱华,蒋义国.毒理学基础:案例版[M].2 版.北京:科学出版社,2016.

第二部分　教学过程设计

环节一:案例导入课程内容

现代毒理学在一系列事件的推动下得到了快速的发展。

20 世纪初现代毒理学开始发展,然而其快速发展是在"二战"时期,这一时期药品、农药、军需品、合成纤维以及工业化学物生产急剧增长。毒理学作为一门集成和应用科学,在广泛应用合成化学、现代医学、药理学、物理学、生物学和统计学等理论与技术的同时,也让几乎所有的基础科学来检验其假设,从而使它在科学史中出类拔萃。

"威利法案"的颁布:由于 19 世纪末期美国"专利"药品的使用非常流行并造成多起中毒事故的发生,在农业部负责人威利(Wiley,1844—1930)督促下,1906 年美国通过了第一个《纯食品与药品法》和《肉类检查法案》。

思政映射点

《纯食品与药品法》等相关的法案法规的颁布经历了曲折的过程。在资本主义发展的初期,为了保护经济的发展,政府和资本家为法案的颁布设置了许多障碍。我国目前正经历着经济从高速发展向高质量发展的转型时期,我们一方面要充分利用社会主义制度的优越性,坚持以人民为本的理念;另一方面要吸取发达国家发展初期的许多教训,少走弯路,高质量发展。

磺胺酏剂事件:20 世纪 30 年代,美、德制药工业致力于抗生素的大规模生产。1937 年引起急性肾衰竭和死亡的"磺胺事件",促使了 1938 年"Copeland"议案的通过,随后的第二个重要议案是成立 FDA(美国食品药品监督管理局)。磺胺事件作为"二战"期间的第一个重要事件,在毒理学发展中起了重要作用。

"二战"期间,有机磷农药、抗疟药和放射性核素的毒理学和药理学研究中,有机磷农药作为胆碱酯酶抑制剂的发现被认为是"二战"期间一个重要事件。"二战"后,西方国家工农业生产快速发展,出现了很多公害事件,造成了很严重的影响,对管理毒理学提出了要求。20世纪50年代,在美国著名管理毒理学家雷曼(Lehman,1900—1979)指导下,FDA对毒理学的管理职能开始加强。1955年,他和他的同事共同出版了《食品、药品和化妆品中化学物的安全性评价》,这是首次通过FDA为毒理学研究提供的指南。

20世纪60年代,震惊世界的"反应停事件"(1961)和卡森(Carson)的著作《寂静的春天》的出版(1962),极大地推动了毒理学科学的发展。其后,通过了许多新的法规,创办了许多新的杂志,成立了国际毒理学协会(1965),扩展了毒理学教育,吸纳了包括环境科学、水生生物学、鸟类生物学、细胞生物学、分子遗传学和分析化学等多个学科的知识。20世纪70年代至80年代,涉及毒理学的相关法规、杂志和新的协会呈指数扩展。

思政映射点

"反应停事件"中凯尔希(Kelsey)的作用,她科学严谨,认真做事,不畏压力,坚持原则,阻止"反应停"进入美国,使无数新生儿免于出生缺陷,为FDA(美国食品药品管理局)树立了威望。凯尔希是我们的榜样,教育学生将来秉承这种精神走向工作岗位。

环节二:提出问题

1. 现代毒理学的三大研究领域是什么,相互之间有何关联?

2. 毒理学和我们的生活有什么联系?

3. 毒理学的应用领域有哪些?

4. 毒理学科学在促进现代医学、药学等学科发展,推动社会文明进步中有何重要作用与战略地位?

5. 回顾与展望毒理学科学有何重要意义?

6. 怎样理解毒理学工作者所承担的社会责任?

通过本次课程的学习,我们回答上述问题。

环节三:讲授内容与思考

一、毒理学概述

环节设计:从"神农尝百草"引入课程内容

从"神农尝百草"引入毒物和毒理学的基本概念,并比较传统概念和现代毒理学概念的差别。现代毒理学以毒物为工具,在实验医学和治疗学的基础上,发展为研究化学、物理和生物因素对机体的损害作用、生物学机制(biologic mechanisms)、危险度评价(risk assessment)和危险度管理(risk management)的科学。毒理学主要分为三个研究领域,即描述毒理学(descriptive toxicology)、机制毒理学(mechanistic toxicology)和管理毒理学(regulatory toxi-cology)。虽然每个领域都有其明显的特征,但三者互为关联,对于危险度评价至关重要。

毒理学既是一门专业基础学科,也是一门应用学科。除了其本身在管理毒理学领域的具体应用外,还有很多实际领域,如环境毒理学、生态毒理学、食品毒理学、职业毒理学/工业毒理学、药物毒理学、临床毒理学、法医毒理学、军事毒理学等。从其研究领域可以看出毒理学与我们现实生活的密切关系,毒理学起着保护生态环境和人类健康的作用。

> **思政映射点**
>
> 结合我国经济从高速发展向高质量发展的转型、"十四五"规划纲要的制定、《"健康中国2030"规划纲要》,强调毒理学和预防医学的重要性和社会责任。
>
> 通过对本学科历史发展过程的审视,我们可以更深刻地了解现代毒理学的内涵和未来发展的趋势,以及毒理学工作者的社会角色、观点、活动、作用、社会贡献和使命。

二、毒理学简史

毒理学的历史可能与人类历史一样悠久,它最早起源于对毒物和中毒的研究。从《神农本草经》《黄帝内经》到宋朝的《洗冤录》、明朝的《本草纲目》,以及古印度、古埃及、古希腊、古罗马等有关文献中,都有关于有毒植物和矿物的描述,积累了关于有毒物质、中毒及解毒的知识。

思政映射点

我国古代深厚的历史文化背景,与现代毒理学之间的关系,潜移默化地培养学生的文化自信和民族文化自豪感。

中世纪后期科学和医学史上一位重要人物是文艺复兴人巴拉赛尔苏斯(Paracelsus,1493—1541),药物化学创始人和现代化学疗法的教父,毒理学的奠基人,提出剂量的概念。他认为,哲学、天文学、化学和美德应当成为医学的四个支柱。他的著名格言是:所有的物质都是毒物,不存在任何非毒物质,剂量决定了一种物质是毒物还是药物。巴拉赛尔苏斯(Paracelsus)为实验毒理学研究、毒理学中靶器官毒性以及剂量—反应关系等基本概念的确立做出了重大贡献。

思政映射点

强调剂量在毒理学概念里的重要性,类比中国传统儒家文化的"中庸""适度"的思想,启发学生辩证思维的能力:毒物和药物的关系,毒物和普通化学物的关系。

工业革命的快速发展导致许多职业病发病率的升高。卓越的意大利内科医生拉马齐尼(Ramazzini,1633—1714)首先描述了岩石工硅肺病(旧称矽肺病)、陶器工坐骨神经痛、镀金工眼炎和铅中毒,他是职业/工业医学的创始人。1775年英国著名职业医学/毒理学家和矫形外科医生波特(Pott,1714—1788)描述了烟囱清扫工接触煤烟与其患阴囊癌之间的因果关系,这是多环芳烃致癌作用的首例报道。意大利内科医生、生物学和博物学家方塔纳(Fontana,1720—1805)进一步发展了靶器官毒性概念,提出中毒症状是毒物作用于特殊器官的结果,被认为是第一位研究毒物的现代科学家。

19世纪掀起了工业和政治革命的浪潮,1800年出现了有机化学,1825年合成了光气和芥子气,后被用于第一次世界大战。到1880年,合成的有机化合物超过了10 000种。马让迪(Magendie,1783—1855)、奥尔菲拉(Orfila,1787—1853)和伯纳德(Bernard,1813—1878)等真正开始了实验毒理学的创新性研究工作,为药理学、实验治疗学和职业毒理学奠定了基础。后来又有许多人开始了毒作用机制的研究和靶器官毒性的研究。

> **思政映射点**
>
> 科学的发展是一把双刃剑，一方面带给人类物质文明，另一方面给人类带来了疾病和灾难。如何合理利用发展的成果，同时保护人类的健康，降低人类为此付出的代价，是我们预防医学的责任。

我国改革开放以来，经济发展迅速，同时也出现了很多问题。我国的毒理学工作者也面临着机遇和挑战，如何在保证经济发展的同时，保护生态环境和促进人民的健康，成为毒理学工作者的责任和使命。

全世界的政府和企业领导逐步认识到毒理学科学的重要性，从而使学术界、工业界和政界的科学家与管理学家进行有效的相互交流与协作，共同采取行动以保护公众的身心健康，维护生态平衡，促进经济发展，推动社会文明进步。在整个20世纪至今，特别是近40年来，以美国、欧洲、日本为代表的发达国家，先后制定并完善了多种法规条例以加强对有毒物质的管理。例如，美国1976年颁布的《有毒物质管理法》和1979年的《联邦食品、药品和化妆品法》，20世纪80年代前后出台的联邦杀虫剂、杀真菌剂和灭鼠剂法、资源保护与恢复法、综合环境治理、赔偿与责任法、饮水安全法和空气净化法等；1973年日本和1977年法国的《化学物质管理法》；1975年加拿大的《环境污染法》；1976年挪威的《产品管理法》等。20世纪80年代以来，我国政府陆续出台了多种法规条例、毒理学评价程序或试验方法。例如，1983年试行并于1994年批准的《食品安全性毒理学评价程序》，1987年颁布的《化妆品安全性评价程序和方法》，1991年颁布的《农药安全性毒理学评价程序》和1995年的《农药登记毒理学试验方法》，1993年颁布的《新药审批办法》和《新药（西药）毒理学研究指导原则》，以及1999年试行的《药品非临床研究质量管理规范》和2000年颁布的《化学品毒性鉴定管理规范》等。此外，全球已有70个国家（包括中国）成立了药物不良反应（ADR）监测中心。

毒理学既是一门科学，也是一门艺术。其科学性体现在观察和收集资料方面，而艺术性则体现在利用这些资料预测人群和动物种群的暴露结局方面。如何运用毒理学数据来形成一个国家的决策，进而保护环境、保护公众的健康，是毒理学一个重要的任务。

毒理学是集成的、多元的、创新的和服务性的科学，很少有学科能像毒理学一样既是基础科学又能直接应用。毒理学已历经漫漫长路，如今正伴随现代科学技术的发展而加速前进——毒理学时代已经到来。

思政映射点

从毒理学发展史上经典的公共卫生案例入手,在学习过程中融入社会责任、担当意识等要素,体会我国应对公共卫生事件的体制优越性,激发学生的学习热情、社会责任和家国情怀。在教学过程中努力实现知识传授与价值引领相统一、教书与育人相统一,帮助学生巩固专业思想,树立崇高的公共卫生职业理想,培养学生家国情怀以及医者仁心的人文精神。希望同学们以健康中国目标为己任,以"以人民为本"为宗旨,把专业知识与社会责任相结合,成为有理想信念、有责任担当、有家国情怀、有知识能力的新时代"公卫人"。

环节四:作业安排

通过课堂和课后讨论,学生写课后体会:从毒理学的发展史,思考毒理学工作者的社会责任和使命。

环节五:教学反思和总结

一、教学设计前的反思

授课前结合以往的教学实践经历,认真反思本次课程是否有更好的方法与途径。在汲取以往经验教训的基础上,不断优化导学方案,最大限度地提高教学预设的质量。本次课程将选用近年来新的案例,特别是新冠肺炎疫情带来的思考,避免了简单照搬任课教师此前的方案进行重复性教学,也避免机械套用他人的教案。

二、教学过程中的反思

本次课内容涉及毒理学发展过程中面临的诸多问题。在教学过程中可以从案例入手,逐渐引入要重点说明的问题。思政教育在本章是一个重点内容,要学生认识社会发展过程中资本主义国家存在的问题,社会主义制度在处理公共卫生事件中的优越性,以及我国政府和领导人对公共卫生和疾病防控工作的态度和指引。

三、教学实践后的反思

教学结束后,结合课堂教学的实际情况和学生讨论结果等反馈情况,进行及时和冷静的反思。同时,把反思的重点放在"思"字上,透过教学现象和教学效果分析其背后的本质和原因。

1.反思教学中是否保持饱满的热情;教学中是否以学生为主体;教学设计是否合理;在案例讨论过程中,是否激发了学生的激情。

2.反思思政内容是否与传授知识有机融合,是否真正将思政教育融进课堂讲授,是否做到知识传授与价值引领相统一、教书与育人相统一。

制度优势下的绿色发展

发育毒性与致畸作用

任课教师 李春阳

第一部分 教学简况

教学目标

1.知识目标:全面掌握发育毒性和生殖毒性的概念。掌握化学毒物的生殖毒性及其评定,包括生殖毒性的定义和观察指标、化学物干扰生殖过程毒效应的环节;发育毒性的定义及与发育毒性有关的基本概念;化学毒物发育毒性的评价。熟悉致畸作用的毒理学特点。了解影响化学致畸性的因素、致畸作用的毒理学特点,以及传统常规致畸试验的方法和结果评价;了解生殖毒性的检测方案及评价。

2.能力目标:帮助学生掌握发育毒性的基本概念,致畸作用的毒理学特点和传统常规致畸试验的方法和评价;提高学生运用毒理学和流行病知识技能,发现和解决外源化合物对胚体和胎体发育的影响,更好地保护人类发育健康。

3.价值观和社会责任感目标:通过课程思政内容引导学生树立"一切为了人民"及"人民至上"的核心价值观,增强社会责任感,为将来从事疾病预防控制工作打下良好的基础。

教学重点

1.发育毒性和致畸性的基本概念。

2.各阶段发育毒性的特点,发育毒性的剂量—反应模式。

3.发育毒性作用机制。

教学难点

1.各阶段发育毒性的特点。

2.发育毒性的作用机制。

教学方法

通过案例导入问题,理论与实际相结合。在课程讲授过程中提出问题并引导学生展开讨论,理论联系实际并引入思政内容。

参考文献

[1]孙志伟.毒理学基础[M].7版.北京:人民卫生出版社,2017.
[2]张爱华.毒理学基础[M].2版.北京:科学出版社,2016.

第二部分　教学过程设计

环节一:案例导入课程内容

外源性化学物质或其他环境有害因素与机体接触后,可以对机体和生态系统产生影响,干扰机体发育的某一个或者多个环节,并造成损害作用。特别是精子与卵子结合至出生这段时间内,机体的发育速度及发育的待完善性导致损害作用通常较大,可引起众多发育异常。

[**案例**]　20世纪60年代至70年代,美国陷入越战的泥潭。越共游击队一方面利用茂密丛林开展游击战,让美军损失惨重;一方面利用长山地区密林的掩护,开辟了沟通南北的"胡志明小道",保证了物资运输的畅通。

美军为了改变被动局面,切断越共游击队的供给,决定首先设法清除视觉障碍——茂密的森林,使游击队暴露于美军的火力之下。为此,美国空军实施了一场"牧场行动计划"。从1961年到1971年,他们用飞机向越南丛林中喷洒了数百万加仑的落叶型除草剂,清除了遮天蔽日的树木,所喷洒的面积占越南南方总面积的10%,其中34%的地区不止一次被喷洒。因这些除草剂主要装在橘黄色容器里,所以后来被称为"橙剂"(Agent Orange)。

十年间,在"橙剂"战区活动的广大越南军民和美军士兵均长期暴露于高浓度"橙剂"之中,深受其害。在包括越南长山在内的广大地区,人们经常发现一些小头、肢体残缺等先天畸形或浑身溃烂的患者,还有很多智力低下儿童。根据官方数据统计,越战中曾在南方服役的军人,其孩子出生缺陷率高达30%,一项针对参与喷洒"橙剂"的美军飞行员的调查结果显示:与未接触"橙剂"的老兵相比,这些飞行员的精液质量较差,他们妻子的自发性流产率和新生儿缺陷率均较高。

环节二:案例分析讨论

"橙剂"主要成分为有机氯杀虫剂2,4,5-T和2,4-D,其中含有的杂质四氯二苯二噁英(tetrachlorodibenzo-p-dioxin,TCDD),是一种高残留、高生物浓缩和高生物毒性的物质。研究发现,在"橙剂"喷洒地区,越南当地居民的血液中 TCDD 的含量比未受污染地区高出 135 倍,个别地区甚至超出200 倍。

动物学实验和流行病学研究已经证实,TCDD 可导致胎体畸形、发育迟缓、死亡率增高、功能缺陷,并引起孕妇胎盘重量减轻。因此"橙剂"导致了越南人畸胎率、流产率等发育毒性表现增加。

环节三:教学内容及思考

一、发育毒性和致畸性的基本概念

(一)发育毒性的定义

发育毒性(developmental toxicity)指出生前后接触外源性有害因素引起的在子代性成熟之前出现的对发育有害的表现。能造成发育毒性的物质称为发育毒物(developmental toxicant)。发育毒性包括:

1.生长异常(abnormal growth):即胚胎与胎仔的发育过程在外来化合物影响下,较正常的发育过程有所改变,常见有生长迟缓(growth retardation),如低体重儿(low birth weight,LBW);有些表现为巨大儿(macrosomia)。

2.致畸作用(teratogenic effect):胎体出生时,某种器官表现形态结构异常。致畸作用所表现的形态结构异常,在出生后可立即被发现。

3.功能缺陷(function defect):即生化、生理、代谢、免疫、神经活动及行为的缺陷或异常。因为正常情况下,有些功能在出生后一定时间才发育完全,功能不全或异常往往在出生后才被发现。

4.致死作用(lethal effect):指受精卵未发育即死亡,或胚泡着床失败,或着床后生长发育到一定阶段死亡。具体表现为天然流产或死产、死胎率增加。

(二)胚体与胎体毒性

1.胚体毒性(embryotoxicity):指外源性理化因子对孕体着床前后直到器官形成期结束时的有害影响。

2.胎体毒性(fetotoxicity):器官形成期结束后接触外源化学物质引发的毒作用表现统称为胚胎毒性(embryo-fetal toxicity)。

(三)母体毒性与发育毒性

1.母体毒性作用(maternal toxicity):是指外来化合物在一定剂量下,对受孕母体产生的损害作用,具体表现包括体重减轻、出现某些临床症状直至死亡。母体毒性与发育毒性常同时出现,应特别注意两者的关系。

2. 母体毒性作用与致畸作用关系:外来化合物的母体毒性作用与致畸作用的关系有下列几种。

(1)具有致畸作用,但无母体毒性出现。表明此种受试物致畸作用往往较强,应特别注意。

(2)出现致畸作用的同时也表现母体毒性。此种受试物可能既对胚胎有特定的致畸机理,同时也对母体具有损害作用,但二者并无直接联系。

(3)仅具有母体毒性,但不具有致畸作用。

(4)在一定剂量下,既不呈现母体毒性,也未见致畸作用。

二、各阶段发育毒性的特点

(一)着床前期

外源性化学物质对胚体的发育毒性表现为胚胎致死作用,引起着床前丢失,对致畸作用不敏感。

(二)器官形成期

器官形成期的胚胎对致畸物最为敏感,一般称为危险期或关键期。在常用试验动物中,自受精日计算,大鼠器官发生期为9～17天,小鼠器官发生期为7.5～16天,家兔为11～20天。

同一剂量的一种致畸物在敏感期中与胚胎接触,可因胚胎所处发育阶段不同而出现不同的畸形。各种不同器官还各有特别敏感的时间,即"靶窗"(target window)。

(三)胎体期

器官形成期结束,胎体对致畸作用的易感性降低,但生殖器官、中枢神经系统分化发育仍在进行,最容易表现的发育毒性是生长迟缓和神经、内分泌以及免疫系统机能的改变。

(四)出生后的发育期

中枢神经系统、肝脏酶系统等功能进一步完善,新生儿和婴儿对外源性化学物较为敏感。

三、发育毒性的剂量—反应模式

1. 低剂量时,正常胎、生长迟缓和结构畸形同时存在,也可以出现胚胎死亡。当剂量增加时,毒性作用增强,但二者增强程度并不一定成比例,往往胚胎致死作用增强较致畸作用明显。

2. 远低于致死剂量下即出现致畸及生长迟缓,表示受试物有高度致畸作用。

3.低剂量出现生长迟缓、较大剂量出现死亡,无畸形出现,可被认为有胚胎毒性无致畸作用。

4.低剂量时可以引起一定的畸形,但在同一条件下,给予更高的剂量,并不出现同一类型畸形。可能由于较高剂量往往造成较为严重的畸形,较低剂量一般引起的轻度畸形,而严重畸形有时可将轻度畸形掩盖。例如一种致畸物在低剂量时,可以诱发多趾,中等剂量时则诱发四肢长骨缩短,高剂量时可造成缺肢或无肢。

四、发育毒性作用机制

(一)直接发育毒性

1.基因突变和染色体畸变:外源性化学物作用于胚胎后,可能引起基因突变和染色体畸变,造成胚胎发育受损,出现显性或隐性遗传性疾病,包括先天性畸形。在遗传性疾病频率与种类增多的同时,突变的基因以及染色体损伤,将使基因库的遗传负荷增加。

2.干扰细胞能量、物质代谢:破坏正常生理稳态,氧化应激、葡萄糖利用和转运的改变、蛋白合成障碍等均对胚胎具有非特异性的影响。体内的细胞与氧气结合产生生命需要的能量的同时也会产生自由基,自由基包括活性氧和其他带有未配对电子的分子,这使得它们不稳定,具有高度化学活性。自由基会破坏构成 DNA、蛋白质和脂质(脂肪)的分子,从而导致组织损伤。

3.基因表达改变:WNT7A 基因在苗勒管头向尾纵向发育中起重要作用,WNT7A 基因敲除的母鼠可出现各种苗勒管畸形如小子宫、苗勒管分化不全、子宫平滑肌排列紊乱、子宫肌壁薄、输卵管不全盘绕或缺如、阴道穹隆和单角子宫等。

4.正常细胞分化发育信号通路失常:通过研究甲基汞对雄性小鼠睾丸生殖细胞凋亡的影响,甲基汞使睾丸生殖细胞存活率降低,凋亡率增加。G2/M 期细胞百分数增加,有丝分裂延迟,提示线粒体凋亡途径可能是睾丸生殖细胞凋亡的重要途径之一。

5.干扰细胞-细胞交互作用:乙醇可以抑制 L1 细胞黏附分子的功能,L1 细胞黏附分子(L1CAM)是细胞黏附分子免疫球蛋白超家族中的一员,通常表达于正常的神经组织中,介导细胞间交互作用。

6.细胞异常死亡:细胞凋亡(apoptosis)指为维持内环境稳定,由基因控制的细胞自主的有序的死亡。过度的细胞死亡或凋亡,将改变组织结构形态的正常分化、发育。

外源化学物质可导致仔鼠海马细胞凋亡增多,新生大鼠发育迟缓,海马神经元数量稀少、结构排列紊乱。乙醇可对胎鼠神经干细胞凋亡产生影响，随着乙醇染毒浓度的升高，神经干细胞的早期凋亡细胞率呈上升趋势。

（二）间接发育毒性

化学毒物通过对妊娠母体产生有害效应，引起贫血、内分泌失调、酸碱平衡紊乱、电解质失衡、子宫血流改变、营养缺乏、器官功能改变、乳汁质量变差等，间接产生发育毒性。如乙醇损坏胎盘结构和功能，从而影响胚胎的正常发育，甚至引起畸形。

通过前面内容的学习，请大家思考一下，如何防止外源化合物产生损害作用？

以"预防为主"为宗旨，在综合分析毒理学试验、环境监测和人群流行病研究等多方面资料的基础上，对有害因素进行定量/定性评估，提出合适的有害因素风险管理。包括制定法律法规和条例，控制化合物使用和排放，风险监督等。

自新中国成立以来，我们党始终把人民的利益放在第一位。尤其是改革开放以来，本着"以人为本，人民至上"的理念，采取有效措施，扎实开展了大气、水、土壤污染防治战役，极大促进生态环境持续改善。

在工作中体现为：思想重视，组织健全，措施得力，全面覆盖。

1. 思想重视："坚持以人民为中心的发展思想，把增进民生福祉作为发展的根本目的。"这也是有害因素风险管理的指导思想，也正是有了一切为了人民的信念，我们才能够全身心投入到为人民的健康去解决一切困难的工作中。

2. 组织健全：牢牢把握用最严格的制度保护生态环境的严密法治观，构建产权清晰、多元参与、激励约束并重、系统完整的生态文明制度体系，建立生态文明法律体系，发挥制度和法治的引导、规制功能，规范各类开发、利用、保护活动，为生态文明建设提供体制机制保障。

3. 措施得力：通过强化环境影响评价、完善环保标准、严格监管执法，推动产业布局和生产方式的绿色化，推进生产方式绿色化。从源头上把牢产业的绿色空间和门槛。完善国家环保标准体系，引导企业加快技术创新和升级改造。完成制定、修订环境保护法、大气污染防治法、水污染防治法、环境影响评价法、核安全法、环境保护税法等法律。

加强生态保护不松懈，绿色发展空间得到拓展。推进实施生物多样性保护重大工程，一些重要生态系统得到休养生息，为中华民族永续发展留下了不可替代的自然生态资源和"绿色银行"。

4. 全面覆盖：加强生态环境保护宣传，开展中国生态文明奖等表彰与评选，加强群众建设生态文明的责任意识，保护环境、人人有责的观念逐步深入人心,全社会关心环境,参与环保、贡献环保的行动更加自觉。

环节四:课堂讨论

学生围绕以下几个方面展开讨论,检测学生对本次及以往知识点的掌握情况,以及对树立"人民至上"的核心价值观的认识和对作为"公卫人"的社会责任感的理解。

1. 根据本次课程内容,讨论目前和今后外源性化学物生产使用中应注意的问题。

2. 以发育毒理学为例,思考如何将所学理论知识和技能应用到疾病预防控制的实际工作中。

3. 结合前期所讲外源性化学物对人群健康的影响,讨论如何在以习近平总书记为核心的党中央领导下,全力打好污染防治攻坚战,以环境质量改善的实际成效增强人民群众的获得感和幸福感。

环节五:课堂总结与展望

2020 年 6 月 2 日习近平总书记在专家学者座谈会上的讲话中指出,要构建起强大的公共卫生体系,为维护人民健康提供有力保障。作为新时代的"公卫人",对于疾病的防控,不仅需要深厚的理论知识和扎实的专业技能,同时还需要为人民、为社会无私奉献和全新服务的精神。

让百姓在蓝天下畅快呼吸

毒理学基础　呼吸毒理学

任课教师　冯斐斐

第一部分　教学简况

教学目标

1.知识目标:掌握呼吸系统的结构与功能,毒物在呼吸道内的运行过程,外源性化学物对呼吸系统的毒作用,呼吸系统的损伤机制,呼吸毒理学的研究方法,以及外源性呼吸系统毒物的防控策略。

2.能力目标:帮助学生掌握呼吸系统损伤的成熟机制和呼吸毒理学的研究方法,能够应用在探索呼吸系统损伤新机制(例如新型冠状病毒引起的呼吸系统损伤的机制)和制定更有效的预防或阻止呼吸系统损伤的防控策略等实际问题。

3.价值观和社会责任感目标:通过课程学习树立"始终把人民群众的生命安全和身体健康放在第一位"的价值观,建立"从自身出发,保护大气环境"的社会责任感。

教学重点

1.外源性化学物对呼吸系统的毒作用。

2.呼吸毒理学的研究方法。

3.外源性呼吸系统毒物的防控策略。

教学难点

1.毒物在呼吸道内的过程。

2.呼吸系统损伤机制。

教学方法

以案例导入课程,教师讲授为主,提出问题讨论,理论联系实际并引入思政内容。

参考文献

[1]孙志伟.毒理学基础[M].7版.北京:人民出版社,2017.

[2]张爱华,蒋义国.毒理学基础:案例版[M].2版.北京:科学出版社,2016.

第二部分 教学过程设计

环节一:案例导入课程

同学们,从这一章开始我们将系统学习靶器官毒理学,着重介绍外源性化学物与机体交互作用导致组织器官损伤的基本原理、规律和评价方法。根据外源性化学物作用的靶器官不同,而有不同的命名。首先给大家讲解的是呼吸毒理学。在课程开始之前,先给大家介绍3个案例。

[**案例1 1952年伦敦烟雾事件**] 1952年12月,英国伦敦被大量工厂生产和居民燃煤取暖排出的废气笼罩,加上当时不良的气候条件,使得废气难以扩散,积聚在城市上空,烟雾笼罩,交通瘫痪,许多市民出现胸闷、窒息等不适感,发病率和死亡率急剧增加。据统计,当月因这场大烟雾而死的人多达4000人。此次事件成为20世纪十大环境公害事件之一。

[**案例2 1940—1960年洛杉矶光化学烟雾事件**] 20世纪40年代,美国洛杉矶就已拥有250万辆汽车,每天排出2000多吨汽车尾气,包括碳氢化合物($CxHy$或RC)、氮氧化物(NOx)、一氧化碳(CO),在阳光作用下,形成以臭氧为主的光化学烟雾。1955年,因呼吸系统衰竭死亡的65岁以上的老人达400多人。

[**案例3 我国雾霾污染**] 我国从2012年开始出现严重的雾霾污染,研究显示大气中PM 2.5浓度的上升与疾病的发病率、死亡率关系密切,尤其是呼吸系统疾病。国际癌症研究机构(IARC)2013年首次将大气污染物确认为人类致癌物。我国学者分析发现大气PM 2.5浓度每增加100 $\mu g/m^3$,总死亡率和呼吸系统疾病的死亡率分别增加4.08%和8.32%。

环节二:提出问题

1.案例中有哪些外源性呼吸系统毒物?其对呼吸系统产生哪些毒作用?

2.呼吸系统损伤机制是什么?

3.针对外源性呼吸系统毒物的防控策略是什么?

环节三：讲授内容与思考

一、呼吸系统的结构与功能及外源性化学物在呼吸系统内的过程

呼吸道是气体进入机体的门户，是体内首先接触大气毒物的器官。呼吸系统的结构按其功能不同分为鼻道、导气部和气体交换部。鼻道对流经的空气有温暖润湿作用，对吸入的颗粒物质有滤过作用。气管、支气管及细支气管是气流进入肺实质的通道，统称为导气部，其主要功能是把吸入的气体运输到肺部加热、湿润。肺实质是气体交换的主要区域，主要由呼吸性细支气管、肺泡管、肺泡囊和肺泡组成。

环境中的化学物常以气体、蒸汽和颗粒物等形式存在于大气中，并经呼吸道进入人体。经呼吸道吸收的化学物质对机体的毒性比经胃肠吸收的更为严重，因为经呼吸道吸收的化学物直接进入血流到达其特定靶器官发挥毒作用。2020年肆虐的新型冠状病毒就是主要存在于感染者打喷嚏、咳嗽和说话时产生的飞沫中，经呼吸道传播。如果能够阐明新型冠状病毒所致呼吸系统损伤，特别是呼吸衰竭的机制，并进行干预和阻断，将为新冠肺炎的治疗提供新的思路。由此可见呼吸毒理学的重要性。

二、外源性化学物对呼吸系统的毒作用

（一）急性毒作用

1. 呼吸道损伤：当吸入大量高浓度的刺激性气体，如氯气、氨气等时，引起的急性刺激和急性炎症，表现为支气管痉挛、呛咳、水肿和肺部炎症。

2. 肺水肿：当吸入呼吸系统毒物造成急性肺损伤后，液体从毛细血管渗透至肺间质或肺泡所造成的急性渗出，致使肺脏间质和实质过量水分储留。例如吸入臭氧、光气等。

3. 坏死：比较典型的3-甲基呋喃可在体内活化成为烷化剂，可与气管组织蛋白进行共价结合，导致气管组织的坏死。

（二）慢性损伤

1. 慢性炎症和肺纤维化：肺纤维化也是慢性炎症的一种，又称为胶原化，指细胞外结构蛋白的增加或异常部位如肺泡腔内胶原蛋白的出现，表现为肺的弹性降低，难以扩张。例如吸入石棉、煤尘等。

2. 肺气肿：吸入外源性毒物后导致末梢肺组织残气量增多，肺持久性扩张，肺泡间隔破坏，以致肺组织弹性减弱，容积增大。例如吸入氧化镉、砷等。

3. 变态反应:外源性毒物如臭氧、二氧化硫、粉尘等进入呼吸系统后与肺中的蛋白质结合形成抗原,激活多种免疫细胞,引起变态反应,如过敏性鼻炎和过敏性哮喘,出现反复发作的喘息、气促、胸闷或咳嗽等症状。

4. 肺肿瘤:肺作为呼吸性毒物进入机体的通道而直接暴露于致癌物或前致癌物中,经过长期暴露,导致肺部肿瘤发生。如吸入大气污染物(PM$_{2.5}$)、石棉和过氯乙烯等。

三、呼吸系统损伤机制

(一)呼吸道上皮细胞损伤机制

纤毛上皮细胞是气管支气管的主要细胞,主要是清除进入呼吸系统内的颗粒物质,当吸入毒物时,纤毛上皮细胞被破坏,导致其黏液-清除机制受到破坏,引起呼吸道的损伤。Clara 细胞是一类不带纤毛的上皮细胞,细胞内含大量细胞色素 P450 酶系,对外源性化学物具有很强的代谢活化能力,而且 Clara 细胞是某些终致癌物的靶细胞或某些前致癌物代谢活化为终致癌物的重要部位。还有Ⅰ型和Ⅱ型肺泡上皮细胞,极易受到肺毒物的伤害,导致肺水肿或肺气肿。

(二)巨噬细胞损伤

肺部巨噬细胞根据其位置不同可以分为肺泡巨噬细胞和肺间质巨噬细胞,具有强大的吞噬功能。当颗粒性物质吸入呼吸道后,被肺部巨噬细胞吞噬后可致细胞膜损伤,使其分泌的溶酶体酶进入肺泡而引起损害,导致肺泡炎、肺纤维化和肿瘤等。

(三)肺表面活性物质破坏

肺表面活性物质由不饱和脂肪酸、磷脂和脂蛋白组成。当肺脏毒物破坏肺泡表明活性物质,使肺泡内液体表面张力增加,肺泡壁的通透性增加,血液成分进入肺泡,引起肺水肿。

(四)氧化应激与抗氧化

吸入性外源化学物可诱导肺组织中内源性的活性氧(ROS)增加,同时启动肺部的抗氧化系统,包括酶性系统(如超氧化物歧化酶和过氧化氢酶等)和非酶性系统(如维生素 E 和维生素 C 等)来拮抗氧化应激损伤。但是当氧化应激与抗氧化的平衡被打破,氧化应激明显增多就会导致呼吸道组织损伤。

(五)炎症反应机制

呼吸性毒物诱导的氧化应激可以促使细胞因子、趋化因子大量产生和释放,例如新型冠状病毒造成肺部炎症和呼吸衰竭的机制之一就是细胞因子风暴;另外肺巨噬细胞除了有很强的吞噬作用,还有强大的分泌功能,能够合成和分泌 50 多种炎性产物,亦可介导外源性呼吸毒物造成的肺部炎症反应。

前面给大家介绍了外源性化学物对呼吸系统的毒作用和呼吸系统损伤机制,那么大家思考一下:针对外源性呼吸系统毒物,以雾霾为例,我们该如何防控?

一、个人防控

对于我们个人来说,在雾霾天气时,要尽量减少出门,出门戴口罩;如果必须出门,外出归来后要清洗面部及裸露的肌肤;由于长时间的关闭门窗,因此要重视居室卫生,并选择合适的开窗通风时段;此外要注意饮食,调节情绪,要多饮水,多补充富含维生素 C 等抗氧化食物;并且尽量少抽烟或不抽烟。

如果雾霾持续存在,即使做到个人防护,也存在健康隐患,所以要做到标本兼治,从根本上清除雾霾。但是雾霾成因复杂,涉及地域广泛,涉及领域较多,需要在政府带领下,全体人民总动员!

二、政府防控

(一)党中央高度重视

2012 年 11 月党的十八大就将"生态文明建设"列入中国特色社会主义事业总体布局。2013 年 11 月党的十八届三中全会提出要加快"生态文明建设"。党和国家领导人也非常重视,2014 年 2 月,习近平总书记在北京考察时指出,"要加大大气污染治理力度,应对雾霾污染、改善空气质量的首要任务是控制 PM 2.5"。2014 年 3 月,习近平总书记再次提出"空气质量直接关系到广大群众的幸福感"。同年 11 月,习近平总书记在亚太经济合作组织(Asia-Pacific Economic Cooperation, APEC)欢迎宴上讲话说:"我们正在全力进行污染治理,力度之大,前所未有,我希望北京乃至全中国都能够蓝天常在,青山常在,绿水常在,让孩子们都生活在良好的生态环境之中,这也是中国梦中很重要的内容。"2015 年 10 月,习近平总书记在党的十八届五中全会上指出,"人民群众对清新空气、干净饮水、安全食品、优美环境的要求越来越强烈"。可见习近平总书记始终把人民的意愿放在一切工作的首位。2018 年 5 月,习近平总书记在全国生态环境保护大会上讲话,再次强调要"强化联防联控,基本消除重污染天气,还老百姓蓝天白云、繁星闪烁","坚决打赢蓝天保卫战是重中之重",要绘制"青山美丽、蓝天幸福"的绿色中国梦。2017 年李克强总理亲自把"坚决打好蓝天保卫战"写进政府工作报告。由此可见党和国家领导人对治理雾霾的坚强决心。

（二）政府决策得力，全民坚持共治，共同打赢蓝天保卫战

政府根据我国雾霾形成的原因，例如烧煤、汽车尾气、建筑扬尘等，通过经济政策、行政手段和法律政策多管齐下，进行雾霾治理。2014年2月，习近平总书记在北京考察时指出，"应对雾霾污染、改善空气质量，要从压减燃煤、严格控车、调整产业、强化管理、联防联控、依法治理等方面采取重大举措，聚焦重点领域，严格指标考核，加强环境执法监管，认真进行责任追究"。根据习近平总书记指示精神，坚持新发展理念，坚持全民共治、源头防治、标本兼治，2018年7月3日，国务院公开发布《打赢蓝天保卫战三年行动计划》，从调整产业结构，推进绿色发展；调整能源结构，构建清洁低碳高效能源体系；调整运输结构，发展绿色交通体系；调整用地结构，推进面源污染治理；实施重大专项行动，大幅降低污染物排放；健全法律法规体系，完善环境经济政策；加强基础能力建设，严格环境执法监督；明确落实各方责任，动员全社会广泛参与等各方面进行治理。此外国家设立专项资金，不惜重金，组织最优秀的相关科学家，进行攻关，使雾霾治理更加有效。

特别在高雾霾污染期间，政府要求紧急关闭高污染的工厂，车辆根据车牌号码进行限行，高污染地区一些拆迁、烧烤和放烟花活动都将禁止。针对国家治理雾霾的各项指示，各部门积极响应，14亿人民全面参与、坚决执行，全国人民齐心协力治理雾霾。

俗话说："人心齐、泰山移。"经过这几年的努力，雾霾治理已见成效。以河南省为例：2019年10月至12月，河南省18个省辖市累计重污染天数为109天，成为2014年以来同期重污染天数最少的年份，较2018年减少75天；优良天数为960天，较2018年同期增加35天，人民群众蓝天幸福感明显增强，大家在朋友圈里晒蓝天的图片也越来越多了！

通过我国政府对雾霾的治理，我们不难发现，我们国家对影响人民生命和健康的雾霾污染，快速反应，积极应对。这是因为党和政府始终把人民群众的生命安全和身体健康放在第一位。全国人民积极响应党中央号召，全民参与，共治雾霾，在短时间内取得成效。这足以体现我国的"道路自信、制度自信、理论自信和文化自信"。2020年新型冠状病毒肺炎疫情的防控，再次显示"人民利益高于一切""人民至上"的宗旨，再次将我国的"四个自信"体现得淋漓尽致。

环节四：课堂讨论

在教师讲授完这章节内容之后，让学生展开讨论，检测学生对本章节知识点的掌握情况，并树立"人民利益高于一切"的价值观和"从自身出发，为防治雾霾贡献自己一分力量"的社会责任感。

1.结合本次课程的学习和新冠病毒肺炎的最新研究成果,讨论外源性呼吸系统毒物引起呼吸系统损伤的可能机制还有哪些。

2.讨论每一个人从自身出发该怎么做才能为治理雾霾贡献一分力量。

3.结合雾霾治理,讨论党和国家如何发挥制度优势来打赢"新冠肺炎防控"和"精准扶贫"攻坚战。

环节五:课堂总结与展望

通过对呼吸毒理学这章节中外源性化学物对呼吸系统的毒作用、呼吸系统损伤机制和防控策略的学习,我们了解了常见的呼吸系统毒物及其特点,以及如何针对其毒作用和机制进行防控。除了专业知识的学习,同学们还需要树立"人民利益高于一切"的价值观和"为人民服务"的社会责任感,以"健康中国 2030"和"构建强大公共卫生体系、维护人民群众健康"为目标,扎实学好专业知识和技能,为公共卫生事业贡献自己的力量。

和谐发展的理念在科学研究中的应用

动物实验的伦理要求

任课教师　樊剑鸣

第一部分　教学简况

教学目标

1. 了解实验动物的概念。

2. 掌握实验动物5项自由。

3. 尊重实验动物的生命,掌握并利用3R原则。

教学重点

"3R原则":在实验动物身上,人类很难同时兑现5项自由,损害它们的健康往往是研究的必经过程。在动物痛苦与科学欲求之间,目前广获认同的平衡点是拉塞尔(W. M. S. Russell)和伯奇(R. L. Burch)于1959年在《人道主义实验技术原理》中首次提出3R原则,即替代(replacement)、减少(reduction)、优化(refinement)。

教学难点

作为实验人员,我们应该铭记实验动物为生物医学事业和人类做出的伟大贡献,尊重实验动物的生命,利用3R原则中的替代、减少和优化等方法,保障实验动物拥有5项自由,严格按照法律条例进行实验动物管理和伦理审查,通过善待动物,尊重动物,才能得到更加有实际价值的实验结果。

教学方法

案例导入,问题引导,理论联系实际。以案例导入课程,教师讲授为主,提出问题讨论,理论联系实际并引入思政内容。

相关资料

[1]《你应该知道的动物试验史》,网址:http://www. lascn. net/Item/22736. aspx.

[2]中华人民共和国国家质量监督检验检疫总局、中国国家标准化管理委员会：《实验动物福利伦理审查指南》(GB/T 35892—2018).

[3]《动物实验的"3R 原则"》,网址：http://www. lascn. net/Item/23805. aspx.

[4]《3R 理论的应用和发展》,网址：http://www. lascn. net/Item/23823. aspx.

[5]《心理学史上被虐待的动物们》,网址：https://baijiahao. baidu. com/ s？id=1586492561356459041&wfr=spider&for=pc.

[6]《盘点全球最残忍动物实验：惨无人道不忍直视》,网址：http:// scitech. people. com. cn/n/2013/1008/c1007-23117535. html.

[7]《比虐待实验动物更残忍的是,等它们白白牺牲后再篡改实验数据》,网址：https://www. thepaper. cn/newsDetail_forward_5006440.

[8]《医学生虐待实验用狗仁心何在》,网址：https://zj. qq. com/a/ 20151208/050523. htm.

[9]《中国实验动物学科发展 40 年》,网址：https://news. bioon. com/ article/6716794. html.

第二部分 教学过程设计

环节一：案例导入课程内容

动物实验,又名动物试验或者动物研究,是指在科学研究中使用动物进行实验。虽然使用动物来研究人类成为流行是在 1859 年查尔斯·达尔文(Charles R. Darwin)提出进化论之后,但是文献记载早在公元前 4 世纪,希腊著名古典哲学家亚里士多德就已经开始使用活体动物做实验。

一、亚里士多德和埃拉西斯特拉图斯

亚里士多德(Aristotle)早在公元前 4 世纪就开展他的动物试验,他的研究成果被以《动物志》《动物之生殖》和《论动物部分》等著作记录下来,虽然并非所有,但是很大部分他的观察和理解都已被证明是正确的。公元前 3 世纪希腊解剖学家埃拉西斯特拉图斯(Erasistratus)则以动物实验为基础,证实动物的脾脏和胆汁对动物本身一无是处。

二、盖伦：活体解剖学之父

克劳迪亚斯·盖伦(Claudius Galenus)是古罗马时期著名的医学家、外

科医生和哲学家。盖伦主要用猪和灵长类动物做研究,由于动物解剖一定程度上类似于人体解剖,因此他的大部分研究发现都被证实是正确的。正是因他在活体动物上进行试验,使他被称为"活体解剖学之父"。

三、动物用于手术治疗试验

12 世纪,阿拉伯医生伊本·苏尔(Ibn Zuhr)领先一步,把即将用于人体的科研程序事先在动物身上进行测试,他也是在人体而不是动物身上进行解剖和尸检的第一人,并且在羊身上练习外科手术的治疗方法。最终,在研究领域用动物做实验越来越平常,并且在 18 世纪至 19 世纪达到顶峰。今天,仅仅是在美国,每年大约就有上亿只动物被用于实验。

四、药品用于动物实验

药品用于动物实验的历史可以追溯到 1933 年,当时一名女性在涂睫毛膏时不幸发生意外导致失明,这迫使联邦政府开始选择制定《美国联邦食品、药品和化妆品法案》。联邦政府于 1938 年通过该法案,强制规定公司必须在它们的药品上市使用前在动物身上进行实验。

在众多用于动物实验的方法中,最常用的两个是德勒兹实验和半数致死量实验。德勒兹实验指在实验中滴入一滴测试物到实验动物眼睛,然后观察记录结果。半数致死量实验是指向一组动物饲喂特定物质直到半数动物死亡。

五、其他领域的动物实验

尽管成本昂贵、耗时长,但随着时间的推移,动物实验还是从药物测试传播到其他领域。比如 19 世纪 90 年代,俄国生理学家巴普洛夫(Pavlov)在狗身上进行了"反应性条件反射实验";1996 年,多利羊成为第一个成功被克隆的哺乳动物。

动物实验发展到今天,已经成为生命科学研究中必须采用的研究手段,对于生物医学、生物技术的发展起着非常重要的作用。但随着社会的发展,实验动物的福利及动物实验的伦理问题越来越引起人们的关注。重视实验动物的福利伦理是社会文明的体现,也是对用于人类健康研究的实验动物生命的尊重。

环节二:讲授内容与思考

一、5 项自由

从人道关怀角度,实验动物为人类健康做出了巨大牺牲,理应享有应得的福利,受到善待;从学术研究角度,保证实验动物的福利,可以使实验结果更真实准确。故而为了提倡动物福利,保障动物处于舒适、健康、快乐等自然生活状态,国际目前公认理应保障实验动物的 5 项自由。即

1. 免于饥渴的自由——保障有新鲜的饮水和食物,以维持健康和活力。

2. 免于不适的自由——提供舒适的栖息环境。

3. 免于痛苦、伤害和疾病的自由——享有预防和快速的诊治。

4. 表达主要天性的自由——提供足够的空间、适当的设施和同类的社交伙伴。

5. 免于恐惧和焦虑的自由——保障良好的条件和处置,不造成动物的精神压抑和痛苦。

二、3R 原则

在实验动物身上,人类很难同时兑现 5 项自由,损害它们的健康往往是研究的必经过程。在动物痛苦与科学欲求之间,目前广获认同的平衡点是拉塞尔(W. M. S. Russell)和伯奇(R. L. Burch)于 1959 年在《人道主义实验技术原理》中首次提出 3R 原则,即替代(replacement)、减少(reduction)、优化(refinement)。

(一)替代

替代是指使用没有知觉的实验材料代替活体动物,或使用低等动物替代高等动物进行试验,并获得相同实验效果的科学方法。实验动物的替代物包括范围很广,所有能代替整体实验动物进行试验的化学物质、生物材料、动植物细胞、组织、器官,计算机模拟程序等都属于替代物,也包括低等动物植物(如细菌、蠕虫、昆虫等)。小动物替代大动物,如转基因小鼠替代猴,进行脊髓灰质炎减毒活疫苗的生物活性检测等,同时也包括方法和技术的替代,如用分子生物学方法代替动物实验来鉴定致癌物或遗传毒性的遗传毒理学体外实验方法等。

不过,"替代"不等于"取代",人体构造非常复杂,非动物模型只能部分反映疾病的特征,无法描述疾病如何作用于人体,如果没有实验动物,生物医学研究将难以为继。

(二)减少

减少是指在科学研究中,在动物实验时,使用较少量的动物获取同样多的试验数据或使用一定数量的动物能获得更多的试验数据的科学方法,减少的目的不是降低成本,而是在用最少的动物达到所需要的目的,同时也是对动物的一种保护。

目前,减少动物使用量常用的几种方法:①充分利用已有的数据,包括

以前已获得的实验结果及其他信息资源等;②实验方案的合理设计和实验数据的统计分析;③替代方法的使用;④动物的重复使用,这应根据实验要求和动物质量寿命来决定;⑤从遗传的角度考虑动物的选择,如在生物制品效力学毒性测定中,测定结果不仅受所使用实验小鼠微生物状态以及饲养条件等因素的影响,其反应性在很大程度上取决于基因型,因此使用国际标准小鼠既可以确保测定结果的敏感度和准确度,又可达到减少检验中使用动物数量的目的;⑥严格操作,提高试验的成功率;⑦使用高质量的实验动物。

（三）优化

优化是指在必须使用动物进行有关实验时,要尽量减少非人道程序对动物的影响范围和程度,可通过改进和完善实验程序,避免或减轻给动物造成的疼痛和不安,或为动物提供适宜的生活条件,以保证动物的健康和快乐,保证动物实验结果可靠性和提高实验动物福利的科学方法,其主要内容包括:①实验方案设计和实验指标选定的优化,如选用合适的实验动物种类及品系、年龄、性别、规格、质量标准,采用适当的分组方法,选择科学、可靠的检测技术指标等;②实验技术和实验条件的优化,如麻醉技术的采用,实验操作技术的掌握和熟练,实验环境的适宜等。

总之,替代、减少、优化是彼此独立而又相互联系,是使人们要更好地科学利用和合理保护动物的一种方法和学科。3R 原则的提出和应用,是在不影响实验要求和实验结果的基础上,如果违背了科学研究的目的,过分地强调 3R 原则,反对使用动物进行实验,3R 原则也就失去了它的价值和意义。

（四）3R 原则的应用和发展

1. 体外技术:体外方法包括对细胞器、细胞、组织和器官的研究。如今,现代组织培养技术能在体外进行器官重建。细胞培养还经常用于疫苗的生产。

2. 使用低等动物:在实验中有时使用低等的生命形式,如细菌、真菌、昆虫或软体动物,可以减少脊椎动物的使用量。这种实践的最好例子就是在检测化合物可能引起癌症的致突变性质时,采用细菌代替动物做的检查致癌物质的 Ames 试验。

3. 免疫学技术:免疫学技术形成了许多体外方法的基础,在诊断试验、疫苗质量控制和基础免疫学研究方面尤其有用。熟知的技术有酶联免疫吸附试验（ELISA）、血细胞凝集试验和放射免疫试验（RIA）。这些体外检测方法非常灵敏,但有些情况缺乏专一性,如在分辨有关的抗原和抗体时,因此,有时还避免不了进行动物实验。

4. 化学-物理方法:这些方法一般用来从一个复杂的多成分混合物中解

析它的组成。高效液相色谱(HPLC)就是这类技术中最典型的例子。

5. 数学和计算机模型:在有机体内发生的许多生理、生化、病理和毒理过程能建立数学模型。大多数情况下,这些模型是在计算机上建立和使用的,所以这些模型也被称为计算机模型。生理学基础的药物动力学(PBPK)模型能在有机体生理学参数、药物的物理化学特性、药物可能的代谢这些基础上预测药物在体内的吸收、分布、代谢和排泄。这一方法还可预测药物作用的体内组织及其可能的药效和毒性。

6. 人类模型:由于大多数有动物实验得到的结果推论到人身上之后存在各种各样的差别,越来越多的人类材料用于体外研究实验。例如器官型的皮肤模型由人类的皮肤组织建立并用于测试和基础研究。

7. 遥测技术:动物体内被装上可以发射电波的测量装置,通过无线接收装置收集数据,测定体温、血压、心率、心电图等。遥测技术在不干扰和不人为引起动物紧张的情况下对一只动物进行长时间连续的测定。此外,这项技术减少了动物的用量和痛苦,是一个很好的方法。

8. 分层分析:利用分层分析对一种化学物质进行皮肤腐蚀性评价。

9. 其他替代方法:在有些情况下,如教学演示,就可以用从屠宰场得来的器官代替实验动物。

10. 储存、交换和共享研究数据:在许多情况下,是否需要进行动物实验都是在以前动物实验结果的基础上决定的。这就意味着没必要重复以前做过而没有多少科学价值的研究。因此对于科学家和动物来说,保存相关的数据和容易共用是非常重要的。

11. 教学中的替代方法:教学中的动物实验都是重复以前做过的关于一些生物过程和性质的试验,因此一些特定的替代方法在教学中是行之有效的,如物理化学或三维模型、保留的样品、参与研究工作以及通过音像材料和计算机教学。

据统计,在世界范围内每年有5亿至10亿只脊椎动物被用于动物实验,在2016年美国农业部发布的一份报告中供实验用的动物有820 812只,其中有一些实验,由于设计不当,产生了无意义的结果,白白浪费了动物的生命。甚至还有一些实验,完全不尊重实验动物的生命,恶意虐待动物,让动物在身体上和心理上承受无法忍受的痛苦。

三、虐待动物实例

(一)哈洛的猴

1930年,心理学家哈洛(Harlow)进行了一项被很多人认为残忍的实验:他把一只刚出生的猴子与母亲分开,独立养育,并且用铁丝和绒布做了两个玩偶母亲。当小猴贴近铁丝猴,会被铁丝扎到,但可以喝到安装在上面的奶水;而贴近绒布猴则不会被扎,但喝不到奶水。结果,几天后,小猴子反而更加亲近绒布母猴,只有在进食时才会接触铁丝母猴。研究发现,对于生物来说,爱抚比食物更重要,而且还发现没有母亲的猴子在长大后无法融入猴群,并且无法繁殖后代。

(二)塞利格曼的狗

为了研究虐待行为和心理,美国的心理学家塞利格曼(Seligman)把狗关在笼子里,只要蜂音器一响,就给狗施加电击。狗会非常痛苦,却无法逃避,因为笼子关上了,所以只能在笼子里面无助地狂奔,惊恐地哀叫。在重复多次实验后,只要蜂音器一响,狗就趴在地上,无助地哀号和战抖。而后,实验者把笼门打开,同时打开蜂音器,但此时狗却忘记了逃跑,而是不等电击出现,就倒地呻吟和战抖。它已经忘记了逃跑,只会绝望地等待痛苦的来临。这就是习得性无助。当尝试无用后,动物就会放弃。

除此之外,还有很多残忍的动物实验,比如发现不用喂食只要摇铃铛就会分泌大量唾液的巴普洛夫的狗;没有饮食自由的桑代克(Thorndike)的猫;眼睑被缝合且头部装上声呐装置的加州大学河边市实验室的猴子;因为被认为猫脑与人类接近而被植入电极的猫;眼睛被剜掉用去做实验的猫;被铁锤敲打以用来观察由敲打所导致的其心理压迫情况的狗,并且在实验过程中和结束后,没有对这只狗进行任何麻醉和任何医疗;DNA被修改导致皮肤充满皱褶而被用来做反老化的化妆品实验的老鼠;为测试灼伤结果而被"活烤"的狗;等等。

不可否认的是,几乎所有的生命科学领域的科研、教学、生产、检定、安全评价和成果评定都离不开实验动物。近年来,各个国家对于实验动物的需求也是越来越强烈。动物实验本身无可非议,争议在于对待实验动物的方式上。

(三)相关法律条例

目前,世界上有100多个国家和地区相继出台了动物福利保护方面的法律法规。我国也早在1988年发布了《实验动物管理条例》,这标志着我国实验动物工作进入了法制化的科学管理体系;1997年和2001年又相继发布了《实验动物质量管理方法》和《实验动物许可证管理方法》;在2006年,我国科技部就发布了《关于善待实验动物的指导性意见》的通知,指出处死实验动物时须按照人道主义原则实施安死术;2011年,科技部又颁布《实验动物管理条例》,要求研究人员对实验动物必须爱护,不得戏弄或虐待;2018年《实验动物福利伦理审查指南》发布,进一步完善实验动物管理,以保证实验动物福利。

不仅如此,四川医学科学院曾在 2004 年为 200 只实验动物举办葬礼;2007 年复旦科创服务中心的同学们为实验中使用过的小白鼠举行了埋葬仪式,表达对"实验动物"的尊重和关爱;各高校为实验动物立碑刻文,纪念其做出的贡献。

作为实验人员,我们应该铭记实验动物为生物医学事业和人类做出的伟大贡献,尊重实验动物的生命,利用 3R 原则中的替代、减少和优化等方法,保障实验动物拥有 5 项自由,严格按照法律条例进行实验动物管理和伦理审查,善待动物,尊重动物,才能得到更加有实际价值的实验结果。

环节三:课堂讨论

1. 从事实验动物工作的人员应怎么对待实验动物?

2. 为了进一步保护实验动物,保障实验动物的福利伦理,必须成立动物伦理委员会并进行实验动物福利和动物伦理的审核,让使用动物实验的科学研究有组织和法规来约束。

环节四:课堂总结与展望

新冠肺炎疫情的肆虐,让我们重新思考:人与自然究竟是一种什么关系?

1. 应当从保护野生动物,保护实验动物,人与自然和谐发展的高度去深刻认识人与自然的关系。党的十八大以来,习近平总书记对生态文明建设高度重视,明确提出坚持人与自然和谐共生,并将其作为新时代坚持和发展中国特色社会主义的基本方略之一。

2. 人类对自然的任何伤害最终会伤及人类自身,这是不可抗拒的规律。人与自然和谐发展不仅要根植在意识中,更要落实到实践中,形成全社会的行为准则。只有做到知行合一,才能真正实现人与自然和谐发展。

卫生化学

科技发展助力疫情防控

紫外-可见分光光度法　基本原理

任课教师　田咏梅

第一部分　教学简况

教学目标

1. 知识目标:掌握原子光谱和分子光谱产生的条件,紫外-可见吸收光谱的形成及其特征,朗伯比尔定律及其成立的条件,紫外-可见分光光度计的结构;掌握怎样利用标准曲线法进行定量分析等。

2. 能力目标:使学生全面理解光谱分析法的原理和技术,能够利用紫外-可见分光光度法对实际样品进行鉴定和检测。

3. 价值观和社会责任感目标:通过课程的学习使学生树立"精益求精"的科学态度,检验检测是预防控制工作的基础,使学生认识到公共卫生工作的社会责任感和使命感。

教学重点

1. 朗伯比尔定律及其成立的条件。

2. 紫外-可见分光光度计的五大结构。

3. 利用标准曲线法进行定量分析。

教学难点

1. 原子光谱和分子光谱产生的条件,紫外-可见吸收光谱的形成。

2. 紫外-可见分光光度计的五大结构。

教学方法

问题引导,以教师讲授为主,穿插课堂提问,实时了解学生对课堂知识的掌握情况;通过实例分析理论联系实际,引入思政内容。

第二部分　教学过程设计

环节一:通过问题导入课程内容

　　我们先来思考一个问题:物质为什么能够显示不同的颜色? 当太阳光或者灯光照射到透明物体上时,由于它们都是复合光,包含有各种波长的光辐射,物质会选择性地吸收某一波长的光,显示透过光的颜色。比如蓝色溶液和蓝色滤光片都是由于吸收了复合光中的黄色光才显示蓝色的。物质吸收了不同波长的光才能显示不同的颜色。那么问题又来了:物质为什么会吸收特定波长的光呢? 这是由物质内部的能级结构所决定的。

环节二:讲授内容与课堂提问

一、紫外-可见吸收光谱的形成

　　简单地说,原子核外空间可以看作由很多轨道组成,电子按照一定的规则排布在这些轨道上,按照能量最低原则,先排内层,内层排满了再排外层,一层一层往外排。基态情况下,所有的电子按照排好的轨道绕原子核运动。当一束光照过来的时候,外层电子会吸收光子的能量,由基态跃迁到激发态。吸收不同波长的光,可以跃迁到不同的激发态,产生原子吸收。由于激发态能量高,不稳定,会重新返回到基态,产生原子发射。

　　对于分子来说,它的能级结构比较复杂。分子是由多个原子组成的,每一个原子中的电子都围绕原子核运动,这是电子能级。分子内的每个原子在其平衡位置上振动,产生振动能级。此外,分子作为一个整体绕其重心轴转动产生转动能级。电子能级的能量大于振动能级,大于转动能级。所以每一个电子能级包含多个振动能级,每一个振动能级包含多个转动能级。同样由基态到激发态的跃迁产生的是分子吸收光谱,由激发态返回基态产生分子发射光谱。

　　那么,不管是原子光谱还是分子光谱,产生的条件都必须满足:首先,能级是量子化的,不管是原子能级还是分子能级都是量子化的。其次,不管是吸收光子的能量还是发射光子的能量,都必须与能级差一致。不同物质分子和原子结构不同,能级差不同,能够吸收不同波长的光,这就回答了为什么物质对光的吸收具有选择性。

　　对于分子来说,能级数量比较多,不仅不同的电子能级之间可以发生跃迁,不同的振动和转动能级之间,以及电子能级、振动能级和转动能级相互之间都可以发生跃迁,每一种跃迁对应一个波长的光,那么分子光谱是很多条不同波长的谱线,可以近似看作连续的谱带。所以分子光谱是带光谱,在每个波长下都有吸收,有些能级之间跃迁概率大,对应波长的吸收强度就大。比如从基态到第一激发态的跃迁概率最大,对应的是最大吸收波长。

对于某一物质分子,分别测定其在紫外可见光区不同波长下的吸光度。以吸光度 A 为纵坐标,入射光波长 λ 为横坐标绘制的图形称为紫外可见吸收光谱,又称为吸收曲线。

二、光吸收定律

朗伯比尔定律是由朗伯定律和比尔定律两部分合并得到的。朗伯定律主要是说一束单色光通过溶液后,由于溶液对光的吸收,光强度会减弱。在溶液均匀的情况下,浓度 c 是不变的,液层越厚,光减弱的程度就越大,透过光的强度越小。即 A 等于 $k_1 b$。吸光度 A 与液层厚度 b 呈线性关系。

比尔定律是说在液层厚度 b 一定的条件下,溶液浓度越大,光减弱的程度越大。即 A 等于 $k_2 c$,吸光度 A 与溶液浓度 c 呈线性关系。朗伯定律只考虑了吸光度与液层厚度的关系,比尔定律只考虑了吸光度与溶液浓度的关系。当溶液浓度和液层厚度均可变时,它们都会影响吸光度的数值。综合考虑将二者合并就得到了朗伯比尔定律,即在一定条件下,物质的吸光度与溶液浓度和液层厚度的乘积呈线性关系。朗伯比尔定律是光吸收的基本定律。其中,K 为吸光系数,它表示单位浓度单位厚度溶液的吸光度。

$$A = K \cdot c \cdot b$$

朗伯-比尔定律成立的条件主要有三个:第一,入射光必须为单色光。如果是不同波长的光,摩尔吸光系数不同,吸光度 A 与 b、c 的乘积就不符合线性关系。第二,必须是浓度均匀的稀溶液,吸光物质之间不发生相互作用,如果溶液浓度太高或不均匀,就会发生相互作用。第三,各组分吸光度具有加合性。总吸光度等于各组分吸光度之和。朗伯定律和比尔定律正是在这个基础上推导出来的。必须同时满足这三个条件,才符合朗伯比尔定律。

朗伯比尔定律是所有光度分析法的理论基础。在实际测定过程中,使液层厚度保持不变,测定参比溶液和一系列不同浓度的标准溶液的吸光度,以浓度为横坐标,吸光度为纵坐标作图,得到标准曲线。在相同条件下测量待测溶液吸光度 A_x,从标准曲线上查出试样的浓度 c_x。

三、紫外-可见分光光度计的基本结构

通过前面的学习,我们知道,物质能够吸收特定波长的光,并且吸光度

与物质浓度呈线性关系。那么,我们只要测得某物质的吸光度就能计算出它的浓度。接下来的问题就是怎样来测量物质的吸光度。这就要用到紫外-可见分光光度计。它主要是由五大部分组成,光源、单色器、吸收池、检测器和显示系统。

分光光度计是怎样测量吸光度的呢? 首先,光源发射出连续波长的光,到达单色器,单色器把连续波长的光分解成单色光。这里之所以要分解成单色光是因为朗伯比尔定律使用的条件必须是单色光。单色光到达吸收池之后,吸收池里盛放的是待测物质溶液,溶液分子会吸收一部分单色光,使透过样品池的光强度减弱。然后通过检测系统把光强度减弱的程度记录下来,并把光信号转变为电信号,输出到显示系统,给出吸光度值。

下面我们来看一下每一个部件的具体结构。首先是光源,要求能够在紫外-可见光区发射连续波长的光,并且具有足够的辐射强度和良好的稳定性。紫外区常用氢灯或氘灯,发射 180~380 nm 波长范围的光。氘灯光强度更大一些。可见区常用钨灯或卤钨灯,发射 350~2500 nm 波长范围的光。

单色器又称为分光装置,它是将来自光源的连续光谱按波长顺序色散,并从中选出所需的单色光。单色器一般是由入口狭缝、准直镜、色散元件和出口狭缝四部分组成。起分光作用的主要是色散元件,常用的有棱镜和光栅。

棱镜主要是由于它对不同波长光的折射率不同实现分光的。光源辐射的光从入射狭缝进入,通过准直透镜转变成平行光束到达棱镜,波长越长的光,折射率越小,通过棱镜之后偏转越小,所以棱镜分光得到的是按照红光、绿光、蓝光、紫光波长从大到小的顺序排列的单色光。并且各单色光不是等间隔的,也就是说波长是非线性分布的。通过设置出口狭缝的位置来选择特定波长的光。出口狭缝的宽度会影响单色光的纯度。狭缝越窄,单色光纯度越高,但是光强度会很弱,影响测定的灵敏度。所以一般要设置一个合适的狭缝宽度,而不是越窄越好。紫外区使用石英材料制作的棱镜,因为玻璃吸收紫外光。而可见区可以使用玻璃或石英材料制作的棱镜。光栅是目前光谱仪中应用较多的色散元件。它是利用光的衍射和干涉原理实现分光的。通过光栅分光得到的单色光是均匀分布的,并且光栅适用的波长范围宽,全波段都可以使用。同时波长的分辨率也比较高,得到的单色光纯度高,所以目前应用比较广泛。

吸收池用于盛放待测溶液,是溶液分子吸收光的场所,厚度分为 1 cm 和 2 cm 不同的规格,有石英材料的和玻璃材料的两种。紫外区只能使用石英材料制作的吸收池,而可见光区可以使用玻璃或石英材料的吸收池。为了扣除反射光和散射光的影响,要使用参比溶液,要求样品池和参比池配对使用,并且性能规格要一致,以减少系统误差。此外,还要注意吸收池有磨砂面和光学面之分,磨砂面是不透光的,使用的时候为了防止污染,用手拿的是磨砂面,光线要通过光学面。

检测器是利用光电效应,把光信号转变为电信号的装置。常用的有光电管和光电倍增管。光电管使用光敏材料作阴极,光辐射使阴极电子向阳极移动形成电流,光电流的大小与光强度成正比,这是它的原理。光电管有红敏管和紫敏管,对应不同的波长范围。光电倍增管是在光电管的基础上增加了9个倍增极,实现电流信号的级联放大,提高检测的灵敏度。这是目前应用较多的检测器。显示系统比较简单,就是给出透光率和吸光度读数,这里不再多讲。

四、应用实例

紫外-可见分光光度法在公共卫生领域发挥着非常重要的作用,从食品分析、环境监测到生物样品的检测等,涉及人类健康的各个方面。

挥发性酚是指蒸馏时能随水蒸气一起挥发的酚类,主要有苯酚、甲酚、二甲酚等。对皮肤和黏膜有强烈的腐蚀作用。长期饮用被酚污染的水,可引起头昏、出疹、瘙痒、贫血、恶心呕吐及各种神经系统症状。酚类化合物对人及哺乳动物有促癌作用。水体中的酚主要来自工业生产排放的废水。苯酚在272 nm波长处有最大吸收,可利用它易溶于有机溶剂的性质,将其从水中萃取出来,用紫外分光光度法测定。

对于总的挥发性酚,可通过蒸馏方法富集之后,在碱性溶液和铁氰化钾存在下,加入4-氨基安替比林作为显色剂,生成红色的安替比林染料,最大吸收波长在510 nm。结果以苯酚含量表示水中总挥发性酚的含量。

亚硝酸盐是一种强致癌物。水中亚硝酸盐的产生途径主要来源于水体缺氧条件下,水里的硝酸根离子转化为亚硝酸根离子。水中某些微生物的代谢过程也会产生亚硝酸盐。生活中使用的饮水机、净化器中亚硝酸盐的含量往往很高。亚硝酸盐在强酸性条件下可以与对氨基苯磺酰胺生成重氮盐,再与N-(1-萘基)-乙二胺偶联生成紫红色化合物,最大吸收波长540 nm。据此可以检测生活饮用水中亚硝酸盐的含量是否超标。

我们都知道刚装修完的房子需要过一段时间才能入住,是因为装修材料会释放出大量的对人体健康有害的甲醛。那么怎样检测空气中甲醛的含量呢? 常用商品化的甲醛检测试剂盒进行测定。它的构成其实很简单,主要有吸收剂、显色剂、反应容器和比色卡四部分。检测原理是利用酚试剂能够和空气中的甲醛反应生成嗪,然后在酸性条件和三价铁离子存在下,进一步生成蓝绿色化合物,根据颜色的深浅判断甲醛的含量高低。操作步骤也简单,先把酚试剂用白色试管里的纯水充分溶解,然后放在室内 30 min 吸收空气中的甲醛,生成嗪。之后再加入棕色试管里的硫酸铁铵和稀盐酸,反应10 min,颜色变成蓝绿色。通过与比色卡上颜色深浅进行对比,就可测得室内空气中甲醛的含量。此方法快速简单又成本低。

紫外-可见分光光度法还可以检测氨基酸。氨基酸是人体必需的营养物质。不同种类的食物,比如豆制品、肉类、牛奶中氨基酸的含量是有很大差异的。对于氨基酸含量的检测,是利用它可以和茚三酮反应,生成蓝紫色化合物,在 630 nm 波长处有最大吸收。据此进行定性和定量分析。

另外一个常见的例子:我们从血液或组织中提取出的 DNA、RNA,进行纯度鉴定,使用的也是紫外可见分光光度法。由于核酸分子中含有嘌呤环或嘧啶环形成的共轭双键,DNA 和 RNA 在 260 nm 波长处有最大吸收。而蛋白质中含有芳香族氨基酸,如苯丙氨酸、酪氨酸、色氨酸等,在 280 nm 波长处有最大吸收。因此可以用 260 nm 和 280 nm 波长处吸光度的比值代表提取出的 DNA 或 RNA 样品中核酸和蛋白的相对含量。比值越大,说明含有的核酸越多,蛋白越少,纯度越高。一般要求 DNA 在 260 nm 和 280 nm 处吸光度的比值要大于 1.8,RNA 在 260 nm 和 280 nm 处吸光度的比值要大于 2.0。

环节三:课堂讨论与思政

教师讲授完以上内容之后,引出新冠病毒检测方法,包括多种免疫学检验方法和基因组检测法,其中 ELISA 法使用了紫外-可见分光吸收原理。让学生围绕以下问题展开讨论。

一、核酸检测法与抗体检测法各自的优缺点

核酸检测法,即直接检测病毒核酸片段,优点是特异性强,敏感度高;缺点是耗时长,平均检测时间需要 2~3 h;并且需要在生物安全实验室进行,过程烦琐,样品前处理较复杂;此外,还存在标本采样位置差异带来的影响,如新冠病毒拭子采样最佳位置在咽和鼻呼吸道较深部位,因此实际检测过程中存在很多假阴性,给新冠肺炎病例的筛查与防控造成了诸多问题。

抗体法检测的是患者的外周血样本,优点是操作简单,耗时相对于核酸法大为缩短,提高了检测效率。如胶体金法检测试剂盒平均检测时间 15 min左右,将血样加入试剂盒孔内,最快 150 s 即可肉眼判读结果,可为新冠肺炎疑似患者提供快速筛查,能更有效发现疑似病例;并且能够突破现有检测技术对场地和操作人员的限制;另外采血比采拭子对医务人员的危险性更小,更加方便快捷,也避免了采样位置差异带来的检验误差。其缺点是存在检测窗口期,由于抗体检测是检测人体血液中新冠病毒抗体的水平,在疾病感

染的早期,患者体内可能还没有产生抗体,所以无法在病毒感染的早期进行检验,不适合早筛早检。

核酸检测法和抗体检测法互为补充。核酸检测法属于直接检验,可用于早期筛查,它是当前新冠病毒临床诊断检测的一个主要手段;抗体检测法可用于对核酸检测阴性的病例进行辅助诊断,也可以用于对人群病例进行广泛排查、筛查,虽便捷高效,但时间窗口的限制决定它不能完全替代核酸检测法,可作为核酸检测法的有效补充。

二、启示

以上学习内容对我们卫生检验专业学生的启示有:激励我们加强专业知识的学习和专业技能的培养,学以致用,开拓创新,研发更准确更便携的病毒检测新方法新技术,服务于人类疾病预防控制工作,汇聚全人类的智慧去打赢这场新冠病毒攻坚战。

新时代的科技建设

分子荧光分析法　基本原理

任课教师　玉崧成

第一部分　教学简况

教学目标

1. 知识目标:掌握分子荧光分析法的基本原理。

2. 能力目标:帮助学生了解分子荧光分析法相关的仪器和设备。

3. 价值观和社会责任感目标:了解我国在荧光分析仪器领域薄弱技术的现状,以及国家在这方面的持续投入情况,让同学们意识到党和国家对基础研究重视。不忘初心、牢记使命,立志把我国建设成科技强国。

教学重点

1. 荧光的产生。

2. 荧光光谱的特征。

教学难点

影响荧光强度的内外因素。

教学方法

采用多媒体与黑板板书相结合的方法,应用动画进行启发式教学方法,以教师课堂讲为主,辅以提问、讨论和示例说明等多种方式,并通过理论联系实际引入思政内容。授课结束时,概述主要内容,再次强调重点内容。

第二部分　教学过程设计

环节一:概述

吸收某种波长的光后发射出比原来吸收波长更长的光的现象称为光致发光,最常见的光致发光现象是荧光和磷光。

根据物质的分子荧光光谱进行定性分析,以荧光强度进行定量分析,这就是通常讲的荧光分析法。荧光根据分析对象分为原子荧光和分子荧光;根据激发光的波长范围又可分为紫外-可见荧光、红外荧光和 X 射线荧光(本章主要介绍分子紫外-可见荧光)。

荧光分析法与 UV-Vis(紫外-可见分光光度法)的主要区别在于:紫外-可见分光光度法是利用紫外光照射物质后产生吸收,测其吸光度;而荧光分析法是在透射光的垂直方向测发射荧光的强度,以免透射光干扰。简单来说,二者的区别主要在于光路不同。

在此结合我国科研仪器设备的现状,引入思政内容,鼓励同学们努力学习,为我国的科技发展贡献力量。

进入 21 世纪以来,由于生命科学、信息科学和纳米科学的大发展,科研仪器设备正面临着新的历史性发展机遇。而我国几乎完全不具备这些先进仪器的研发与生产能力,国产科研仪器普遍存在稳定性差、寿命短等问题,技术性能难以满足科学研究的需求,致使我国在科研领域使用的科研仪器设备绝大部分依赖进口,大型分析仪器基本被欧美垄断。我国每年科研仪器固定资产投资中的 60% 用于进口设备,其中,精密仪器、生命科学仪器、大型科研仪器等高技术含量的产品更是 90% 以上依靠进口。在质谱、电镜、能谱等高端仪器设备领域,进口品牌仍牢牢掌控"话语权"。以中国科学院为例,中国科学院是每年科学仪器采购的"大户"。2017 年 5 月份,中科院各研究所集中采购仪器设备,总共涉及 34 台仪器设备,总金额达 1.37 亿元人民币。结果显示,赛默飞一家独中 14 台质谱、1 台电镜和 1 台 X 射线光电子能谱,中标金额为 7410.16 万元;安捷伦紧随其后,收获 1228.55 万元中标金额;还有日立、布鲁克、SCIEX、捷欧路、卡尔蔡司、Nu Instruments 等仪器厂商。作为国家级科研院所,中科院 2017 年研究所需的高端仪器设备几乎全部来自国外厂商,就目前来看,这种情况还会持续很久。

2016 年 5 月 30 日,全国科技创新大会、中国科学院第十八次院士大会和中国工程院第十三次院士大会、中国科学技术协会第九次全国代表大会在北京人民大会堂隆重召开。习近平总书记发表重要讲话指出:实现"两个一百年"奋斗目标,实现中华民族伟大复兴的中国梦,必须坚持走中国特色自主创新道路,面向世界科技前沿、面向经济主战场、面向国家重大需求,加快各领域科技创新,掌握全球科技竞争先机。这是我们提出建设世界科技强国的出发点。

为了改变这种局面,国家自然科学基金委每年投入约 8 亿元用于资助国家重大科研仪器研制。相信在国家的大力支持下,在全国专家学者的努力下,在不久的将来我们在这些领域必有突破。

因此,我们在学习这些知识的时候,要认清现状,不忘初心、牢记使命,刻苦学习钻研,向着世界科技强国不断前进。

环节二:分子荧光的产生

一、荧光和磷光

(一)单重态与三重态

通常在室温下,分子处于电子能级的基态(S_0),电子成对地填充在能量最低的各个轨道上,根据泡利不相容原理,这两个电子的自旋方向相反,自旋量子数分别为 $1/2$ 和 $-1/2$,总自旋量子数 $s=0$,即基态没有净自旋,这样的分子放在磁场中就不会发生能级的分裂,这样的电子能级称为单重态(S),其多重性 $M=2s+1=1$。基态分子的成对电子吸收光能后,可被激发到高能级:若电子跃迁后,电子的自旋仍处于配对状态,自旋方向相反($s=0$),这种情况称为激发单重态($M=2s+1=1$);若电子跃迁后,发生自旋反转,自旋方向平行,总自旋量子 $s=1$ 时,多重性 $M=2s+1=3$,这样的电子能级称为三重态(T),这种情况称为激发三重态。因为在两个未占满的电子轨道中,电子自旋不受泡利不相容原理的限制,自旋方向可以相同。激发三重态的能量略低于相应激发单重态。

(二)荧光的产生

处于激发态的分子返回基态的几种途径:图中 S_0 表示分子的基态,S_1^* 表示第一电子激发单重态,S_2^* 表示第二电子激发单重态,T_1^* 表示第一电子激发三重态。

1. 振动弛豫:激发态的分子在很短时间内(约 $10^{-12}\,s$),通过与溶剂分子间的碰撞,将过剩的振动能量以非辐射的形式传递给溶剂分子,释放振动能量后,从较高的振动能级下降至同一电子激发态的最低振动能级上,这一过程叫振动弛豫,属于无辐射跃迁。

$$S_1^*(V=1,2,3\cdots)\rightarrow S_1^*(V=0)$$
$$S_2^*(V=1,2,3\cdots)\rightarrow S_2^*(V=0)$$

2. 内部能量转换:如果受激分子以无辐射跃迁方式从较高电子能级的较低振动能级转移至较低电子能级的较高振动能级上,这个过程叫内部能量转换,简称内转换。内转换在激发态与基态之间不易发生,而在两电子激发态能级非常靠近以至其振动能级有重叠,能量相差较小时容易发生。

3. 荧光发射当激发分子通过振动弛豫达到第一电子激发单重态的最低振动能级后,再以辐射形式发射光量子而返回至基态的各个振动能级时,所发射的光量子即为荧光。

$$荧光:S_1^*(V=0)\rightarrow S_0(V=1,2,3\cdots)$$

由于振动弛豫和内转换损失了部分能量,荧光的能量小于原来吸收紫外光(激发光)的能量,所以发射的荧光波长总比激发光波长更长。

4.外部能量转换:如果溶液中激发分子通过碰撞将能量转移给溶剂分子或其他溶质分子(常以热能的形式放出),而直接回到基态的过程叫外部能量转换,简称外转换。

5.体系间跨越:处于激发单重态较低振动能级的分子有可能发生电子自旋反转而使分子的多重性发生变化,经过一个无辐射跃迁转移至激发三重态的较高振动能级上,这一过程称为体系间跨越。分子中有重原子(I或Br),由于自旋-轨道的强偶合作用,电子自旋可以逆转方向,发生体系间跨越从而使荧光减弱。

6.磷光的产生受激分子经激发单重态到三重态体系间跨越后,很快发生振动弛豫,到达激发三重态的最低振动能级,分子在三重态的寿命较长($10^{-4} \sim 10$ s),所以可延迟一段时间,然后以辐射跃迁返回基态的各个振动能级,这个过程所发射的光即为磷光。

$$S_1^* \xrightarrow{\text{体系间跨越}} T_1^*(V=1,2,3\cdots) \xrightarrow{\text{振动弛豫}} T_1^*(V=0) \xrightarrow{\text{辐射}} S_0(V=1,2,3\cdots)$$

荧光和磷光的主要区别在于:就发光机制而言,荧光是由单重态→单重态的跃迁产生的;而磷光是由三重态→单重态的跃迁产生的;如用实验现象加以区别,对荧光来说,当激发光停止照射时,发光过程随之消失($10^{-9} \sim 10^{-6}$ s);而磷光则将延续一段时间($10^{-3} \sim 10$ s)。磷光的能量比荧光小(因三重态的能量比单重态的低),波长较长,发光的时间也较长。

二、激发光谱与荧光光谱(荧光物质分子的两个特征光谱)

由光源发出的紫外光,通过激发分光系统分光后照射到样品,样品受激发射荧光,在垂直方向检测荧光信号,以免透射光的干扰。这部分荧光再通过发射分光系统后进入检测器。

激发光谱就是将激发荧光的光源用激发分光系统Ⅰ分光,测定每一激发波长所发射的荧光强度,然后用 $F \sim \lambda_{ex}$ 作图。使激发光的波长和强度不变,而让物质所产生的荧光通过发射分光系统Ⅱ分光,测定每一发射波长荧光强度 F,以 $F \sim \lambda_{em}$ 作图,得到的就是荧光光谱。

(一)溶液荧光光谱的特征

溶液荧光光谱通常具有如下特征:

1.斯托克斯位移:荧光发射波长总是大于激发波长的现象。产生斯托克斯位移的原因,是因为分子受激时可能被激发到各级电子激发态的各个振动能级,而发射荧光时,总是从第一激发态的最低振动能级回到基态,有一部分能量损失。

2. 荧光光谱的形状与激发波长无关:因为分子受激时,可能被激发到第一激发态或第二、三激发态,而发射荧光时,只能从第一激发态最低振动能级回到基态的各个振动能级。

3. 荧光光谱与激发光谱的镜像关系:因为电子从基态跃迁至激发态时,可跃迁至激发态的各个振动能级,而荧光光谱是从第一激发态的最低振动能级跃迁至基态各个振动能级。两个能级的振动能级相似,所以在激发光谱中跃迁能量最小的与荧光光谱中发射能量最大的相对应,激发光谱是以 $S_0(V=0) \rightarrow S_1^*(V=1,2,3,4)$,荧光光谱是以 $S_1^*(V=0) \rightarrow S_0(V=1,2,3,4)$。由于荧光能量小在长波段,激发光谱能量大在短波段,所以它们之间形成镜像。

环节三:荧光与分子结构

1. 荧光寿命和荧光效率:它们是荧光物质的两个重要发光参数。

(1)荧光寿命(τ_f)。荧光寿命是指当激发光停止照射时,分子的荧光强度降低到激发时最大荧光强度的 $1/e$ 所需的时间。当荧光物质受到一个极其短暂的光脉冲激发后,它从激发态到基态的变化可用指数衰减定律表示: $F_t = F_0 e^{-K\tau}$。F_0 和 F_t 分别是在激发时 $t=0$ 和激发后时间 t 时的荧光强度,K 是衰减常数。假定 $t = \tau_f$ 时,测得 $F_t = (1/e)F_0$:

$$F_0/e = F_0^{-K\tau_f} \Rightarrow 1/e = e^{-K\tau_f} \Rightarrow K\tau_f = 1 \Rightarrow K = 1/\tau_f$$

则 $F_0/F_t = e^{Kt} \Rightarrow \ln \dfrac{F_0}{F_t} = \dfrac{t}{\tau_f}$。

如果以 $F_t/F_0 \sim t$ 作图,直线斜率为 $1/\tau_f$,由此可计算荧光寿命。利用分子荧光寿命的差别,可以进行荧光物质混合物的分析。

(2)荧光效率(荧光量子产率,φ_f),即物质发射荧光的量子数与吸收激发光的量子数之比。

$$\varphi_f = 发射荧光的量子数 / 吸收激发光的量子数$$

这个数字在 0 到 1 之间,其数值越大,荧光效率越高。

2. 分子结构与荧光的关系:物质分子能发射荧光的两个必要条件是有强的紫外-可见吸收;有一定的荧光效率。

(1)长共轭结构。具有长共轭结构的分子都是一些芳香环、稠环或杂环的物质。这类物质有利于荧光的发射,因为它们的共平面性大,π 电子共轭程度也大,荧光效率就大。所以共轭系统越长,荧光效率越大,激发波长、荧光波长长移。例如:

	λ_{ex}（激发）	λ_{em}（激发）	φ_f
苯	205	278	0.11
萘	286	321	0.29
蒽	365	400	0.46
四苯	390	480	0.60

另外,稠芳环分子排列的几何形状对荧光也有影响,比如蒽和菲都是三个苯环组成,蒽的荧光波长为 400 nm,菲的为 350 nm;又如四苯为 480 nm,苯并蒽为 380 nm。

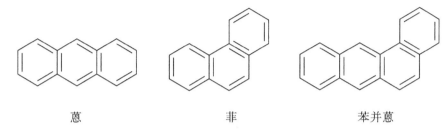

| 蒽 | 菲 | 苯并蒽 |

另外,含有长共轭双键的脂肪烃也可能有荧光,但这类化合物为数不多。

V$_A$

λ_{ex}=327nm λ_{em}=510nm

（2）分子的刚性和共平面性 在共轭系统中,分子的刚性和共平面性越大,越有利于荧光发射。

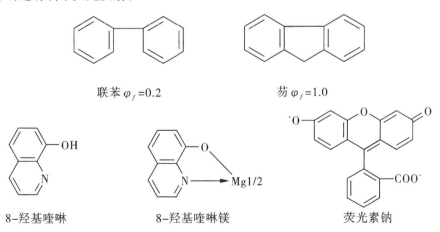

联苯 φ_f=0.2   芴 φ_f=1.0

8-羟基喹啉   8-羟基喹啉镁   荧光素钠

1-二甲氨基萘-7-磺酸盐
$\varphi_f = 0.75$

1-二甲氨基萘-8-磺酸盐
$\varphi_f = 0.03$

对于顺反结构,顺式共面性差,反式共面性好,如1,2-二苯乙烯几乎无荧光,反式有荧光。

(3)取代基。主要包括:①供电子基,如 $-NH_2$、$-OH$、$-NHR$、$-NR_2$、$-CN$ 等,这些基团存在,使荧光效率增加($\varphi_f\uparrow$),荧光强度增强($F\uparrow$)。②吸电子基,如$-NO_2$、$-COOH$、$-NHCOCH_3$、$-C=O$、$-NO$、$-SH$,卤素等,使荧光效率降低($\varphi_f\downarrow$),减小跃迁概率,荧光强度减小($F\downarrow$),甚至熄灭。③$-R$、$-SO_3H$、$-NH_3^+$:对φ_f无影响,因为它们对芳香环 π 电子影响不大。

环节四:影响荧光强度的外界因素

1.随着温度降低,荧光强度增加。所以一般尽量在低温下测定,以提高灵敏度。

2.溶剂荧光波长随着溶剂极性的增大而长移,荧光强度也增强。这是因为在极性溶剂中 $\pi \to \pi^*$ 跃迁能量降低,且跃迁几率大,故 φ_f 增大,荧光增强,波长长移。

当溶剂黏度减小时,分子间的碰撞概率增加,荧光减弱。含有重原子的溶剂如四溴化碳和碘乙烷等,也可使化合物的荧光大大减弱。另外,溶剂如能与分子形成稳定的氢键,将使处在 $S_1^*(V=0)$ 的分子减少,从而减弱其荧光。

3.pH 值当荧光物质本身是弱酸或弱碱时(即结构中有碱性或酸性基团),溶液的 pH 对荧光强度有很大的影响。所以要注意控制一定的 pH 值。

pH<2   pH7~12兰色荧光   pH>13

4.荧光熄灭剂由于荧光物质分子与溶剂分子或其他溶质分子碰撞而引起荧光强度降低或荧光强度与浓度不呈线性关系的现象称为荧光熄灭(荧

光猝灭）。这种现象随物质浓度增加而增加。引起荧光熄灭的物质称为荧光熄灭剂，如卤素、重金属离子、氧分子以及硝基化合物、重氮化合物、羰基、羧基化合物均为常见的荧光熄灭剂。

5. 散射光是由光子与物质分子相互碰撞而产生的，分为两种：一是瑞利光——光子与分子发生弹性碰撞，不发生能量交换，仅改变光子运动方向，频率不变；另一种是拉曼光——光子与分子发生非弹性碰撞，产生能量交换，光子的运动方向和频率均发生改变。较长的拉曼光与荧光接近，所以对荧光测定有干扰，应设法消除干扰。适当选择激发波长可消除拉曼光的干扰，要尽量选择使产生的拉曼光的波长与荧光波长相距较远。选择激发波长时既要考虑最大的荧光强度，又要考虑其纯度，必要时要牺牲一些荧光强度而保证荧光纯度。

6. 激发光源荧光物质的稀溶液在激发光照射下，很易分解，使荧光强度逐渐下降，因此测定时速度要快，且光闸不能一直开着。

创新驱动发展的责任担当

卫生化学　电导的测量和应用

任课教师　何磊良

第一部分　教学简况

教学目标

1. 知识目标:全面掌握电导测量的基本原理,电导测量的本质、构成,电极选用的原则,电导测量的应用;了解其发展趋势。

2. 能力目标:帮助学生掌握电导法用于环境监测的原理及适用范围;提高学生运用电导测量知识技能发现和解决水质监测、大气中有害气体的监测、水中溶解氧测定等工作中实际问题的能力。

3. 价值观和社会责任感目标:通过课程内容引导学生树立"绿水青山就是金山银山"的社会价值观,深刻理解"创新驱动发展"内涵及社会责任感。

教学重点

1. 电导、电导率的概念,影响电导率大小的因素。

2. 电导测量的原理及电导测量系统的构成。

3. 电导测量的具体应用。

教学难点

1. 运用电化学的基本理论理解电导测量的原理。

2. 电极选用原则及电导测量的应用。

教学方法

教学方法主要是讲授、演示为主,学生问答为辅。具体以案例导入,问题引导,理论联系实际对问题进行讨论,从而获得对新知识的学习并引入思政内容。

第二部分　教学过程设计

环节一:情景引入课程内容

以水质污染造成鱼类等大量死亡为例进行举例说明:水中有机物进行生物氧化分解时需消耗溶解氧,当耗氧速度超过从空气中补充的溶氧速度时,则水中溶解氧含量将减少,从而使得某些水生生物的生长受抑制甚至死亡。生活污水或工业污水排入天然水体后,会造成严重污染,且往往由于含有大量有机物使得水体严重缺氧,这是水质污染造成鱼类等大量死亡的重要原因。本节中即将学习的"电导的测量和应用",可以详细地解析采用电导法测定水中溶解氧时,所遵循的电导测量的基本原理、电导测量系统的构成等相关知识点。

环节二:提出问题

1. 水质监测中,所采用电导测量的基本原理是什么?
2. 除了水中溶解氧的测定,电导测量的具体应用还包括哪些方面呢?

环节三:讲授内容与思考

一、电导、电导率的概念

在外电场作用下,电解质溶液中的正、负离子以相反的方向移动,这种现象叫电导。电解质溶液能够导电,是通过溶液中所有离子的迁移运动来进行的。见图1。

类比思维:通过与金属导电的比较,加深对电解质溶液导电的理解。金属导电:在外电场作用下(E),自由电子作定向运动;电解质溶液导电:在外电场作用下(E),正、负离子作定向运动。通过类比思维,我们可进一步地将一定体积的溶液看成是液体导线,从而加深记忆和理解。

在一定温度下,一定浓度的电解质溶液的电阻(R)与电极间距离 L 呈正比,与电极面积(A)呈反比。

$$R = \rho \frac{L}{A}$$

电阻(R)的倒数为电导(G),单位为西门子(S)

$$G = \frac{1}{R} = \frac{1}{\rho} \cdot \frac{1}{L/A} = \kappa \frac{1}{\theta}$$

κ 为电导率(电阻率的倒数),单位为 S/cm,L/A 为电导池常数,用 θ 表示。当 $L=1$ cm，$A=1$ cm^2 时，则 $\kappa=G$，据此电导率 κ 则可理解为：两个面积均为 1 cm^2，相距 1 cm 的电极之间所含电解质溶液，即 1 cm^3 溶液的电导。

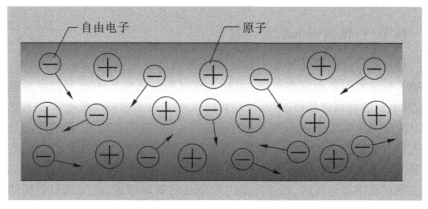

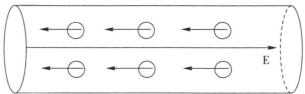

图1 金属导电的示意图

函数思维：在上述公式的推演过程中，引入了限制条件，即当 $L=1$ cm，$A=1$ cm^2 时，$\kappa=G$，对简单的函数赋值的过程也就是引入限制条件的过程，对限制条件赋予化学上的含义，即可显而易见地获得如下理解：电导率即为 1 cm^3 溶液的电导。

二、影响电导率大小的因素

1. 离子的种类：离子的迁移速度越快、离子的价数越高，电导率越大。

2. 离子的浓度：离子浓度越大，电导率越大，但浓度过大时，由于离子间的相互作用增大，电导率反而下降。

3. 温度：温度升高，离子迁移速度加快，电导率增加。

三、电导测量的基本原理

当温度一定时，溶液的电导与溶液中离子的种类和浓度有关，若离子种类一定，则溶液的电导与离子浓度成比例。溶液的电导具有加和性，它与溶液中存在的所有离子有关。电导测量的本质是测量溶液的电阻。测电阻的电路有电桥平衡式和分压式两种，其中分压式更为常见，其测量电导的原理如图 2 所示。

$$E_m = \frac{ER_m}{R_x + R_m}$$

当 $R_x >> R_m$ 时，$R_x + R_m \approx R_x$，上式可变换为：

$$E_m = \frac{ER_m}{R_x} = \frac{ER_m}{\frac{1}{G_x}} = ER_m G_x = KG_x$$

E_m 与 G_x 呈正比，将 E_m 换算成 G_x，可直读电导或电导率。

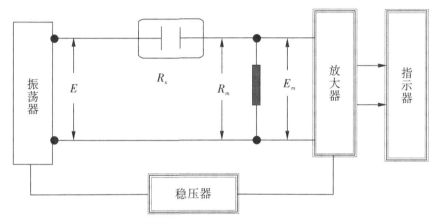

图 2　分压式测量电导原理图

四、电导测量系统的构成

电导测量的本质是测量溶液的电阻，电导测量系统由电导仪和电导池构成。电导池由一对固定面积和位置的电极浸入玻璃容器的待测溶液中构成。电极主要有铂电极和 U 型电极，铂电极有铂光亮电极和铂黑电极两种。铂黑电极：在铂光亮电极上涂上很细密的铂黑颗粒，电极表面积增大。一般测定电导较大的溶液，采用铂黑电极；电导较小的溶液，采用铂光亮电极；U 型电极：一般用于测量电导大的溶液。测量时一般控制测量溶液的电导率值在 $10^{-5} \sim 10^{-3}$ S/cm 为宜。

五、电导测量的应用

电导测量在水质监测、水中溶解氧的测定、大气中有害气体（SO_2、SO_3、H_2S、CO_2、NH_3 等）的监测、色谱电导检测器等方面具有广泛的应用。

（一）水质监测

水中的主要杂质是一些可溶性的无机盐类，其以离子状态存在，所以通过测定水的电导率就可初步评价水质好坏,常用于实验室和环境水的监测。

（二）水中溶解氧的测定

测定时先用混合离子交换树脂除去水中离子后,再测定水中溶解氧。

$$4\ Tl+O_2+2\ H_2O=4\ Tl^++4\ OH^-$$

每 $1\ \mu g/L$ 的溶解氧能增加 $3.41\times10^{-8}S/cm$ 的电导率。

转化思维:在金属铊参与的条件下,将水中溶解氧的存在,通过上述化学反应,转化成正、负离子的存在（即将不导电的氧气转化成了可以导电的正、负离子）,即可用电导法测量水中溶解氧。

（三）大气中有害气体的监测

各种污染源排放出的 SO_2、SO_3、H_2S、CO_2、NH_3 等有害气体,经过吸收液吸收后,通过测量其吸收前后溶液电导率的变化来间接反映有害气体的浓度。以 SO_2 的检测为例举例说明:各种污染源排放出的 SO_2 通过吸收液进行吸收和富集后,则可通过测量吸收前后溶液电导率的变化来间接反映气体中 SO_2 的浓度。

$$SO_2+H_2O_2 =\!=\!= SO_4^{2-}+2H^+$$

因此,SO_2 气体被吸收后,溶液电导明显增加。电导增加的量在一定范围内与大气中的 SO_2 浓度相关。

（四）色谱电导检测器

常作为离子交换色谱仪的检测器。在电极上加上电压,检测池中的溶液离子就会产生运动。通过对运动产生的电流的测量就可以测出溶液中离子的浓度。

六、电导测量发展趋势

1. 联用技术的发展,使其在无机离子、有机离子、氨基酸和肽类的检测,药物分析等领域的应用愈发广泛。

2. 非接触电导检测器代替传统电导检测器,可有效避免电极污染。

3. 电导检测设备向微型化,智能化、网络化的方向发展。

从实际的联用技术、微型化、智能化等电导测量发展趋势,引申出"创新驱动发展"国家战略,并引导学生思考何谓"创新"。

环节四:课堂讨论

在教师讲授完第十一章第二节内容之后,让学生围绕以下两个问题展开讨论,检测学生对本次及以往知识点的掌握情况,以及对"创新驱动发展"社会价值观和责任感的理解。

1.请同学们结合课堂学习的知识,判断"电导法测定水的纯度时,电导率越小,表明水的纯度越高"是否正确。

思考的角度:①水的电导率高低,仅能反映出水中导电物质含量的多少;②对于非导电性物质,如水中的细菌、藻类及非离子状态的杂质,对水质纯度的影响,则不能用电导法测量出来。

2."创新驱动发展"是我国的国家战略,请同学们结合本节中电导测量的现状和发展趋势,谈谈何谓创新。

思考的角度:每个人对创新的理解都会有不同的认知,引申出芝加哥大学校长——罗伯特·锦穆尔(Robert Zimmer)对创新的描述,即"看到想到别人不会看不会想的东西"。创新的成果是需要实事求是,一步一步做出来的,可进一步将创新理解为"看到想到做到,别人不会看不会想不会做的东西"。

环节五:课堂总结与展望

通过对电导测量和应用的系统学习,我们可以看到,对于环境污染的防控,作为"公卫人"的我们来讲,预防先行的思想认识赋予我们的是污染治理、检测先行的认知。电导测量在环境污染监测方面的应用,为"绿水青山就是金山银山"的新时代治国理念提供了有力的专业技术保障;电导测量的发展趋势,则启迪着我们应对未知的领域怀着敬畏之心和探索之心,用"创新驱动发展"作为理想信念,成为有创新责任担当、敢为人先的新时代"公卫人"。

树立科技创新意识，增强文化自信与传播

色谱分析法　概论

任课教师　于　斐

第一部分　教学简况

教学目标

1. 理论知识目标：深刻理解并掌握色谱法的基本概念与术语含义；掌握色谱的流动相和固定相，色谱分离的实质和前提，色谱分离的一般过程；了解色谱法与光谱法、电化学分析方法的区别与联系；了解色谱的发展历史，发展趋势以及色谱的应用。

2. 实践能力目标：在理解基本概念的基础上，帮助学生掌握常用色谱的分离分析的原理以及各自应用领域和范围，使其能够依据待分析样品的性质特征初步选择的色谱分析方法以及合适的色谱条件。

3. 创新意识和社会责任感目标：通过介绍色谱发展历史、发展现状，我国在色谱分离科学中与世界存在的差距，使学生意识到科技发展的重要性，引导学生树立创新意识，深刻理解科技兴国的社会责任感。

教学重点

1. 色谱的概念、基本术语、分类与应用现状。

2. 色谱分离的实质，色谱分离的前提。

3. 色谱分离中两相及两相的相对运动，色谱分离的一般过程。

教学难点

1. 色谱的基本原理。

2. 色谱基本术语中如保留值、分配系数分配比、分离度等的含义以及分配系数与保留值的关系。

3. 色谱的两相，样品分子在相对运动的两相间的动态分配过程。

教学方法

问题引导，动画、图片展示，理论联系分离工作的实际。教师讲授为主，

以问题现状导入学习内容,以动画、图片展示抽象理论,提出问题讨论,理论联系实际并引入思政内容。

第二部分　教学过程设计

环节一:依据卫生分析实际样品的复杂多样性导入本次课程内容

同学们好,卫生化学课程目前已经进行了一半的内容。在此之前我们学习了有关卫生化学的总论部分,如:绪论、样品采集与处理、分析数据处理与分析工作质量保证;具体的分析方法方面,我们学习了光谱学分析方法,如:紫外-可见分光光度法、分子荧光分析法、原子吸收分光光度法、原子荧光光谱法、原子发射光谱法;电化学分析方法、如电位分析法、极谱与伏安分析法和其他电化学分析法。前两类的分析法有一个共同的特点:适合单组分定性和定量分析。如果有其他共存组分,我们需要采取措施去除或掩蔽共存组分,以免对待测组分的分析检测造成干扰。然而大自然中物质的存在形式绝大多数为混合物的形式,以纯净物存在的数量极少。而且混合物成分非常复杂,各个组分之间相互作用、相互干扰,采用前面两类分析方法很难完成分析任务。

环节二:依据我国中药发展遇到的瓶颈,提出学习色谱的重要性

习近平总书记多次强调文化自信。中药文化是我国传统文化的代表,我国的中医药文化历史悠久,是我国劳动人民在经过几千年与疾病的斗争过程中经过反复实践,不断认识而总结的医药经验,是中华民族原创的医药学科学,也是瑰宝。在 2020 年新冠肺炎疫情期间,中药治疗新冠病毒具有很好的疗效,例如乌克兰前总理季莫申科感染新冠,在我国中医专家的指导下痊愈。因此,我们有理由、有自信去大力发展我国的中药文化,不仅要文化自信,还要加强文化输出文化,让世界了解中国,了解中国的中医和中药。然而,尽管中医药在国内抗击新冠肺炎疫情中发挥了重要作用,但要获得世界认可仍面临不少挑战。比如《自然》杂志网站不久前发表文章质疑中医药的有效性和安全性;我本人在国外访学期间收到的国家留学基金委的关怀爱心大礼包里面有莲花清瘟胶囊,但是后期因美国海关禁止邮寄"成分不明"中药,致使多份爱心大礼包无法送到留学生手中。此类事件,究其原因,就是中药材取之于自然界动植物,其成分复杂,各个成分之间相互作用相互影响,想要明确其成分和功效非常困难,质量控制也较难。而色谱法是先分离后检测,是分离分析复杂混合物强有力的工具,尤其是现代的色谱及其联

用技术具有超高容量和超强分辨率,是解决上述问题的关键。因此学习色谱分析及其相关理论和技术不仅是各项分析实践工作的需要,同时对我国中医药等文化自信和文化输出也具有重要的推动作用。

环节三:运用图标、动画、动态图形生动形象讲述课程内容

一、基本概念

(一)基本的概念和原理

色谱法或色谱学(chromatography)又称色层法或层析法,是一种物理或物理化学分离分析方法。

1906 年俄国植物化学家茨维特(M. Tswett)研究植物色素时,将植物色素的石油醚提取物倒入装有碳酸钙固体颗粒的玻璃管顶端,再用石油醚自上而下淋洗,随着淋洗的进行,在管的不同部位逐渐形成一圈一圈的色带,通过萃取各个色带中的组分,分离得到了提取液中叶绿素和其他色素。这种分离技术称为色谱法。

随着技术的不断发展,在色谱柱的后面连上适当的检测器,可以用于分离大量的无色物质,形成了现在的色谱分析技术。

在色谱分析系统中存在着两相及两相的相对运动,是色谱分离的基础。固定相指的是相对固定的一相,如茨维特(Tswett)试验中(图片在课堂展示),玻璃管中的碳酸钙固定颗粒被称之为色谱的固定相;流动相指的是相对运动的一相,如茨维特试验中的石油醚淋洗液称之为色谱的流动相;而填充碳酸钙的玻璃管为色谱柱。

色谱分离过程实际上是样品组分在相对运动的两相之间多次分配平衡的过程。

(二)色谱的基本术语

1. 色谱流出曲线:色谱仪器检测器所检测的电信号强度随时间或流动相流出体积变化的曲线为色谱流出曲线,又称色谱图(图片课堂展示)。色谱图的横坐标为时间(t),或者流动相的流出体积(V),纵坐标为信号强度。

2. 基线:在一定色谱条件下,没有待测组分,仅有流动相进入色谱检测系统时的流出曲线;稳定基线为一条水平直线,体现了色谱系统的稳定性,是色谱测量的基准。基线噪声(baseline noise):指由各种因素如电压不稳,温度波动,流动相不均匀等所引起的基线高低起伏现象。基线噪声一直存在,可以采取措施减小基线噪声;基线漂移(baseline drift):指基线随时间向某一方向的缓慢变化,或持续上升,或持续下降。

3. 峰面积:色谱组分峰与基线间覆盖的面积,是色谱定量分析的依据。

4.峰高:组分色谱峰最高点至基线的垂直距离,称为峰高(h),当分析条件一定时,峰高是定量分析的依据。

5.峰宽:或组分峰的称区域宽度,它反映相对于该组分所选择的色谱柱或色谱条件的优劣,峰宽有以下三种表示方法:标准偏差(standard deviation)σ:标准偏差是指0.607倍峰高处色谱峰宽度的一半;半峰宽 $W_{1/2}$:半峰宽是指峰高一半处色谱峰的宽度;峰底宽度:是在流出曲线拐点处作切线,分别相交于基线上的 C 和 D 处之间的距离,常用 W 表示。它们之间的关系为:$W_{1/2}=2.354\sigma$;$W=4\sigma$。

6.保留时间:表示试样中各组分从进样口进入色谱系统开始,到流出色谱柱到检测器所经历的时间,用 t_R 表示。在一定的固定相和操作条件下,物质的保留时间与物质的结构性质有关,是色谱分析中的定性依据。死时间 t_M:表示不被固定相吸附或溶解的组分的保留时间,反映了流动相流过色谱系统所需要的时间。调整保留时间 t_R':保留时间减去死时间,表示组分在固定相中停留的时间。

7.分配系数:指在一定的温度和压力下,被分离组分在固定相(s)和流动相(m)之间达到分配平衡时,组分在固定相浓度(C_s)和流动相中的浓度(C_m)之比称为分配系数(partition coefficient,K)。

$$K=\frac{C_s}{C_m}$$

8.分配比:组分在固定相(m_s)和流动相中(m_m)的质量之比,称为分配比(partition ratio,k),也称为"容量因子",$k=\dfrac{m_s}{m_m}$。

K,k 与组分、固定相和流动相的性质及温度有关。

9.分离度:又称分辨率,是指两个相邻组分的分离程度,反映组分间分离效果的综合指标,$R=\dfrac{2(t_{R_2}-t_{R_1})}{W_1+W_2}$。

二、色谱分离过程

在色谱分离过程中,当流动相携带样品与固定相进行连续的相对运动,样品种各个组分在性质和结构上有微小差异,与两相的作用类型和作用力大小不同,即分配系数不同,经过连续反复多次的分配后,不同组分的迁移速度不同,产生差速迁移从而达到彼此的分离。吸附柱色谱法的操作及色谱过程如图所示(课堂展示)。把含有 A、B 两组分的样品加到色谱柱的顶端,A、B 均被吸附到固定相上。然后用适当的流动相冲洗,当流动相流过时,已被吸附在固定相上的两种组分又溶解于流动相中而被解吸,并随着流动相向前移行,已解吸的组分遇到新的吸附剂颗粒,又再次被吸附,如此在色谱柱上不断地发生吸附、解吸、再吸附、再解吸……的过程。若两种组分的理化性质存在着微小的差异,则在吸附剂表面的吸附能力也存在微小的差异,经过反复多次的重复,使微小的差异积累起来就变成了大的差异,其结果就使吸附能力弱的 B 先从色谱柱中流出,吸附能力强的 A 后流出色谱柱,从而使各组分得到分离。

色谱过程中,同一组分在色谱柱中运动时,会沿着色谱柱发生轴扩散,造成"色带"变宽,相邻组分的"色带"越宽,越容易重叠,影响分离效果。

总之,两相及两相的相对运动是色谱分离分析的基础,差速迁移是色谱分离的前提,谱带展宽影响分离效果。

三、色谱法的分类

(一)按流动相与固定相的分子聚集状态分类

在色谱法中,流动相可以是气体、液体和超临界流体,这些方法相应称为气相色谱法(gas chromatography,GC)、液相色谱法(liquid chromatography,LC)和超临界流体色谱法(supercritical fluid chromatography,SFC)等。按固定相为固体(如吸附剂)或液体,气相色谱法又可分为气-固色谱法(GSC)与气-液色谱法(GLC);液相色谱法又可分为液-固色谱法(LSC)及液-液色谱法(LLC)。

(二)按操作形式(固定相的固定方式)分类

可分为柱色谱法、平板色谱法、电泳法等类别。

柱色谱法(column chromatography)是将固定相装于柱管内构成色谱柱,色谱过程在色谱柱内进行。按色谱柱的粗细等,又可分为填充柱(packed column)色谱法、毛细管柱(capillary column)色谱法及微填充柱(microbore packed column)色谱法等类别。气相色谱法、高效液相色谱法(high performance liquid chromatography,HPLC)及超临界流体色谱法等属于柱色谱法范围。

平板色谱法(planar 或 plane chromatography)是色谱过程在固定相构成的平面状层内进行的色谱法。又分为纸色谱法(paper chromatography;用滤纸作固定液的载体)、薄层色谱法(thin layer chromatography,TLC,将固定相涂在玻璃板或铝箔板等板上)及薄膜色谱法(thin film chromatography;将高分子固定相制成薄膜)等,这些都属于液相色谱法范围。

毛细管电泳法(capillary electrophoresis,CE)的分离过程在毛细管内进行,利用组分在电场作用下的迁移速度不同进行分离。

(三)按色谱过程的分离机制分类

可分为吸附色谱法(adsorption chromatography)、分配色谱法(partition

chromatography)、离子交换色谱法(ion exchange chromatography，IEC)、尺寸排阻色谱法(steric exclusion chromatography，SEC)及等类型。详见图1。

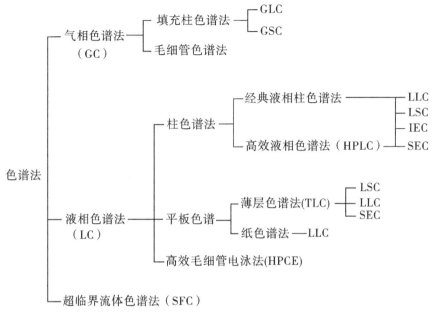

图1 色谱法的分类

四、色谱法的历史和发展

色谱法与光谱法的主要区别在于色谱法具有分离及分析两种功能，而光谱法不具备分离功能。色谱法是先将混合物中各组分分离，而后逐个分析，因此是分析混合物最有力的手段。这种方法还具有高灵敏度、高选择性、高效能、分析速度快等优点，因此他的应用范围广日益广泛。

早在19世纪就有人在滤纸和吸附剂上分离无机离子和石油烃类化合物，但直到1903—1906年俄国的植物学家茨维特提出应用吸附原理分离植物色素，才发现色谱是一个大有可为的分离技术。

20世纪30年代至40年代相继出现了薄层色谱法(thin layer chromatography)与纸色谱法(PC)；20世纪50年代气相色谱法兴起，把色谱法提高到分离与"在线"分析的新水平，奠定了现代色谱法的基础；1957年诞生了毛细管色谱分析法；20世纪60年代推出了气相色谱-质谱联用技术(GC-MS)，有效地弥补了色谱法定性特征差的弱点；20世纪70年代高效液相色谱法(HPLC)的崛起，为难挥发、热不稳定及高分子样品的分析提供了有力手段，扩大了色谱法的应用范围，把色谱法又推进到一个新的里程碑；

20 世纪 80 年代初出现了超临界流体色谱法(SFC),兼有 GC 与 HPLC 的某些优点;20 世纪 80 年代末飞速发展起来的高效毛细管电泳法(high performance capillary electrophoresis,HPCE)更令人瞩目,其柱效高,理论塔板数可达 $10^7 m^{-1}$,对于生物大分子的分离具有独特优点。在 1937 至 1972 年期间 12 次诺贝尔奖的研究中,色谱法都起了关键的作用。

环节四:本次课程小结

1. 掌握色谱的基本概念和基本术语。色谱的两相——固定相、流动相,色谱流出曲线,噪音,峰面积,峰高,峰底宽度,保留时间,分配系数 K,分配比 k,分离度 R。

2. 色谱的分离过程:①样品组分在两相间的分配平衡的含义(难点);②两相的相对运动是色谱分离的基础;③差速迁移的概念,是色谱分离的前提;④谱带展宽的概念,及其是影响色谱分离的重要因素。

理解:组分在固定相和流动相中的分配平衡反复建立—破坏—建立过程。

3. 色谱法的分类:①气相色谱法:气体为流动相,液体或固体为固定相;②液相色谱法:液体为流动相,液体或固体为固定相;③超临界流体色谱。

环节五:课后讨论与思考

在教师讲授完第十二章内容之后,让学生围绕以下问题展开讨论,巩固和检测学生对本次及以往知识点的掌握情况,同时培养学生创新意识和责任感,为我国色谱事业、科技发展贡献力量。

1. 根据本次课程所学习的内容,讨论运用色谱对复杂样品进行分离分析的关键点是什么。

2. 讨论在目前我们接触到需要多组分分析的情况有哪些。

3. 大家可以去看看各个分析测试实验室,看看里面的色谱分析仪器都有哪些品牌,哪些是我们国家研制的。

4. 为什么我国对色谱仪器的研究和开发相对滞后,每年花费大量的财力进口此类大型仪器? 讨论创新对我国经济、科技发展中的重要作用。

色谱在各行各业发挥着重要的作用,各类大型色谱及其联用分析仪器是各个分析测试实验室必备的精密仪器。然而,仪器信息网调研显示,目前我国各类色谱仪市场仍以进口为主,其中美国安捷伦、赛默飞、Waters、日本岛津等占据市场绝大多数份额高达 90% 以上,2019 年一年我国进口仅液相色谱仪器的金额就高达 45.6 亿元人民币。近年来,我国的科研仪器在国产化上已取得积极进展,但由于历史积累不足等多方面原因,高端科研仪器依赖进口的局面尚未得到根本改观,即使已经研制成功的国产仪器,也多少存在着空心化问题,即所用关键核心器部件,还需要依靠进口,这种现状迫切需要改善。纵观人类社会科技发展史,凡是重大的科技成就的获得和科学新领域的开辟都是以科学仪器的突破为先导,高端科学仪器往往被称为推动科技进步的幕后英雄。我国已经充分认识到高端科学仪器的研发创新、制造和应用水平是一个国家科技实力和工业实力的重要标志,对于支撑科技创新活动乃至经济社会发展具有重要的作用。为了推动我国科学技术和工业实力的进步,减少对进口仪器的依赖,避免受制于人,党的十八大以来,习近平总书记把创新摆在国家发展全局的核心位置,高度重视科技创新,把培养人才创新意识和能力,摆在更加重要位置。希望各位同学努力学习,积极创新,发展创造我们自己的高精尖的仪器,为祖国的科技发展做出贡献!

树立和践行新时代生态文明观，科技支撑精准治污

空气理化检验

任课教师　王　佳

第一部分　教学简况

教学目标

1.知识目标:了解空气中有害物质的种类、来源和检测的卫生学意义,全面掌握空气理化检验的基本知识。

2.能力目标:基本掌握空气理化检验基本知识、基本方法和基本实验技能。提高学生运用卫生理化检验知识技能,发现和解决空气污染防治工作中的实际问题的能力。培养卫生检验与检疫人才的空气理化检验学基础理论和实践技能。

3.价值观和社会责任感目标:通过课程内容引导学生树立"以人民为中心"的核心价值观,"建设美丽中国""绿水青山就是金山银山"的生态文明价值观,深刻理解从事疾病预防控制工作的社会责任感。激励大家增强科技创新能力,为建设美丽中国奋斗。

教学重点

1.空气理化检验基本知识、基本方法和基本实验技能。

2.掌握使用仪器完成样品的采集和保存。

3.掌握理化检验分析基本方法。

教学难点

1.有害物质在空气中的存在状态,采样原则。

2.采样仪器的选择。

3.理化检验分析仪器的原理。

教学方法

实例导入,教师讲授为主,结合常见污染物分析,理论联系实际。

分为三个部分:空气理化检验基本知识+空气污染物的类型+以大气气

溶胶为例学习各类型污染物的检测方法。其中,空气理化检验基本知识部分主要包括基本概念、主要内容,污染物的种类,基本步骤和分析方法选择原则;以大气气溶胶为例学习部分主要包括颗粒物的类型、有机物和无机物的测定内容;各类型污染物的检测方法分析部分主要针对颗粒物的化学组分分析,解析我们在实际操作中应该如何采样、如何仪器检测和质量控制等问题。

参考文献

[1]吕昌银.空气理化检验[M].2版.北京:人民卫生出版社,2014.
[2]朱道林.卫生理化检验技术[M].2版.北京:高等教育出版社,2015.

第二部分　教学过程设计

环节一:实例导入课程内容

说到大气污染,大家脑海中可能一下子就想到雾霾天气。图片展示(课堂展示)郑州地标性建筑——郑东新区郑州国际会展中心、二七广场二七塔、中原福塔及某四环高架桥上重污染天气时的状况。可以看到,天空灰蒙蒙的,能见度很低,对人们日常出行和生活造成严重的影响。

一、空气污染对人体健康的影响

既往研究显示,空气污染对人民群众的身体健康造成了严重的损害。

1. 空气污染与呼吸系统:空气 PM 2.5 粒径小,进入呼吸道,在肺泡区沉着,会破坏呼吸道的防御机能,使肺功能受到损害,引起多种肺部疾病,诱发或加重炎症,还会引起儿童和成人哮喘的发生和症状的加重。

2. PM 2.5 进入整个血液循坏系统,会增加心血管疾病和死亡的风险:PM 2.5 会刺激肺内迷走神经,造成自主神经系统紊乱而波及心脏,引发心脏毒害,如心率变异性改变、心肌缺血、心肌梗死、心律失常、动脉粥样硬化等。PM 2.5 能够引起血液系统毒性,它可以造成凝血功能异常,使体内血黏稠度增高,从而导致动脉粥样硬化、心肌梗死等心血管意外事件的发生。空气污染被认为是一个重要的可改变的心血管危险因素。

3. 发表在顶级医学期刊《柳叶刀》(Lancet)的研究发现,住在离主干道50 米远的人比 200 米远的住户(前者空气中微小污染物是后者的十倍多),得痴呆的可能性增加12%。微小颗粒通过鼻腔内膜进入小脑神经元,进而增加大脑免疫炎性反应和蛋白斑沉积,会导致人大脑体积减小和神经纤维髓鞘化变差。

4.雾霾抑郁症。重雾霾天气会让人感到害怕、恐惧或焦虑和烦躁。大部分的人认为在雾霾天心情会变得低落。雾霾悄无声息地影响着人们的心情。

二、大气污染防治工作

大气环境保护事关人民群众根本利益,事关经济持续健康发展,事关全面建成小康社会,事关实现中华民族伟大复兴中国梦。

以习近平同志为核心的党中央,牢固树立以人民为中心的思想和绿色发展理念,深入贯彻习近平生态文明思想,以保障人民群众身体健康为出发点,高度重视并大力推进生态文明建设。以持续改善空气质量为中心,坚持科学治污、精准治污、依法治污,标本兼治。坚决打赢蓝天保卫战,保障经济社会高质量发展,保障人民群众身体健康。

2011年至今,我国大气污染防治工作开始了长期的攻坚战。这一阶段我国大气防治的主要对象为灰霾、$PM_{2.5}$ 和 PM_{10},VOCs 和臭氧逐渐受到关注,控制重点为多种污染源综合控制与多污染物协同减排,全面开展大气污染的联防联控。

我国出台了史上最为严格的《大气污染防治行动计划》,进一步加快产业结构调整、能源清洁利用和机动车污染防治。这一时期,我国修订了多个大气环境保护法律和标准,对《环境保护法》《大气污染防治法》《节约能源法》等进行了修改、完善和补充,为大气污染治理提供了坚实的法律保障;另外,修订了 GB 3095—1996《环境空气质量标准》,新增 CO、臭氧、$PM_{2.5}$ 三项污染物监测项目,将空气污染指数改为空气质量指数。我国针对重点区域和城市制定了大气污染防治专项政策,先后发布《重点区域大气污染防治"十二五"规划》等。

我国在各阶段的大气污染防治过程中均取得了较为明显的环境空气质量改善成就与较为丰富的污染防控经验,并在此过程中形成了具有中国特色的大气污染防治理论与管理模式,构建了系统科学的大气污染综合防控体系。

我国在颁布大气污染防治法律法规、制定污染物排放与空气质量标准、研究大气污染来源与成因、发展大气污染治理技术等方面开展了大量的工作。这其中就离不开空气理化检验相关工作,空气污染理化检验为污染防治、卫生监督法律法规和疾病防治提供了可靠的科学依据。

环节二:空气理化检验基本知识

1.空气理化检验的概念:空气理化检验是卫生检验与检疫专业的重要专业必修课程,以保护人群健康为目的,应用分析化学等理化知识和技术,系统研究空气中化学污染物采样、检验的方法和原理,为卫生监督相关标准和环境监测等提供可靠的科学依据。

2.空气理化检验的基本任务:空气理化检验课程旨在应用现代医学理论和科学技术手段并依据国家规定的卫生标准和检验方法来监测环境的卫生状况和污染危害、为卫生监督法和疾病防治提供可靠科学依据的一门学科。

3.空气理化检验的主要内容。

4.空气理化检验的基本步骤。

5.空气理化检验方法选择原则。

6.常见空气污染物种类、环境空气质量标准及空气质量指数(AQI):空气理化检验是高等医药院校卫生检验与检疫专业的一门重要专业必修课程,与预防医学专业劳动卫生、环境卫生等专业课程密切相关。该课程的作用是系统传授空气中有毒有害化学污染物的卫生理化检验科学知识,培养卫生检验与检疫人才的空气理化检验学基础理论和实践技能。本次课程的教学任务是,讲授空气颗粒物样品的采集方法和原理;讲授空气颗粒物样品理化检验的质量保证和质量控制;讲授主要空气污染物的国家卫生检验标准方法和推荐方法,重点讲授有机污染物和无机污染物的理化检验原理和技术,测定方法和应用。通过本门课程的学习,可以掌握空气理化检验的基本理论、基本方法和基本实验技能,应用这些理论、方法和技能,从事空气理化检验的检验技术工作。

环节三:空气中颗粒物

一、气溶胶状态污染物

由固态颗粒和液态颗粒分散在空气中形成的一种多相分散体系。其中的微粒统称为气溶胶粒子。一般在大气科学研究中,常用气溶胶代指大气颗粒物。

气溶胶大小粒度不同,其化学性质、物理性质的差异也很大。颗粒物的物理化学特征包括:颗粒物来源、化学成分和颗粒物粒径分布等。其化学性质受颗粒物的化学组成和表面吸附物质的影响。

二、空气颗粒物粒径表示方法

采用空气动力学当量直径来表示颗粒物的直径。

质量中值直径(mass medium diameter,MMD)表示悬浮颗粒物体系的几何平均粒径,常用 D50 表示。MMD 是指在颗粒物粒度分布曲线中,颗粒物的累积质量占其总质量一半时所对应的空气动力学直径。

三、颗粒物的分类

(一)根据颗粒物粒径大小分类

总悬浮颗粒物(TSP)、可吸入颗粒物(PM 10)、粗颗粒物(PM 2.5～10)、细颗粒物(PM 2.5)、超细颗粒物(PM 0.1)等

(二)根据颗粒物的物理状态分类

可分为固态颗粒物、液态颗粒物和固液混合态颗粒物。

(三)根据颗粒物的生成机制分类

可分为一次颗粒物和二次颗粒物。

(四)根据其他特性分类

1. 按主要成分,可分为有机、无机和生物性颗粒物。
2. 按吸湿性,可分为吸湿性和非吸湿性、亲水性和憎水性颗粒物。
3. 按形成状态,可分为分散性和凝聚性颗粒物。
4. 按空气颗粒物的组成成分及其对健康产生的毒性作用,可分为无机(金属)元素、水溶性离子、光化学物、有机物、生物因子。

研究城市空气颗粒物的理化特征和来源,为空气颗粒物的控制提供科学依据;对 PM 2.5 的污染特征进行全面的分析,为颗粒物暴露评价及健康效应和损伤机制提供必要的环境研究基础。准确的采样和分析方法是开展 PM 2.5 研究的基础。

环节四:PM 2.5 的采样和分析方法

一、PM 2.5 的采样

PM 2.5 研究呈现高时间精度和高物种分辨率的发展方向。

根据研究目的不同,PM 2.5 的采样可分为两类。一类是实时在线监测:PM 2.5 质量浓度自动连续在线监测:微量振荡天平法(TEOM)、β 射线法、光散射法:WS/T 206—2001。水溶性组分在线监测、OC/EC、BC 的在线监测、有机气溶胶组分在线监测。另一类是离线分析。PM 2.5 样品采集后离线进行质量浓度、元素、离子、含碳组分以及常规有机组分等的分析。

二、PM 10 和 PM 2.5 切割器

切割器切割特性是 PM 10 和 PM 2.5 监测结果准确性研究的核心部分。是 PM 10 和 PM 2.5 测量仪器的核心器件,决定了收集颗粒物的大小。

PM 2.5 切割器能将大气颗粒物中空气动力学直径小于或等于 2.5 μm 的颗粒物分离出来。对于 PM 2.5 切割器来说,2.5 μm 是一个统计值,即空气动力学当量直径为 2.5 μm 的颗粒有 50% 的概率能通过切割器被捕获。

三、PM 2.5 中主要元素分析的方法

包括原子吸收光谱法(AAS)、电感耦合等离子体原子发射光谱法(ICP-AES)、电感耦合离子体质谱法(ICP-MS)、质子 X 射线荧光法(PIXE)、中子活化分析(INAA)、X 射线荧光分析(XRF)等。

四、PM 2.5 中水溶性离子分析

1. 水溶性阴离子(F^-、Cl^-、Br^-、NO_2^-、NO_3^-、PO_4^{3-}、SO_3^{2-}、SO_4^{2-})、水溶性阳离子(Li^+、Na^+、NH_4^+、K^+、Ca^{2+}、Mg^{2+})的测定。

2. 离子色谱法(HJ 799-2016)(HJ 800-2016)。

五、碳组分分析

Sunset Lab 碳组分分析仪利用光透射率的改变判断有机碳与元素碳分界点。

六、颗粒物中多环芳烃的检测

环境空气和废气气相和颗粒物中多环芳烃的测定气相色谱质谱法(HJ 646-2013)高效液相色谱法(HJ 647-2013)。

颗粒物中的多环芳烃收集于滤膜,滤膜用 10/90(v/v)乙醚/正己烷的混合溶剂提取,提取液经过浓缩、净化后,用具有荧光及紫外检测器的高效液相色谱仪分离检测。

七、PM 2.5 非常规有机组分分析

有机物是大气气溶胶的重要组分,在污染严重的城市地区可占 PM 2.5 质量的 20% ~40%,甚至高达 50%。

目前,鉴别出来的有机物种大致可分为烷烃、PAHs、霍烷类、脂肪醇、脂肪酸、芳香酸、二元羧酸、多元酸、醛酮类、糖类、持久性有机物等 15 类。

目标物的提取:根据目标化合物的极性及非极性特征,采用一定量的有机溶剂(甲醇、二氯甲烷、正己烷及其混合溶剂等)提取气溶胶中的目标组分。

常用的提取方法:索氏提取及超声萃取法;净化和富集及衍生化;色谱及色谱质谱联用技术检测。

八、挥发性有机物分析

涉及的有机物超过 130 种,包括直链和支链烷烃、甾烷、藿烷、环烷烃、烯烃、PAHs 和邻苯二甲酸酯等。

采用加热和惰性(载气)气流吹扫方式从样品基质中提取适用于 GC 的 VOCs 组分,将其转移至分析柱。采用热解析–气相色谱/质谱联用(TD-GC/MS)的有机分析。

环节五:课堂总结与展望

通过对空气理化检验基本知识的学习,对大气颗粒物监测、大气颗粒物组分测定及其方法——水溶性离子(IC)、无机(金属)元素(ICP-MS/ICP-OES/XRF)、碳组分(碳组分分析仪)、有机组分(GC-MS/HPLC)的了解,希望大家能在自己的研究及工作中灵活运用理化检验技术解决卫生检验中的实际问题。

我们也可以看到,对于大气污染的治理防控,不仅需要深厚的理论知识和扎实的专业技能,还需要为人民、为社会无私奉献和全新服务的精神。

我国大气污染治理工作将进一步强化重点污染源治理,继续调整优化四大结构,强化区域联防联控,强化科技能力建设,注重大气环境问题预测,加强环境科学与技术研究,共同推进大气污染防治,打赢蓝天保卫战。

作为新时代公共卫生人,希望同学们以健康中国目标为己任,践行习近平生态文明思想,把专业知识与社会责任相结合,为推动我国大气污染防治事业,改善我国大气环境质量贡献力量。

确保人民群众舌尖上的安全

食品中抗生素残留检测 概述

任课教师 王艺琳

第一部分 教学简况

教学目标

1. 知识目标:全面掌握抗生素的定义,抗生素释放到环境中的途径,滥用抗生素对人体的危害。

2. 能力目标:帮助学生了解常见的抗生素。

3. 价值观和社会责任感目标:通过课程内容引导学生树立"人民至上"的核心价值观,增强坚决打好抗生素污染防治攻坚战的信心,深刻理解从事卫生理化检验工作的社会责任感。

教学重点

1. 抗生素的定义。

2. 抗生素释放到环境中的途径。

3. 抗生素的分类。

教学难点

滥用抗生素对人体的危害。

教学方法

案例导入,问题引导,理论联系实际。以案例导入课程,教师讲授为主,提出问题讨论,理论联系实际并引入思政内容。

第二部分 教学过程设计

环节一:案例导入课程内容

卫生理化检验是为预防医学服务的一门课。预防医学是以人群为研究对象,应用宏观与微观的技术手段,研究健康影响因素及其作用规律,阐明外界环境因素与人群健康的相互关系,制定公共卫生策略与措施,以达到预防疾病、增进健康、延长寿命、提高生命质量目标的一门医学科学。

卫生理化检验技术就是以物理、化学的基础理论与方法,特别是现代的仪器分析理论与技术为手段,检测分析环境因素中与人体健康密切相关的物质种类和数量的一门技术性学科。

前面的课程其他老师给同学们介绍了卫生理化检验常用的方法、空气卫生理化检验,等等,这节课我给大家介绍一下食品中抗生素残留的分析方法。首先通过下面两件事来了解抗生素的危害及释放到环境中的途径。

2006 年,北京的一家医院救治了一位因突然发烧、咳嗽、咳痰而住院的年轻患者,尽管医生竭尽全力为这位患者试用了多种类型的抗生素,都遏制不了病情的发展,患者最终死亡。专家们对尸体进行了医学解剖研究,发现他的体内存在着大量的耐药菌的感染,而且目前使用的这些抗生素对这些耐药菌是无效的。

2010 年,英国媒体爆出:南亚发现新型超级病菌 NDM-1,抗药性极强可全球蔓延。2010 年 10 月 26 日,中国疾病预防控制中心通报三起感染超级耐药致病细菌病例。2016 年 5 月 26 日,美国疾病控制和预防中心证实,美国发现首例"超级细菌"病例。2017 年 1 月,美国女患者感染的"超级细菌"对 26 种抗生素都毫无反应,最终不治身亡。

环节二:提出问题

1.什么是抗生素?
2.抗生素的分类。
3.抗生素污染现状。
4.滥用抗生素可能对人类产生什么危害?
通过本次课程的学习,我们寻找上述问题的答案。

环节三:讲授内容与思考

一、抗生素的概念

和许多其他药物一样,抗生素的使用比它的发现要早得多。在我国,早在两千多年前人们就懂得用豆腐上的霉来治疗皮肤上的疮疖。《左传》中有这样一段记载:"展曰:'有麦曲乎?'曰:'无。'……河鱼腹疾奈何。"麦曲也就是酒曲,主要是霉菌,也就是说那时候的人已经开始利用霉菌治疗消化系统的疾病。距今一千年多年前,北魏贾思勰的《齐民要术》中记载的治疗腹泻、下利的神曲,三百多年前明代著名科学家宋应星的《天工开物》中提到的丹曲,这些都是早期的抗生素药物。无独有偶,几百年前,欧洲、南美洲等地也曾应用发霉的面包、旧鞋、玉米等来治疗溃疡、肠道感染、化脓疮伤等疾病。也就是说,用细菌的产物治疗疾病很早就有,只是那时不知道是所谓的细菌和抗生物质而已。

随着科学技术的发展,19世纪,人们认识了感染的元凶——细菌等各种微生物。1928年英国细菌学家弗莱明(Alexander Fleming)首先发现了世界上第一种抗生素——青霉素,此后青霉素在第二次世界大战中起到了重要作用,拯救了千万人的性命。因此,青霉素被称为现代医学史上最有价值的贡献,被誉为人类医学史上的一个重大里程碑。甚至有人把青霉素的发现和原子弹、雷达并称为"二战"期间的三大发明。

很早以前,人们就发现某种微生物对另外一些微生物的生长繁殖有抑制作用。随着科学的发展,人们终于从某些微生物体内找到了具有抗生作用的物质,并把这种物质称为抗生素,如青霉菌产生的青霉素,灰色链丝菌产生的链霉素都有明显的抗菌作用。所以,人们把由微生物(包括细菌、真菌、放线菌属)或高等动植物在生活过程中所产生的具有抗病原体或其他活性的一类次级代谢产物,能干扰其他生活细胞发育功能的化学物质称为抗生素。临床常用的抗生素有微生物培养液中的提取物以及用化学方法合成或半合成的化合物。

二、抗生素的分类

1932年德国拜耳公司的化学家偶然合成炉红色偶氮化合物百浪多息(磺胺),格哈德·多马克(Gerhard Domagk)经过试验证明其对于治疗溶血性链球菌干扰有很强的功效,并获得诺贝尔奖,由此引发了全世界的磺胺浪潮。当时流行一句话:任何感染,无论医生病人,首先考虑的是磺胺,再考虑的也是磺胺,最后考虑的,仍然是磺胺。疯狂的滥用,使耐磺胺菌种迅速出现,其临床抗菌价值逐年缩小。之后,人们开始在世界范围内寻找土壤微生物所产生的其他抗生素,于是开始了大规模筛选抗生素的时代。许多科研工作者纷纷来到污水沟旁、垃圾堆上,采集样本,筛选菌种,短短一二十年间,相继发现了多种抗生素。20世纪60年代后,人们从微生物中寻找新的抗生素的速度明显放慢,取而代之的是半合成抗生素的出现。

自1943年以来,青霉素应用于临床。抗生素的种类现已达几千种,在临床上常用的亦有几百种,主要是从微生物的培养液中提取的或者用合成、半合成方法制造的。其分类主要有以下几种:①β-内酰胺类:青霉素类和头孢菌素类的分子结构中含有β-内酰胺环,如硫霉素类(甲砜氯霉素,

thienamycins)、单内酰环类(monobactams)、β-内酰酶抑制剂(β-lactamadein-hibitors)、甲氧青霉素类(methoxypeniciuins)等。②氨基糖苷类:包括链霉素、庆大霉素、卡那霉素、妥布霉素、阿米卡星(丁胺卡那霉素)、新霉素、核糖霉素、小诺米星(小诺霉素)、阿斯霉素等。③大环内酯类:临床常用的有红霉素、吉他霉素(白霉素)、依托红霉素(无味红霉素)、乙酰螺旋霉素、麦迪霉素、交沙霉素等、阿齐红霉素(阿奇霉素)。④四环素类:包括四环素、土霉素、多西环素(金霉素)及强力霉素等。⑤多肽类抗生素:万古霉素、去甲万古霉素、替考拉宁。

三、抗生素释放到环境中的途径

抗生素对于人类来说可用于治疗由细菌感染引起的疾病,对于动物来说具有增加生长速度和提高饲料利用效率的作用。因此,抗生素作为药物和食品添加剂已经广泛应用于人类医学和兽医学。人类和动物使用抗生素后,大部分抗生素如多西环素,土霉素和左氧氟沙星未经改变就作为代谢物被排出体外。一部分动物排泄物被储存或立即施用于农田。存在于其中的未代谢化合物或其生物活性代谢物可借此转移到地下水,并最终进入地表水,这也是抗生素污染的主要来源。此外在水产养殖中,抗生素可用作饲料添加剂,或直接施用于水中。过量喂食的结果是许多抗生素最终沉积在沉积物中,然后被缓慢降解或逐渐向周围的水域排出。大家可能认为:大部分污水进入了污水处理厂,是不是就解决问题了呢?许多研究表明废水处理过程不能完全清除药物。因此,污水处理厂是环境中存在抗生素的另一主要来源。来自污水处理厂的污泥也会被用于施肥。所以抗生素可以到达地表和地下水。这些生物活性化合物的存在对天然微生物群有直接影响,还会形成抗药菌株,对水生和土壤生物也会产生潜在的风险。目前,已经检测到抗生素存在于水生环境的各个区域中,例如,废水、地表水、地下水以及饮用水。现在我们总是强调一个词——共同体,人类命运共同体、经济共同体……我们整个生态环境也是一个共同体,抗生素可以通过不同途径释放到环境中,最终导致全球化污染。

中国是世界上最大的抗生素生产国和使用国。目前,含抗生素的生活污水和动物粪便的管理面临各种问题。特别是在中国大多数农村地区,由于基础设施有限,污水处理率非常低。迄今为止,中国对畜禽粪便在排放前没有具体的处理要求。直接排放到河流中,或将牲畜粪便在农田土地施用是一种常见的做法。因此,与存在此类要求的美国等发达国家相比,中国的抗生素环境污染更为严重。中国在抗生素的使用上,可划分成明显的东部和西部两个部分,东部的抗生素排放量强度是西部的 6 倍以上,长江流域是全国抗生素排放量最大的区域。

四、滥用抗生素对人体的危害

抗生素会对人体产生什么样的危害？这些危害又是怎么产生的呢？第一个危害是抗生素耐药性,1945 年,弗莱明在诺贝尔获奖演讲中就预言了抗生素耐药性的问题。

环境中存在各种细菌,当一种抗生素出现时,一部分细菌被杀死,某些带有耐药基因的细菌存活,耐药细菌繁殖后,该抗生素对其不起作用。这就是为什么细菌说:那些不能杀死我们的抗生素,反而会使我们变得更加强壮。因为留下的都是耐药菌。研制一种抗生素大概需要十年,而产生一种耐药菌却只需两年,结果就是难治性感染越来越多,治疗感染性疾病的费用越来越高。

出现超级细菌的原因就是抗性基因或抗生素抗性细菌可以从动物转移到人类。此外,如果兽用抗生素与某些仅用于人类的抗生素结构类似,细菌可以产生交叉抗性。

抗生素的另一个危害就是损害人体器官,造成肝脏损害,肾脏损害,神经系统损害,血液系统损害,消化道反应。使用剂量越大,时程越长,毒副作用越大。

滥用抗生素还可能引发二重感染。这在长期应用广谱抗菌药物的患者中较多见。广谱抗菌药物可抑制人体内敏感菌的生长,导致耐药菌大量繁殖,称为优势菌,此时如各种原发疾病、大手术等使机体免疫功能受损,优势菌就可引起消化道、肺部、尿路、血流等感染,且治疗困难,病死率较高。

环节四:课堂讨论

在教师讲授完第一节内容之后,让学生围绕以下三个问题展开讨论,检测学生对本次及以往知识点的掌握情况,对树立"人民至上"的核心价值观的认识和对作为"公卫人"应具备的社会责任感的理解。

1. 根据本次课程内容和我国抗生素污染现状,讨论食品中可能残留的抗生素种类。

2. 结合前期所讲抗生素滥用对健康的影响,讨论我们党和国家在环境污染控制中如何发挥制度优势以打赢污染防治攻坚战。

3 以牛奶为例,思考如何将所学理论知识和技能,应用到抗生素残留检测的实际工作中。

环节五:课堂总结与展望

中国是抗生素使用大国,也是抗生素生产大国。然而目前我国的《地表水环境质量监测》《生活饮用水卫生标准》等相关标准中,尚未将抗生素的监测作为检测指标。抗生素在动物中的滥用和抗药性已经成了世界范围内公共卫生领域的重大问题之一,遏制抗生素污染迫在眉睫!

2020 年,是我国全面建成小康社会和"十三五"规划收官之年,是"三大攻坚战"的最后攻关之年,是"决胜之年"。三大攻坚战防范化解重大风险,精准脱贫,污染防治。作为新时代公共卫生人,也希望同学们以健康中国目标为己任,把专业知识与社会责任相结合,成为有理想信念、有责任担当,有知识能力的新时代"公卫人"。

同学们,今天我们主要了解了抗生素的污染现状及危害。我们不仅应当重视环境中出现的抗生素,还应对环境中的抗生素进行长期监测。那么我们日常食物中是否有抗生素残留呢? 如何快速、灵敏、选择性地测定食品中残留的抗生素含量呢? 我们将在下次课继续讨论。

创新驱动发展促进新药研发

药物分析学　概论

任课教师　吴拥军

第一部分　教学简况

教学目标

1. 知识目标:掌握药品的基本概念和定义,让学生了解药品的深刻内涵和外延;了解国家职业药师资格考试的四个科目,重点介绍药事管理与法规、药学综合知识与技能两个科目;掌握药物分析学的知识体系与内涵;了解常见药物分析常用的分析方法;重点掌握药物分析的任务;了解药物分析的研究进展。

2. 能力目标:深刻领会药品的概念和定义,引导学生理解药品是一种特殊商品;让学生了解我国药物分析的现状以及未来的发展方向。

3. 价值观和社会责任感目标:通过本次课程让学生了解中国药物研发的短板,特别是新药创制中的弱项,创新驱动发展是我们广大科技工作者的责任和使命;同时通过新冠疫苗的研发,说明我国自主研发能力的提升,以及大国的情怀。

教学重点

1. 药品的基本概念和定义。

2. 药物分析常用的分析方法以及药物分析的任务和使命。

教学难点

1. 如何理解药品是一种特殊商品。

2. 药学综合知识与技能中药品与临床的关系。

教学方法

教师以讲授为主,在知识点讲解中引入问题和需求,以问题为切入点引入创新驱动发展和大国担当的责任担当。

第二部分　教学过程设计

环节一：讲授中引入案例

首先依照《中华人民共和国药品管理法》引出药品定义：药品，指用于预防、治疗、诊断人的疾病，有目的地调节人的生理机能并规定有适应证、用法和用量的物质，包括药材、中药饮片、中成药、化学原料及其制剂，抗生素、生化药品、放射性药品、血清制品和诊断药品等。通过定义，解释哪些是预防性药品，例如新冠疫苗就是有效预防新冠病毒肺炎感染的预防性药品。截至 2020 年 10 月，我国已有 4 个新冠疫苗进入三期临床试验，其中 3 个为灭活疫苗，1 个为腺病毒载体疫苗。习近平总书记在第七十五届联合国大会一般性辩论上发表郑重承诺，中国研发的疫苗将作为公共产品向全球提供服务，表明中国承担大国责任，展现大国担当。

环节二：交流与讨论

1. 哪些是用于治疗、诊断的药品？
2. 我们从药店买来的药品如何来看说明书？
3. 如何理解药品的适应证、用法和用量？

环节三：课程内容导入问题

在讲授药物分析的发展现状时，先提及我国新药研发的短板与不足。通过国内外比较，指出我国新药创制存在的问题：新药靶点的源头创新不足，自主创新药物少，在研靶点以追随为主；新药创制中缺乏动力和技术支持；基础研究向应用的转化匮乏；关键核心技术存在差距；临床研究能力暂未满足需求；关键试剂与装备依赖进口；产业整体水平相对滞后，研发投入不足，企业竞争力弱。由此说明，创新驱动发展的重大意义以及实现创新驱动发展的技术支撑，鼓励大家积极投身新技术研发以及新药研发的担当。

在中药方面，中国是世界中药材大国，但在国际市场的份额仅占 5% 左右，与中药大国地位远远不相称（主要原因剖析：如何让世界认识中医中药，如何实现中药现代化），其关键是技术问题。由此再次说明，创新驱动发展对国家经济以及社会发展的重要价值和意义。

环节四：课程总结

通过药物分析学概论中药物分析的性质和任务的学习，我们了解了药品的定义以及药品的深刻内涵和外延;通过国家职业药师资格考试的科目,我们了解了作为职业药师从业人员应具备扎实的理论知识和熟练的专业技能;通过药物分析的发展现状,我们了解到我国新药创制中短板和不足,创新驱动发展是我们科技工作者的使命和担当,我们有能力也有义务为国家的经济发展和社会进步贡献力量。

社会医学与卫生事业管理

基于社会主义核心价值观的卫生管理与改革

卫生事业管理 概论

任课教师 田庆丰

第一部分 教学简况

教学目标

1. 知识目标：全面掌握卫生事业、卫生事业管理、卫生事业管理学的基本概念；掌握我国卫生事业的性质、工作方针、特点和作用；熟悉卫生工作方针的形成与发展过程；了解我国卫生事业取得的成就与面临的挑战。

2. 能力目标：帮助学生掌握卫生事业管理的定义以及卫生事业的性质、工作方针和特点；提高学生通过运用卫生事业管理知识发现和解决我国卫生事业工作中面临的挑战和问题。

3. 价值观和社会责任感目标：通过课程内容引导学生树立"以人为本"的核心价值观，深刻理解从事我国卫生事业工作的社会责任感。

教学重点

1. 卫生事业的定义、性质和特点。

2. 卫生事业管理的定义、方式。

3. 卫生工作方针的形成与发展过程。

教学难点

1. 卫生事业的特点。

2. 卫生工作方针的形成与发展过程。

3. 我国卫生事业取得的成就和面临的挑战。

教学方法

案例导入，问题引导，理论联系实际。以案例导入课程，教师讲授为主，提出问题讨论，理论联系实际并引入思政内容。

第二部分　教学过程设计

环节一：案例导入课程内容

随着社会政治、经济制度的变革与发展，我国卫生事业也经历着一轮又一轮的洗礼。在栉风沐雨的改革之路上，中国卫生事业曾独辟蹊径，取得傲人的成绩。新中国成立后，中国人口期望寿命大幅度提高，从 1949 年前的 35 岁上升到 2011 年的 74.5 岁；合作医疗制度一度被誉为"发展中国家解决卫生经费问题的唯一典范"；地方病和传染性疾病得到了很好的控制；中国每千人口卫生技术人员数从 1949 年的 0.93 人增加到了 2011 年的 4.58 人，每千人口医疗机构床位数从 0.15 张增加到了 3.87 张。

环节二：提出问题

1. 为何在新中国成立初期，卫生资源极度匮乏的情况下，"看病难、看病贵"并未成为严重的社会问题；反而在 20 世纪末 21 世纪初，当缺医少药的问题得以缓解之时，"看病难、看病贵"的问题却凸显？

2. 世界卫生组织对中国卫生系统绩效的评价是否合理？

3. 中国卫生事业经历了怎样的变革？

环节三：讲授内容与思考

一、卫生事业的概念和性质

"事业"这个词有两种不同的含义。一是指人们所从事的，具有一定目标和规模的对社会发展有影响的系统活动。二是指不以营利为目的，在其运行中由国家提供经费补助的社会公共事务。

卫生事业泛指为增进人民健康所采取的组织体系、系统活动和社会措施的总和。这些组织和活动以追求社会效益为目的，由政府领导并提供必要的经费补助。1997 年颁布的《中共中央、国务院关于卫生改革与发展的决定》中明确指出，"我国卫生事业是政府实行一定福利政策的社会公益事业"（第一，卫生事业是社会公益事业；第二，政府对卫生事业实行一定福利政策）。

二、卫生事业的特点

由卫生事业的概念我们可以看出，其特征主要表现为四大特点。

一是卫生事业以维护和增进人民健康，提高民族素质为目的。卫生事业从广泛的健康影响因素入手,以普及健康生活、优化健康服务、完善健康保障、建设健康环境、发展健康产业为重点,把健康融入所有政策,全方位、全周期保障人民健康,大幅提高健康水平,显著改善健康环境。

二是政府在卫生事业中发挥主导作用。政府在卫生事业中发挥作用的形式主要有两点:一是设计卫生制度和政策,并监管制度的运行和政策的实施评估;二是规划与调节卫生资源的配置,并为卫生事业的运行和发展提供公益性的卫生资源。

三是卫生事业服务全体人民。卫生事业服务的对象不只是病人,也包括健康和亚健康的人群,它的任务不仅仅是医疗,还包括预防、保健、康复等多方面的工作。

四是卫生事业具有系统性和复杂性。卫生事业是个大系统,由许多子系统组,其中任何一个子系统又可以分为许多下一级的系统,卫生改革常常遇到牵一发而动全身的局面,了解卫生事业的系统性有助于从整体上认识卫生事业各个子系统之间的关系。

三、卫生事业管理的概念

卫生事业管理(health care administration)是政府根据卫生事业的规律和特点,以保障和增进人民健康为目的,通过合理配置卫生资源,将最佳卫生服务提供给全体居民,而对卫生组织体系、系统活动和社会措施进行计划、组织和控制的过程。最终目的是最大限度地保持和促进人民的健康;主要目标是最大限度地发挥卫生资源的作用,建立和保持整个卫生系统的高质量和高效率,保持社会各阶层在卫生筹资和健康状况上的公平性。

卫生事业管理的主体是政府,具体由政府的卫生行政部门及相关部门(如发展和改革部门、人力资源和社会保障部门等)负责管理。社会资本是政府卫生服务体系的有效补充。以各种非营利组织为主要形式的卫生服务组织,成为公民社会的重要构成部分。卫生事业管理的客体是卫生组织体系(卫生机构及相关机构、卫生人员及相关人员)、卫生系统活动(医疗服务管理、公共卫生服务管理、基层卫生服务管理医疗保障制度、基本药物制度)和社会卫生措施(卫生筹资、卫生支付、卫生组织、卫生规制、卫生行为)。

四、卫生事业管理的方式

一是计划方式。卫生事业管理计划方式的主要表现是:经济社会发展的中长期规划中对卫生事业的规划、卫生事业发展的中长期规划、区域卫生规划、卫生事业的财政预算、医疗机构设置规划等。

二是法律方式,是指政府通过法律、法规来调整个社会主体之间的关系。

卫生事业管理的法律方式的表现是：全国人民代表大会及其常务委员会制定管理卫生事业的法律，国务院和各省、自治区、直辖市人民代表大会制定管理卫生事业的法规，如全国人大常委会制定的《中华人民共和国执业医师法》、国务院制定的《医院机构管理条例》《护士条例》等。

三是经济方式。是指政府通过经济手段对卫生机构的运行进行调节和控制的方式。经济方式包括财政手段、价格手段、税收和收费手段等。

四是行政方式。政府运用行政方式管理卫生事业的主要表现是政策和行政命令。

五是项目方式。项目方式是近年来兴起的政府管理卫生事业的方式，即将一项重要的卫生工作视为一个整体项目，事先明确目标、资源投入、项目主体和负责人、起止时间，按照计划、实施、评估等环节而进行管理的方式。

此外，虽然教育方式不是政府对卫生事业的主要管理方式，但教育通过不断提高卫生人力和广大人民群众的政治思想素质、科学文化素质、专业素质，增强卫生事业发展后劲，推动卫生事业快速、健康、可持续发展，使教育方式日益成为重要的卫生事业管理方式之一。

五、成就及挑战

通过前面内容的介绍，请大家思考一下：我国当今的卫生事业取得了哪些成就，还将面临哪些挑战？

（一）成就

毫无疑问，党和政府历来高度重视卫生事业的发展，强调把保护人民健康和生命安全放在重要位置。在历届中央领导同志的关怀和支持下，我国卫生事业面貌发生了深刻变化，取得了举世瞩目的成就。具体体现在以下方面。

1. 人民健康水平不断提高。人民健康是衡量民族昌盛和国家富强的重要标志，在党中央、国务院的坚强领导下，各级党委政府、相关部门、社会各界和广大人民群众大力支持，全国医疗卫生工作者坚决贯彻落实中央的决策部署，深化医药卫生体制改革加快实施，医疗卫生事业获得长足发展，人民群众健康水平显著提高。按照世界卫生组织确定的标准，衡量一个国家人民健康水平主要有三大指标：人均期望寿命、婴儿死亡率、孕产妇死亡率。三大指标的变化，标志着健康水平已位居发展中国家前列。

2. 重大传染病防治取得了明显进展。主要体现在：①全国传染病发病率由 1949 年的 20%，下降到 2015 年的 0.22%；②我国成功消灭的天花和丝虫病,总体上实现消除碘缺乏病阶段目标;③有效控制麻风病、血吸虫病、疟疾等;④结核病、艾滋病、乙型肝炎等防控工作取得了重大成效;⑤建立健全了严重传染病的预防控制和医疗救治体系;⑥地方病严重流行趋势得到有效遏制,防治成果稳固发展;⑦慢性非传染性疾病的防控成效显著;⑧多年来,均实现了大灾之后无大疫。

我国在积极推进疾病预防控制和医疗救治体系建设的同时,高度重视重大传染病的防治工作,努力做好传染病疫情的监测和预警工作,及时研究制定预防控制策略,开展有针对性的防治技术指导工作,并积极采取综合措施,预防控制艾滋病、血吸虫病、结核病、传染性非典型肺炎等重大传染病。同时,国家加大了对重大传染病防治的资金投入力度。

3. 我国医疗卫生服务体系不断健全,医疗卫生资源迅速增加,群众获得服务的可及性明显改善。为深入贯彻习近平新时代中国特色社会主义思想,树立"大卫生大健康"理念,坚持预防为主,防治结合,建设"未病早预防、小病就近看、大病能会诊、慢病有管理、转诊帮对接"防治一体的医防融合新格局,促进基本公卫和基本医卫有机融合,努力为人民群众提供全方位、全生命周期的健康服务。

4. 基本医疗保险体系建设不断完善,基本医保筹资和保障水平大幅提升。我国对医疗卫生投入持续增长,城乡居民大病保险全面推开,2016 年,世界卫生组织、世界银行等机构认为,中国在实现全民健康覆盖方面迅速迈进,基本医疗卫生服务可及性更加均衡,改革成就令世人瞩目。2017 年,我国织起了世界上最大的全民基本医疗保障网,三项基本医保制度参保人数超过 13 亿,参保率稳固在 95% 以上。

5. 妇女儿童卫生保健水平进一步提高,实现了低生育率和低死亡率的良性循环。妇女儿童是一个国家卫生保健的重点,其健康水平代表着人口总体健康状况。新中国成立后,妇幼健康事业面貌焕然一新,妇女儿童健康水平不断提高,2018 年全国孕产妇死亡率下降到 0.183‰,婴儿死亡率下降到 6.1‰,优于中高收入国家平均水平。

6. 卫生法制化建设深入推进。党的十八大以来,以习近平同志为核心的党中央着眼于实现国家治理体系和治理能力现代化,坚定不移把全面依法治国纳入"四个全面"战略布局协调推进,以前所未有的决心和力度开辟了全面推进依法治国的理论和实践新境界:①改革开放以来,全国人大及其常务委员会颁布实施了《中华人民共和国传染病防治法》等 11 部有关卫生方面的法律;②国务院颁布实施了《医疗机构管理条例》《突发公共卫生事件应急条例》《护士条例》等 46 部行政法规;③原卫生和计划生育委员会制定印发了《处方管理办法》等 200 余件部门规章;④现行有效卫生标准 1400 多项;⑤初步形成各种法律制度组成的卫生法律体系。

7.深化医药卫生体制改革正式启动。坚持以人民为中心的发展思想,坚持正确的卫生与健康工作方针,树立大健康理念,全力推进卫生与健康领域理论创新、制度创新、管理创新、技术创新,加快建立符合国情的基本医疗卫生制度,实现发展方式由以治病为中心向以健康为中心转变,推进医药卫生治理体系和治理能力现代化。2009年4月,中国政府制定发布了《关于深化医药卫生体制改革的意见》和《关于医药卫生体制改革近期重点实施方案》,强调把基本医疗卫生制度作为公共卫生产品向全民提供,实现人人享有基本医疗卫生服务的总要求。

（二）挑战

我国卫生事业取得的成就是举世公认的。但是用"以人为本"和科学发展观的理念重新审视我国卫生事业,就会发现我国卫生事业滞后于经济和其他社会事业发展,发展水平与人民群众日益增长的健康需求及经济社会协调发展要求不适应的矛盾还比较突出。概括起来,主要有以下几方面。

1.人民健康需求发生变化对健全医疗卫生体系并发挥其功能提出新要求:①人口老龄化加速;②人民群众对健康需求不断增加,并呈多样化、多层次发展趋势;③疾病谱发生根本性变化,慢性病死亡占总死亡人数的86.6%。

2.深化医药卫生体制改革要求着力推进本医疗卫生制度建设:①公共卫生体系仍不健全,基层人员素质不高、设备不齐全、队伍不稳定、经费保障不完善;②需建立和完善分级诊疗制度和现代医院管理制度,公立医院改革不到位、基层服务水平低、分级诊疗制度不完善;③健全医疗保障体系仍任重道远,需要提高保障水平、扩大保障范围、提高统筹层次、改革支付方式、保障基金安全;④药品供应体系尚需深化,扩大基本药物覆盖面、完善采购机制、卫生基层医疗卫生机构补偿机制。

3.新技术和突发公共卫生事件的发生对卫生应急管理提出了更高的要求。①新技术的负面影响:现代科技的飞速发展起到了积极的作用,同时也带来医疗质量、医疗安全等方面的多种问题和挑战;②卫生应急体系不完善:各类突发公共事件时有发生,对建立健全卫生应急机制提出了更高要求。

4.国际环境和全球卫生发展带来的挑战:①需要积极参与健康相关领域国际标准、规范等的研究和谈判;②完善参与重特大突发公共卫生事件应对的紧急援外工作机制;③加强同"一带一路"沿线国家卫生与健康领域的合作。

解决错综复杂的卫生现实问题根本出路在于深化改革,加快发展,用发展的办法解决发展中存在的问题。2020年的新冠肺炎疫情防控充分体现中国制度的优势,采取"以人为本"和科学发展观的防疫策略,大胆提出"封城"、建立方舱医院,展现了团结一致抗击疫情的中国力量。

环节四:课堂讨论

在教师讲授完第一章内容之后,让学生围绕以下两个问题展开讨论,检测学生对本次及以往知识点的掌握情况,以及对树立"以人为本"的核心价值观的认识和对作为"公卫人"的社会责任感的理解。

1. 根据本次课程内容以及卫生事业的定义和特点,讨论目前和今后卫生事业领域中应关注的焦点和注意问题。

2. 以我国卫生资源匮乏以及"看病难,看病贵"的现状为例,思考如何将所学理论知识和技能应用到卫生事业的实际工作中。

环节五:课堂总结与展望

通过对卫生事业的定义、特点、成就以及困难的了解,我们可以看到,对于当今的卫生事业发展,不仅需要深厚的理论知识和扎实的专业技能,还需要一种为人民、为社会无私奉献和全新服务的精神。习近平总书记说:"青年兴则国家兴,青年强则国家强。青年一代有理想、有本领、有担当,国家就有前途,民族就有希望。"希望同学们做新时代有"爱"的郑大"公卫人",以健康中国目标为己任,以"以人为本"为宗旨,不忘医学初心,传递医者仁心,将服务国家重大需求和解决"卡脖子"技术问题作为自己的责任担当,在平凡的岗位上努力做出不平凡的业绩,为实现中华民族伟大复兴的中国梦而努力奋斗。

规划引领下的健康中国建设

卫生规划

任课教师　吴　建

第一部分　教学简况

教学目标

1.知识目标:掌握规划与规划工作概念,卫生规划(也称卫生健康规划)的相关概念和原则,卫生规划过程中有关步骤、流程及基本内容,区域卫生规划的内涵;熟悉规划编制常用方法,例如SWOT分析(态势分析)、甘特图等,熟悉区域卫生规划编制工作程序和区域卫生规划的表达形式。

2.能力目标:帮助学生了解卫生规划编制过程中的步骤、要点;帮助学生掌握卫生健康规划编制方法并提升应用能力。

3.价值观和社会责任感目标:引导学生理解党和政府怎样通过卫生健康规划进行顶层设计,建立特色优势制度,汇聚优质医疗卫生资源,引导社会各方力量形成合力,满足人民群众多样化卫生健康需求的道路和过程。使学生正确认识建立中国特色医疗卫生制度的必要性和优越性,深刻领会党中央提出的"以人民健康为中心""健康融入一切"等初心使命,引导学生树立"以人民健康福祉为中心"的价值观、就业观,提升作为"公卫人"的职业信心和社会责任感。

教学重点

1.卫生规划的概念、意义、特点及原则。

2.卫生规划过程中各个步骤及其基本内容。

3.区域卫生规划的概念、特点和研制步骤。

教学难点

1.卫生规划过程中各步骤及其基本内容。

2.卫生规划常用办法的掌握。

教学方法

卫生规划知识点讲解,结合思政内容引入,设置问题引导学生思考,课程通过价值引领与知识传授相融合、理论和实际教学相联动。

第二部分 教学过程设计

环节一:案例导入

以"2020年10月22日中共中央政治局常务委员会召开会议,听取'十三五'规划实施总结评估汇报,中共中央总书记习近平主持会议并发表重要讲话"为案例和切入点。下面简要介绍会议内容和习近平总书记讲话要点。

习近平指出,我国"十三五"国民经济和社会事业各项规划顺利实施,主要指标总体将如期实现,重大战略任务和165项重大工程项目全面落地见效,规划确定的各项目标任务即将胜利完成。经过"十三五"时期的发展,我国经济实力、科技实力、综合国力跃上新的台阶,经济运行总体平稳,经济结构持续优化,农业现代化稳步推进,脱贫攻坚成果举世瞩目,污染防治力度空前加大,生态环境明显改善,人民生活水平显著提高,国家治理体系和治理能力现代化加快推进。

会议指出,要全力做好"十三五"规划收官和"十四五"规划编制工作,脚踏实地、乘胜前进,紧盯脱贫攻坚任务不松劲,保持污染防治定力不动摇,绷紧防范化解重大风险这根弦不放松,推动民生改善不懈怠,圆满完成"十三五"规划各项目标任务,确保实现全面建成小康社会奋斗目标。

会议强调,各方面要将精力更加集中到贯彻党中央部署、谋划推动"十四五"发展上来,要胸怀中华民族伟大复兴的战略全局和世界百年未有之大变局,深刻认识我国社会主要矛盾变化带来的新特征、新要求,深刻认识错综复杂国际环境带来的新矛盾、新挑战,深刻认识"十四五"时期我国将进入新发展阶段的重大判断,贯彻落实新发展理念,紧扣推动高质量发展,着力构建以国内大循环为主体、国内国际双循环相互促进的新发展格局。要乘势而上、奋力前行,推动"两个一百年"奋斗目标有机衔接,为全面建设社会主义现代化国家开好局、起好步。

环节二:提出问题

1. 党和政府为什么高度重视"十三五"规划总结和"十四五"规划编制工作?

2. "十四五"规划和"十四五"卫生健康事业发展规划有怎样的关系?

3."十四五"卫生健康事业发展规划的编制对未来五年卫生健康事业的发展起到什么样的作用？

4.面对疫情大考,在编制"十四五"卫生健康事业发展规划时应注意哪些问题？

环节三:讲授内容与思考

一、卫生规划的基本概念

(一)规划工作与规划

规划工作(planning)是为了达到特定目的或目标而建立一整套有效分配资源的综合协调机制的过程。

规划(plan)是规划工作的一种实体化产品,是一种规范化或法律化的文件,是达到某个特定目的目标的蓝图。

规划目前已经成为世界各国政府指导某一领域发展和开展的重要手段,成为政府决策、财政资金分配、社会力量调动等重要依据和关键因素。

(二)卫生规划

卫生规划(health planning)是规划者评价特定地理区域内或特定人群的卫生服务需要,确定如何通过分配现存或预期可控资源,以一种最有效的方式去满足这些健康需要的过程。卫生规划的实体产出之一,是卫生规划文稿。

卫生规划可以基于区域层面、系统层面、机构层面或组织层面。主要形式或内容包括:卫生健康事业发展规划、医疗卫生服务体系规划、妇幼保健等事业发展专项规划、医疗卫生机构规划、某学科发展规划等。

(三)卫生规划的作用意义

1.明确发展方向。

2.为控制活动提供标杆。

3.统筹卫生资源配置,协调各类卫生活动。

4.统一思想,促进工作协调。

(四)卫生规划的特点

特点:专业性、复杂性。

这些特点源于卫生服务在许多方面有着独特的性质,对规划工作有着特别的要求。例如:①疾病的多样性;②医疗方法的不确定性;③多重选择特点;④人们的自我保健意识;⑤人口老龄化;⑥慢性病问题;⑦医疗保险带来的医疗需求释放。

（五）卫生规划的原则

1. 目标原则：卫生规划的一项重点工作是构建卫生活动或卫生事业发展的目标。卫生规划工作都以提高居民健康状况为中心目标。

2. 过程原则：滚动调节。

3. 协调原则：必须适应经济和社会发展需要，因地制宜，量力而行。越是层面高的规划，越需要综合协调。

4. 系统性原则：卫生系统的功能发挥既取决于自身的努力，也受到外部环境（社会其他系统）的影响和制约。

5. 可持续原则：关键是保持人口、资源、环境与发展的相互协调（PRED协调）。

二、卫生规划过程

中国特色社会主义经过长期实践探索，找到了长期目标、中期目标和短期目标，与长期规划、中期规划和年度规划相匹配的规律性特点，并逐步建立健全了规划体系和成功编制实施了十三个五年规划。

（一）规划模型

通用规划工作模型提示可以发现，总有两种力量在影响特定区域的卫生系统、部门或卫生组织的状态：一个是内部因素，另一个是外部因素。两类因素决定了卫生系统或卫生组织当前状态。

（二）规划分类

按规划时期、内容、性质等进行分类。"十三五"以来我国出台各类卫生健康规划举例。

（三）规划步骤

1. 背景分析：具体有以下三方面内容。

（1）正确认识卫生服务需要与需求。卫生服务需要是依据人们的实际健康状况与"理想健康水平"之间存在差距而提出的对医疗、预防、保健、康复等服务的客观需要，包括个人认识到的需要，由专业人员判定的需要，以及个人未认识到的需要。

卫生服务的个人需求是指一个人在一定时间内、在各种可能的价格下将购买的某种卫生服务数量。卫生服务的市场需求是指在某一特定市场、在一定时间内、在各种可能的价格水平下，所有消费者将购买的某种卫生服务的数量。

（2）卫生服务供给。卫生服务供给是指卫生服务的提供者在一定时间内，一定价格水平下，愿意且能够提供的商品或服务的数量。卫生服务供给应具备两个条件:①有提供卫生服务的愿望;②有提供卫生服务的能力。

(3)卫生服务利用。卫生服务利用是卫生服务需要和供给相互作用的结果,是综合描述卫生服务系统工作的客观指标。

2.拟定目标:目标(objectives)是指期望的成果。在卫生规划中,目标可能是某种疾病发病率的下降,也可能是某类资源配置的优化等。主要是各类发展指标。以健康中原规划纲要发展指标为例,举例说明。

(1)分析资源。将规划目标成为现实,需要动用资源,包括人力资源、财力资源、物力资源、技术信息、社会评价等方面。

如何取得社会各方的支持,这涉及卫生系统的社会评价问题。

(2)SWOT分析。见图1。

内部因素

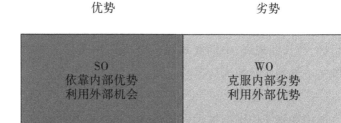

图1　SWOT分析

(3)制定战略:目标能够持续地得以实现,须借助于对战略的把握。制定战略要立足全局性、未来性、根本性。

(4)实施战略:实施战略的过程,实质上是编制实施计划,并将实施计划付诸实践的过程。

规划战略实施的一个重要方面是制定一个适宜的时间表,明确在什么时间开始做那些事情,在什么时间内必须将那些事情做完。

常用方法——甘特图。通过甘特图,管理者能清楚地明确卫生规划工作所定各项活动何时开始,何时结束,并据此进行过程评估和监测。例如图2。

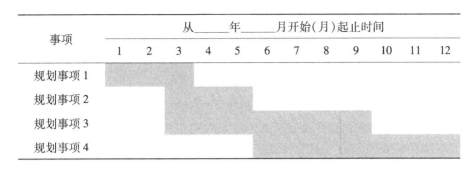

图2　甘特图

（5）监测评估

监测或评价的主要内容包括7方面：适合程度、足够程度、进度、效率、效果、效益和影响。

三、卫生规划评价

（一）卫生规划评价的主要内容

1.适合程度评价。

2.足够程度评价。

3.进度评价。

4.效率评价。

5.效果评价。

6.效率评价。

7.影响评价。

习近平总书记在"十四五"规划卫生健康方面提到，研究谋划"十四五"时期卫生健康发展，要站位全局、着眼长远，聚焦面临的老难题和新挑战，拿出实招硬招，全面推进健康中国建设。

环节四：课堂讨论

请同学们结合本次课程知识的学习，从以下主题任选1~2个进行讨论。

1.党和政府为什么高度重视"十三五"规划总结和"十四五"规划编制工作？

2."十四五"卫生健康发展规划的编制对未来五年卫生健康事业的发展起到什么样的作用？

3.面对新冠肺炎疫情冲击和国内外形势变化，在编制"十四五"卫生健康发展规划时应注意哪些问题？

4.请谈谈作为"公卫人",对于在健康中国建设中所承担的社会责任感的理解。

环节五:课堂总结与展望

党的十九大报告提出,将"实施健康中国战略"作为国家发展基本方略中的重要内容,这是以习近平同志为核心的党中央立足长远发展和新时代美好生活需要做出的一项重要战略安排,是"以人民为中心"的健康福祉发展理念的重要体现。《"健康中国2030"规划纲要》中强调,要将健康融入所有政策。

今明两年是研究编制第十四个五年规划的关键时期,近一年来,习近平总书记反复强调"十四五"时期的重要性,特别是在"两个一百年"奋斗目标的历史交汇期,汇聚智慧编制好"十四五"规划,对中国承前启后实现经济社会发展"步步高"具有重要作用。

在"十三五"的实践中,中国共产党的领导和我国社会主义制度的优势进一步彰显,新发展理念更加深入人心,广大党员干部政治品质和斗争精神、斗争本领得到锤炼,全国各族人民精神面貌更加奋发昂扬,为开启全面建设社会主义现代化国家新征程提供了有力政治保证和强大奋进力量。是中国共产党的领导,确定了"以人民为中心",把人民健康放在优先发展的战略地位的治国理念;是中国共产党的领导,有效抵御了新冠肺炎疫情冲击,才有今天来之不易的稳定幸福局面。

"卫生规划"作为卫生事业管理课程的重要章节,以实现卫生健康事业高质量发展为主旨,通过深入挖掘课程思政元素,将课堂教学与党和国家关于"十四五"卫生健康发展的重大战略相结合,通过知识传授与价值引领相融合,实现知识、教学和立德树人理念有效贯通,助力学生成长为心系社会并有时代担当的公共卫生和预防医学专业人才,造就堪当民族复兴大任的时代新人。

健康扶贫助力健康中国

社会经济因素与健康

任课教师 孙 亮

第一部分 教学简况

教学目标

1. 知识目标:掌握社会经济因素与健康的关系。

2. 能力目标:培养学生辩证思维能力,正确理解社会经济发展与健康之间的双向性的特点。

3. 价值观和社会责任感目标:通过课程内容使学生了解"美丽中国"的背景和内涵;健康扶贫工程对我国脱贫攻坚工作的重要作用;我国抗击新冠肺炎疫情工作对经济发展的促进作用。

教学重点和难点

经济发展给人类带来新的健康问题以及经济因素与健康的双向性特点。

教学方法

案例导入,问题引导,理论联系实际。以案例导入课程,教师讲授为主,提出问题讨论,理论联系实际并引入思政内容。

第二部分 教学过程设计

环节一:案例导入课程内容

[**案例1**] 世界银行的《2018 年世界数据表》中各主要国家人均国民总收入与出生率、死亡率和平均期望寿命数据分析。

[**案例2**] 世界卫生组织(WHO)报告中有三个同一天出生的孩子,分别来自坦桑尼亚、中国和挪威。这三个孩子虽然同一天出生,但各自的命运

却不尽相同,各自的健康状况也存在巨大的差异。

[案例3] 2016年国家卫生和计划生育委员会下发《关于实施健康扶贫工程的指导意见》。实施健康扶贫工程,对于保障农村贫困人口享有基本医疗卫生服务,推进健康中国建设,防止因病致贫、因病返贫,实现到2020年让农村贫困人口摆脱贫困目标具有重要意义。

[案例4] 国际货币基金组织(IMF)报告,受新冠肺炎疫情影响,2020年全球经济将出现衰退。新冠肺炎疫情对世界经济造成显著冲击。一方面,疫情在全球范围内加速扩散,不确定性急剧升高,投资者信心受挫,从而引发金融和资本市场动荡;另一方面,各国为控制疫情传播严格限制人员流动和交通运输,对经济运行按下暂停键,从消费端和生产端两个方面同时对经济运行带来压力。

新冠肺炎疫情发生后,我国为保障经济的稳定和持续发展颁布了一系列有利于人民群众和企业生存的政策,例如:金融信贷政策出台,社保缴费免收滞纳金、公积金可适当延期,市场监管总局、国家药监局等出台支持复工复产十条等为企业在困境中"开道"。制度决策效率高、社会动员能力强、资源配置高效。这些都为新冠肺炎疫情下中国经济复苏提供了有力保障,成为实现全面建成小康社会、脱贫攻坚目标任务的有力底气,也是中国经济走向更高更好未来的基石。

环节二:提出问题

1. 我国的经济水平与居民健康水平如何?

2. 三个同一天出生的孩子为什么健康差异那么大?

3. "因病致贫、因病返贫"和新冠肺炎疫情体现了社会经济因素与健康的哪个特点?

4. 我国新冠肺炎疫情防控对经济发展的促进作用有哪些?

5. 除了社会经济对健康的影响外,还有哪些社会因素影响健康?(引出下一章)

环节三:讲授内容与思考

一、经济发展对健康水平的促进作用具体表现

1. 经济发展提高居民物质生活水平。经济发展为人们提供了衣食住行等基本物质基础,提供了充足的食物、安全的饮用水,促进了人类物质生活条件和劳动条件的改善,从而有利于居民健康状况和生活质量的提高。

2. 经济发展有利于增加健康投资。经济水平的提高和社会财富的增长

有利于社会保障体系的完善,增加卫生保健的投入。而卫生事业的发展和医学科学技术的进步,则为预防控制和消灭某些疾病创造了较好的物质条件。

3.经济发展通过对教育的影响间接影响人群健康。受教育水平的高低影响人群接受卫生保健知识、开展自我保健活动的能力,进而影响人群健康水平。受教育时间越长、程度越高,其思维和行为趋理性,更能理解日常行为和生活习惯对维持健康的重要影响,从而远离吸烟、酗酒、吸毒等不良行为,自觉通过合理膳食和运动锻炼获得良好的健康状态。

二、经济发展带来新的健康问题

经济发展对健康的影响非常复杂,经济发展还会对人们的生存环境产生或多或少的负面影响,并带来一些新的健康问题。主要表现在以下方面。

(一)环境污染和生态破坏

以能源消耗为基础的现代工业经济,在制造社会财富的同时,对自然生态环境造成巨大破坏。大量的废水、废气、废渣无序地排放到自然环境中,使生态环境遭到严重污染和破坏,水土流失,土地沙漠化,全球变暖等。我国部分地区发生的雾霾,其中所含的可吸入颗粒物含量严重超标,对居民呼吸系统和心脑血管系统都有明显的不利影响。

思政映射点

"美丽中国"是中国共产党第十八次全国代表大会提出的概念,强调把生态文明建设放在突出地位,融入经济建设、政治建设、文化建设、社会建设各方面和全过程。

习近平总书记在十九大报告中指出,加快生态文明体制改革,建设美丽中国。我们要建设的现代化是人与自然和谐共生的现代化,既要创造更多物质财富和精神财富以满足人民日益增长的美好生活需要,也要提供更多优质生态产品以满足人民日益增长的优美生态环境需要。必须坚持节约优先、保护优先、自然恢复为主的方针,形成节约资源和保护环境的空间格局、产业结构、生产方式、生活方式,还自然以宁静、和谐、美丽。

一是要推进绿色发展。加快建立绿色生产和消费的法律制度和政策导向,建立健全绿色低碳循环发展的经济体系。构建市场导向的绿色技术创新体系,发展绿色金融,壮大节能环保产业、清洁生产产业、清洁能源产业。推进能源生产和消费革命,构建清洁低碳、安全高效的能源体系。推进资源全面节约和循环利用,实施国家节水行动,降低能耗、物耗,实现生产系统和生活系统循环链接。倡导简约适度、绿色低碳的生活方式,反对奢侈浪费和不合理消费,开展创建节约型机关、绿色家庭、绿色学校、绿色社区和绿色出行等行动。

二是要着力解决突出环境问题。坚持全民共治、源头防治,持续实施大气污染防治行动,打赢蓝天保卫战。加快水污染防治,实施流域环境和近岸海域综合治理。强化土壤污染管控和修复,加强农业面源污染防治,开展农村人居环境整治行动。加强固体废弃物和垃圾处置。提高污染排放标准,强化排污者责任,健全环保信用评价、信息强制性披露、严惩重罚等制度。构建政府为主导、企业为主体、社会组织和公众共同参与的环境治理体系。积极参与全球环境治理,落实减排承诺。

三是要加大生态系统保护力度。实施重要生态系统保护和修复重大工程,优化生态安全屏障体系,构建生态廊道和生物多样性保护网络,提升生态系统质量和稳定性。完成生态保护红线、永久基本农田、城镇开发边界三条控制线划定工作。开展国土绿化行动,推进荒漠化、石漠化、水土流失综合治理,强化湿地保护和恢复,加强地质灾害防治。完善天然林保护制度,扩大退耕还林还草。严格保护耕地,扩大轮作休耕试点,健全耕地草原森林河流湖泊休养生息制度,建立市场化、多元化生态补偿机制。

四是要改革生态环境监管体制。加强对生态文明建设的总体设计和组织领导,设立国有自然资源资产管理和自然生态监管机构,完善生态环境管理制度,统一行使全民所有自然资源资产所有者职责,统一行使所有国土空间用途管制和生态保护修复职责,统一行使监管城乡各类污染排放和行政执法职责。构建国土空间开发保护制度,完善主体功能区配套政策,建立以国家公园为主体的自然保护地体系。坚决制止和惩处破坏生态环境行为。

习近平总书记强调,生态文明建设功在当代、利在千秋。我们要牢固树立社会主义生态文明观,推动形成人与自然和谐发展现代化建设新格局,为保护生态环境做出我们这代人的努力。

(二)生活方式改变

社会经济的发展和物质生活条件的改善,人们生活方式发生了显著变化。饮食结构从原来的粮谷为主逐渐为肉及肉制品所取代,营养不足问题转变为对肥胖的担忧。吸烟、酗酒、缺乏锻炼、吸毒、不安全性行为等不良生活方式给人群健康带来的负面影响日益凸显,成为引起人类疾病和死亡的主要原因。特别是快速的城市化,许多农村居民的生活方式变化最为显著。过去的劳作方式被机械化生产所代替,低密度的居住环境转变为高密度的环境,相对悠闲的生活节奏被打破。这种变化过于迅速,致使部分农村居民尚未适应。过去只有在城市地区高发的慢性病在农村地区的患病率也显著升高。

（三）现代社会病的出现

现代科学技术的高速发展和电子产品的广泛应用,使人们工作生活更加便捷和舒适,以富裕病、文明病为特征的现代社会病逐渐成为威胁人类健康的新问题。

（四）心理健康问题凸显

随着生活节奏的不断加快,社会竞争日趋激烈,人们面临比以往更大的工作生活压力,心理紧张程度日益增大。长期处于这样环境中的人们,容易出现情绪消极、焦虑恐惧、人格障碍、变态心理等心理健康问题,一些人甚至采取自杀的方式来进行逃避。

（五）社会人口特征与人口流动的变化

伴随着经济的发展,许多国家呈现低出生率、低死亡率、低增长率的"三低"模式,逐步进入老龄化时代。人口流动增加,富余的农村劳动力进入城市,对传染病的控制与卫生资源的配置带来更多的困难。

三、人群健康水平的提高促进经济发展

（一）劳动力水平的提高

人群健康水平的提高有利于保障社会劳动力,使病伤减少、出勤增加,死亡率下降,平均寿命延长,从而使人们的劳动时间延长、创造财富增加,进而促进经济的发展。

实施健康扶贫工程,对于保障农村贫困人口享有基本医疗卫生服务,推进健康中国建设,防止因病致贫、因病返贫,实现到2020年让农村贫困人口摆脱贫困目标具有重要意义。

到2020年,贫困地区人人享有基本医疗卫生服务,农村贫困人口大病得到及时有效救治保障,个人就医费用负担大幅减轻;贫困地区重大传染病和地方病得到有效控制,基本公共卫生指标接近全国平均水平,人均预期寿命进一步提高,孕产妇死亡率、婴儿死亡率、传染病发病率显著下降;连片特困地区县和国家扶贫开发工作重点县至少有一所医院(含中医院)达到二级医疗机构服务水平,服务条件明显改善,服务能力和可及性显著提升;区域间医疗卫生资源配置和人民健康水平差距进一步缩小,因病致贫、因病返贫问题得到有效解决。

（二）智力水平提高

在科技发达的今天,人类智力水平对生产力水平的提高、社会经济的发展比历史上任何时期都显得突出。

(三)资源消耗减少

人群健康水平的提高有利于减轻卫生事业的负担,进而促进社会经济的快速稳定发展。我国2003年非典(SARS)事件中,直接投入用于控制疫情的费用为20亿元,有专家粗略估计当年经济受非典(SARS)影响的总额可能高达2100亿元。虽然新冠肺炎疫情尚未结束,还无法统计投入费用。但我国政府投入了大量的人力、物力和财力快速地控制了疫情的传播,为我国后续经济发展提供了强有力的支持,我国2020年上半年GDP(国内生产总值)依然保持增长态势。反观美国,由于防疫不利,2020年上半年GDP同比下降4.6%。

环节四:课堂讨论

1.我国的经济水平与世界发达国家相比还有一定的差距,但我国居民的健康状况接近发达国家。这是我们国家所取得健康成就的核心力。

2.健康扶贫的作用和意义。

环节五:课堂总结与展望

社会经济发展与人群健康改善是辩证统一的关系,两者相辅相成。一方面,经济发展可以为人类的生存提供必备的物质基础和环境条件,进而对人群健康产生根本性、决定性的影响;另一方面,人群健康改善又是社会经济繁荣与发展的先决条件,两者表现出互相促进的双向作用。把健康融入所有政策是当前我国卫生工作核心理念,体现了党和国家对人民群众健康的高度重视,这样的理念是国家发展战略的一部分,以经济与健康的科学为理论基础,是中国共产党遵循科学发展观的重要体现。